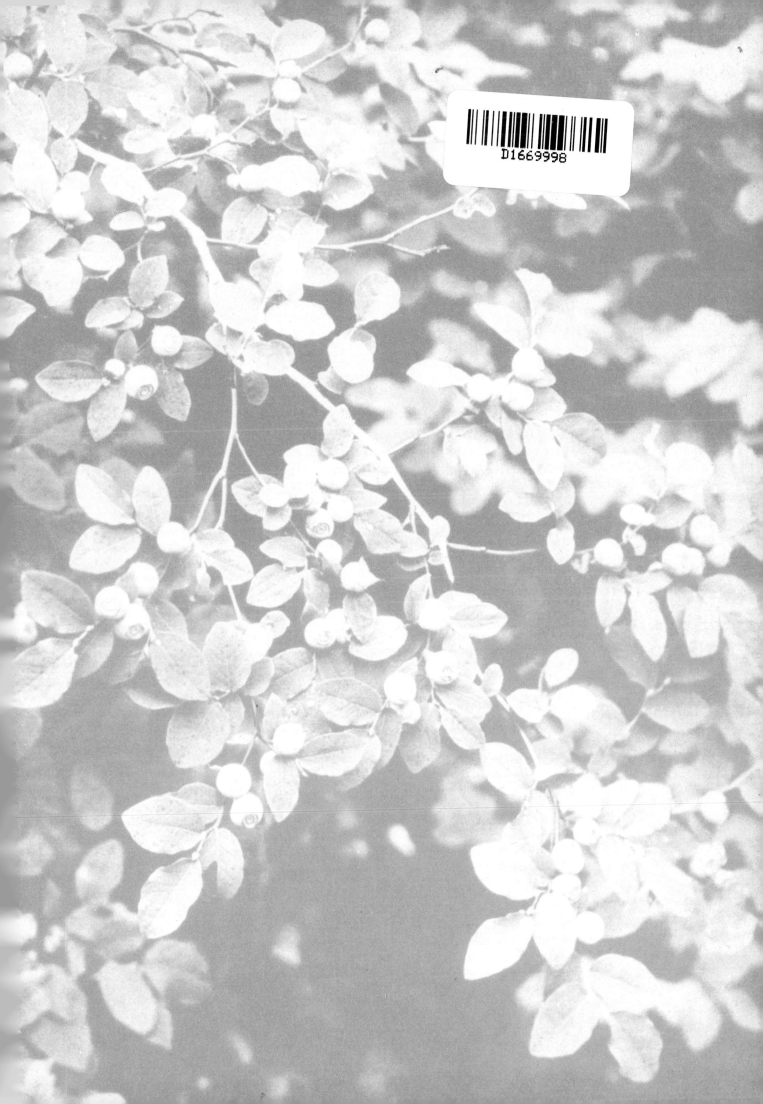

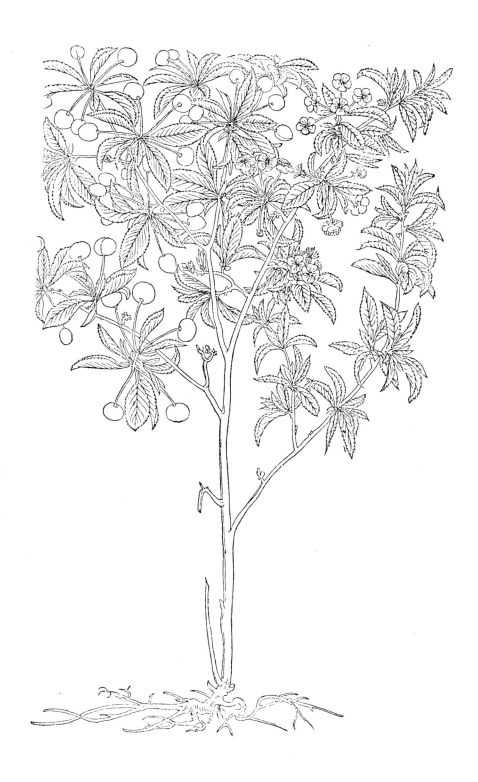

एकं शास्त्रमधीयानो न विद्याच्छास्त्रनिश्चयम् ।
तस्माद् बहुश्रुतःशास्त्रं विजानीयाच्चिकित्सकः ॥

*«Wer nur einen Zweig der Wissenschaft studiert, kann
nicht zu richtigen Schlüssen gelangen; daher sollte sich
der Arzt Kenntnisse in möglichst vielen verwandten
Wissenschaften aneignen».*
SUSRUTA, indischer Arzt und Chirurg, 5. Jh. v. Chr.

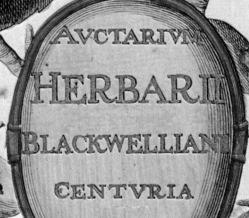

AVCTARIVM
HERBARII
BLACKWELLIANI
CENTVRIA

Mançanilla

Viscum.   Mançanillæ.

Natürliche Heilkräfte

Früchte, Beeren, Gemüse, Gewürze

Text
Dr. med. K. N. Udupa, M.S., F.R.C.S., F.A.C.S., F.A.M.S.
Dr. med. S. N. Tripathi, Professor der Ayurveda.

Konzept und Fotos
Norma Schwitter-Hamilton

Diätartikel
Dr. med. Arno Sollmann

Verlag F.P. Schwitter Holding Zug

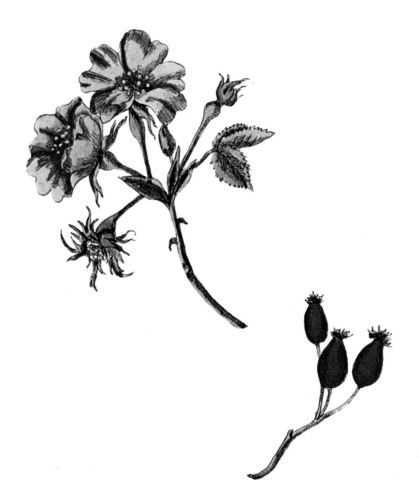

Ein Wort zu diesem Buch   7

Vorrede   8

Die Ernährung aus Ayurvedischer Sicht   10

Altern ohne Beschwerden   21

Richtig essen – aber wie ?   25

Was ist Zucker ?   40

Die Grundnahrungsmittel   44

Die Rolle der Zellulose   57

Die Öle und Fette   59

Die Nüsse   70

Die Früchte und Beeren   83

Die Getränke   132

Die Gemüse   141

Die Gewürze   163

Arzneiformen pflanzlicher Heilmittel   194

Kleine medizinische Terminologie   195

Medizinisches Glossarium   196

Elemente und Spurenelemente   199

© 1980 by F.P. Schwitter Holding AG, Zug

2. Auflage 1983.

Übersetzung aus dem Englischen: cand. med. Martin Fürst, Universität Heidelberg
Übersetzung der Ayurveda-Artikel: Dr. med. Michael Feichtinger
Medizinische Durchsicht der Übersetzung: Dr. med. Michael Feichtinger, Salzburg

Redaktion: Norma Schwitter-Hamilton
Lektorat: Anton Wohler
Beratung: dipl. Apoth. A. Gerber
Lithos: F.P. Schwitter Holding, Litho Division, Zug
                von Siebenthal & Hannig, Zürich

Printed in Italy
ISBN 3 284 00011 9

INDEX
der
abgebildeten
Pflanzen

Im nachstehenden Index sind die abgebildeten Pflanzen nach ihren bekanntesten deutschen Namen aufgeführt. Die Abbildungen der Pflanzen folgen in alphabetischer Reihe nach ihren lateinischen, botanischen Namen. Medizinische Ausdrücke, Krankheiten, Symptome und die lateinischen Namen der Pflanzen können im Glossarium nachgeschlagen werden.

Ahorn	43	Johannisbrotbaum	42, 49	Quitte	98
Ananas	88	Kaffee	136	Raps	62
Anis	187	Kakao	138	Reis	48
Apfel	104	Kaki	85	Rhabarber	120
Aprikose	112	Kapern	171	Ringelblume	169
Artischocke	142	Kardamom	178	Roggen	47
Aubergine	156	Karotte	143	Rosmarin	190
Avocado	87	Kartoffel	50	Rote Beete	142
Banane	56	Kaschunuss	72	Saflor	60
Basilikum	186	Kastanie	76	Safran	175
Baumwollpflanze	61	Kerbel	168	Salat	143
Betelnuss	74	Kirsche	87	Salbei	190
Birne	86	Kiwi	84	Schnittlauch	165
Bockshornklee	192	Knoblauch	165	Senf	190
Bohne	143	Kokospalme	64	Sesam	61
Borretsch	169	Kolanuss	174	Sojabohne	60, 180
Brombeere	126	Korriander	174	Sonnenblume	61
Brotfrucht	46	Kümmel	171	Sorghum	46
Brunnenkresse	185	Lattich	143	Spargel	144
Cayennepfeffer	146	Liebstöckel	182	Spinat	158
Chili	170	Lorbeer	184	Stachelbeere	124
Currywurz	176	Mahonie	85	Stoppelrübe	39
Dattelpalme	110	Mais	54	Süssdolde	185
Dill	166	Majoran	184	Tamarinde	191
Distelölblume	60	Mandel	80	Tamariske	191
Eierfrucht	156	Mango	85	Tee	134
Endivie	148	Marienblatt	171	Thymian	191
Erbse	154	Maulbeere	108	Tomate	152
Erdbeere	102	Meerrettich	168	Vanille	192
Erdnuss	60	Melone	96	Wacholder	181
Feige	100	Mispel	106	Walnuss	71
Feigenkaktus	86	Muskatnuss	184	Wassermelone	90
Fenchel	180, 196	Nelke, Gewürz-	19, 175	Weinrebe	40, 130
Gerste	47	Ölpalme	66	Weisse Rübe	39
Granatapfel	118	Olive	68	Weizen	52
Gurke	150	Orange	92	Wermut	168
Hafer	47	Oregano	186	Wiesenkerbel	168
Haselnuss	78	Papaya	84	Ysop	181
Heidelbeere	87	Paprika	146, 196	Zimt	17, 172
Hibiscus	181	Passionsfrucht	86	Zitrone	94
Himbeere	128	Pastinak	140	Zitronengras	174
Hirse	47	Petersilie	187	Zucchetti	142
Hopfen	132	Pfeffer	6, 188, 199	Zuckerapfel	84
Indisches Zitronengras	174	Pfirsich	116	Zuckerrohr	40
Ingwer	192	Pflaume	114	Zuckerrübe	42
Johannisbeere	122	Puffbohne	160	Zwiebel	164

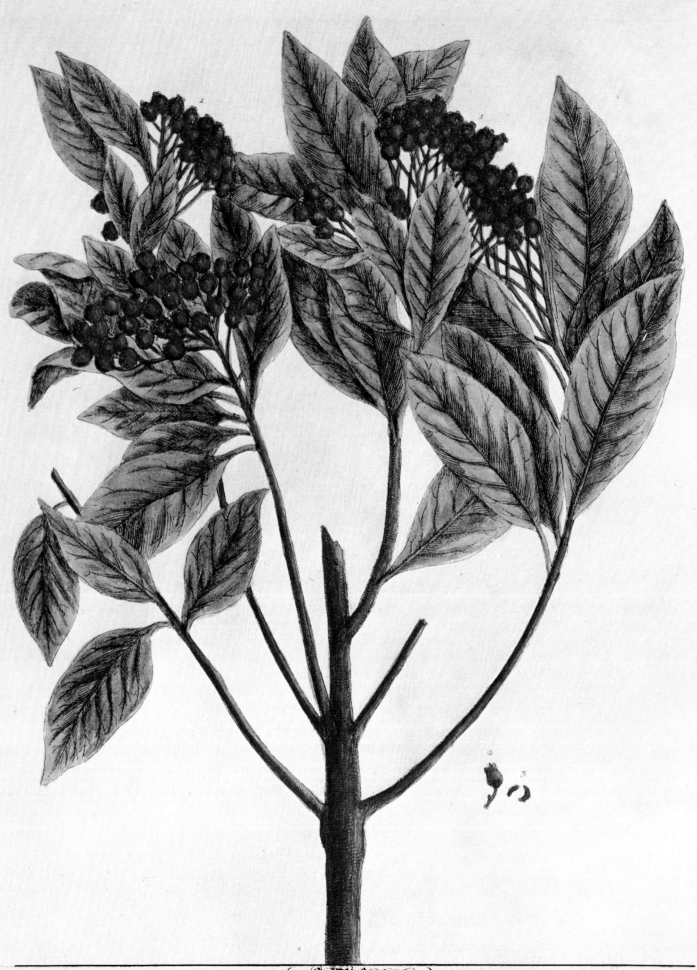

Piper Jamaicense. { 1. Ein Büschel von Früchten 2. eine Frucht alleine 3. Saame } Jamaischer Pfeffer

Ein Wort zu diesem Buch

Dieses Buch ist kein Kochbuch. Es vermittelt wissenschaftliche Erkenntnisse über die Früchte, Gemüse, Öle, Nüsse, Kornprodukte und Gewürze, die wir täglich zu uns nehmen, und gibt Richtlinien für eine gesunde, zeitgemässe Ernährung. Dank besserem Wissen über die Ernährung können wir Krankheiten vorbeugen; gesund essen heisst lang leben! Denn das Geheimnis des Gesundseins liegt in einer ausgewogenen Ernährung und in der Vermeidung der schädlichen Einwirkungen unserer Zivilisation.

Neuere Untersuchungen haben bewiesen, dass die Ursache vieler heutiger Leiden und Krankheiten darin zu suchen ist, dass wir immer mehr industriell verarbeitete Nahrungsmittel aufnehmen. Dies führt nicht nur zu einer Qualitätseinbusse der Nahrungsmittel, sondern verändert auch deren Eigenschaften, was wiederum nicht voraussehbare Auswirkungen auf den Organismus hat. Eine der schlimmsten Folgen falscher Ernährung in unseren sogenannten hochentwickelten Ländern ist aber die Fettsucht aus «Überernährung» (10 g enthalten 93 kcal!). Die Folgen sind bekannt: unzufriedene Menschen, chronische Krankheiten, überfüllte Arztpraxen und Spitäler, Kostenexplosion im Gesundheitswesen usw.

Da die medizinische und klinische Forschung auf dem Gebiet der vegetarischen Ernährung in Indien besonders intensiv betrieben wird, haben wir zwei bekannte indische Spezialisten, Dr. med. K. N. Udupa, M. S., F. R. C. S. (Kanada), F. A. C. S., und Prof. (Ayurveda) Dr. S. N. Tripathi, M. D., vom Medizinischen Institut der Universität Benares, als Autoren ausgewählt; beide Ärzte wurden sowohl in westlicher wie auch in ayurvedischer Medizin geschult. Seit über 3000 Jahren werden in der ayurvedischen Schule der Medizin Pflanzen systematisch erforscht und genau beschrieben. Ihre Anwendungsmöglichkeiten bei spezifischen Krankheiten des Menschen basieren auf klinischen Forschungen und Statistiken. Dr. Tripathis Anleitungen zu einer richtigen Ernährung sind äusserst interessant und lehrreich; so erleben wir, dass Nährmittel Heilmittel sein können und Heilmittel zugleich als Nährmittel dienen. Dr. med. Arno Sollmann, München, ein hervorragender Diagnostiker und Chirurg, gibt dem Leser wichtige Hinweise für eine ausgewogene Ernährung im Alltag.

Der vorliegende Band enthält – wie auch unser erstes Heilpflanzenbuch – Illustrationen in Faksimile aus dem *«Herborarium Blackwellianum»* (1752). Die Illustrationen sind unverändert mit den alten deutschen Namen wiedergegeben, um den besonderen Reiz und Charakter dieser Blätter nicht zu beeinträchtigen. Der Leser findet die heute gültigen lateinischen Bezeichnungen auf der entsprechenden Textseite. Der Hofmaler von Sachsen-Hildeburg, Nicolaus Eisenberger, übernahm das Kolorieren der Blackwellianischen Kupferstiche und arbeitete 20 Jahre lang daran (siehe folgende «Vorrede» in Faksimile). Weder Eisenberger noch der Verleger, Geheimrat von Trew, erlebten die Vollendung des Werks, das erst 1772 durch den Handelsherrn Christian Ludwig abgeschlossen werden konnte. Für die Ausleihe des Originalwerks danken wir Herrn Prof. Dr. Cook, Direktor des Botanischen Instituts der Universität Zürich.

Der Verlag

Pimenta officinalis Lindl.   *Myrtaceae*

Jamaika Pfeffer

Die Früchte, welche nach dem Abblühen bald reifen, werden vor der Reife in Blütenständen gebrochen und getrocknet. Sie erscheinen im Handel als dunkelbraune, runzelige, schwach glänzende Beeren und haben einen gewürznelkenartigen Geruch und Geschmack. Die Pflanze ist mit *Pimenta tabasco* verwandt, deren Beeren die bekannte, pikante Tabascosauce liefern. Medizinisch wirkt der Jamaika-Pfeffer ähnlich wie die Gewürznelke.

7

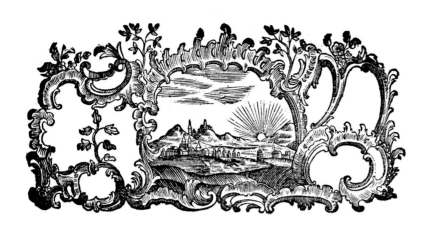

Vorrede.

Es sind die Erdgewächse von allen Zeiten her in grossen Werth gewesen, weil sie nicht nur alleine durch ihre annehmliche Gestalt, Farbe, Geruch und Geschmak vieles Vergnügen, sondern auch in gesunden und kranken Tagen durch die Nahrungs- und Arzney-Mittel, ia auch auf viele andere Weise in mancherley Bedürfnissen einen unbeschreiblichen Nuzen verschaffet haben: man hat auch allezeit sich angelegen seyn lassen, ihre Eigenschaften zu entdeken, weil die schon in die äuserliche Sinnen fallende genugsam zu erkennen geben, daß eine iede Art der Gewächse einen besondern Nuzen oder Kraft habe. Es ist derohalben kein Beweis nöthig, daß die Betrachtung und Erkenntnis der Gewächse und ihrer Eigenschaften überhaupts iedermann ergözlich, der ienigen aber, die insonderheit zu Erhaltung und Wiederherstellung der Gesundheit dienlich befunden worden, allen, welchen dafür zu sorgen anbefohlen ist, nüzlich und nöthig seye.

Wann unsere Sinnen das Vermögen hätten, alle diese Eigenschaften sogleich deutlich zu unterscheiden und mit der iedesmaligen Verfassung des menschlichen Cörpers zu vergleichen; würde man auch ohne Mühe und Irrthum allezeit erwehlen können, welche von denselben nach der besondern, sowol natürlichen als widernatürlichen, Verfassung eines ieden Cörpers, am nüzlichsten wären. Weil uns aber dieses Vermögen fehlet: so ist zwar vieles von diesen Eigenschaften und derselben Kräften sowol, als ihrer Anwendung, nur zufälliger Weise und noch mehr durch ein mühsames Nachsuchen, Nachdenken und Prüfen entdeket worden, das meiste aber annoch verborgen blieben; wird auch wol, wenigstens in Ansehung einer vollkommenen und allgemeinen Erkenntnis, unbekand bleiben. Den alten Aerzten war zwar auch schon vieles davon bekand: es haben aber sehr wenige von ihnen etwas schriftlich verfasset, und dieses kunnte nicht einmal iedermann zu seinem Nuzen anwenden ehe die Buchdruker-Kunst ihren Anfang nahme; was aber nur mündlich fortgepflanzet wurde, ist durch eine so lange Zeit meistens verderbet worden.

Wie schlecht und irrig demnach die Erkenntnis der Gewächse noch in dem XVten Jahrhundert gewesen, bezeugen gnugsam die ersten Bücher, die von dieser Art durch den Druk im Vorschein kamen; und wie begierig gleichwol fast alle wohlgesittete Völker einen solchen Unterricht aufgenommen, kan man leichtlich daraus erkennen, daß dasienige Buch, welches eines von den ersten und *Herbarius* auch *Hortus sanitatis* genannt ist, in wenig Jahren, in unterschiedlichen Ländern und öfters, als wol nachmals keines der besten Bücher, aufgeleget wurde. Als auch bald hernach die Schriften der alten sowol griechischen und lateinischen als auch arabischen Aerzte durch den Druk bekand gemachet wurden: befande man die Beschreibung der meisten Gewächse so kurz und unvollkommen, daß schwehr zu erkennen war, welche dieienige seyn sollten, denen sie den beschriebenen Nuzen zugeeignet haben, so gar, daß auch die gelehrtesten und fleißigsten Männer, die von dem XVIten Jahrhundert an bis auf unsere Zeiten die von den Alten gerühmte Gewächse aufzusuchen und ausfündig zu machen sich alle mögliche Mühe gegeben haben, gleichwol noch viele von allem Zweifel nicht haben befreyen können. Nachdeme aber eben diese hochverdiente Männer dieienige Gewächse, die ihnen zu Handen kommen sind, deutlicher beschrieben, vornehmlich aber durch die beygefügte Abbildungen (so unvollkommen auch viele derselben, sonderlich im Anfang, gewesen sind) desto kenntbahrer gemachet haben: so geniesen wir nun die Glückseligkeit, daß wir ohne allen Zweifel wissen können, welcher Art der Gewächse unter viel tausenden, die von ihnen entdecket worden, diese oder iene Kraft nachmals von neuen zugeeignet worden ist.

Weil nun aber bey denen so mühsamen Unternehmungen dieser ersten Kräuter-Beschreiber es nicht anderst geschehen kunte, als daß so wol die Gewächse selbsten, als auch ihre Eigenschaften und Nuzbarkeiten, nur nach und nach bekand wurden; über dieses in einigen Jahren viele gelehrte und fleisige Männer diese Bemühung auf sich nahmen und ihre Entdekungen in besondern Werken bekand machten: so war alles bey vielen nur zerstreuet zu finden, mithin zum bequemen Gebrauch aus allen eine Sammlung in ein einiges Werk nöthig; zumalen nicht ein ieder die Fähigkeit hat, so vielerley Erklärungen mit einander zu vergleichen.

Damit nun also weder dieienige, die die Officinal-Kräuter sammlen, noch auch dieienige, die sie gebrauchen, so leichtlich irren, sondern zu einer gewissen Erkenntnis derselben ohne mühsames Nachdenken und Nachsuchen gelangen möchten, ist wol der sicherste und leichteste Weg, solche durch eine ganz ähnliche Abbildung ihrer fürnehmsten Theile in der natürlichen Gröse und Farbe, und zwar in einer besondern und von allen nicht gebräuchlichen Gewächsen abgesonderten Sammlung, für Augen zu legen. Nun ist zwar nicht zu erwarten, daß eine solche Sammlung, die allenthalben brauchbar wäre, so könne abgefasset werden, daß keines von den Officinal-Kräutern ausgelassen, und auch keines, das nicht gebräuchlich ist, untermischet seye, weil an einigen Orten mehrere, an andern wenigere dafür erkannt werden; es hindert aber dieses den Haupt-Nuzen nicht, weil doch die meisten allenthalben dafür angenommen sind, einige untermischte hier oder dar nicht gebräuchliche übergangen, und die ausgelassene leichter als alle anderswoher erkannt oder noch beygefüget werden können.

Dergleichen Sammlung aber fehlete so lange, bis eine geschikte Frau, des unglüklichen Englischen Medici Dr. Blakwells hinterlassene Wittwe, mit Beyhülfe dienstfertiger und geschikter Männer einen glüklichen Anfang dazu gemachet und zwey Folianten in Englischer Sprache unter folgenden Titel an das Licht gestellet hat: *A curious Herbal &c.* das ist: ein auserlesenes Kräuter-Buch, welches enthält 500 Abbildungen der meist nüzlichen Gewächse, die heutiges Tages zur Arzney angewandt werden, und nach denen nach dem Leben von ELISABET BLACKWELL gemachten Zeichnungen in Kupfer Bogens-Grösse gestochen sind. Diesen ist beygefüget eine kurze Beschreibung der Gewächse und derselben gemeinen Gebrauchs in der Arzney. Londen, 1739. Dann in diesem Werk findet man iedes Gewächs nach obangezeigter Art in Kupfer gestochen auf einem halben Bogen besonders, in seiner natürlichen Gröse und Farbe, entweder ganz oder, wann dieses der Raum nicht erlaubte, einen Zweig desselben sehr geschikt vorgestellet, und diesem öfters

noch die Wurzel, vornehmlich wann sie auch zur Arzney gebraucht wird, bey allen aber die Gestalt der Blüte, der Frucht und des Samens (wovon heutiges Tages das Kenn-Zeichen des Geschlechts genommen wird) besonders beygefüget.

Weil aber dieses Werk nicht nur alleine sehr theuer, sondern auch in einer Sprache, die wenige verstehen, verfasset ist: so können die meisten sich solches nicht zu Nuz machen. Damit nun beyden Hindernüssen so viel es möglich abgeholfen werde, hab ich aus Liebe zum gemeinen Besten einem hiesigen Mahler, Herrn Nicol. Fried. Eisenberger, mein illuminirtes Exemplar dazu angebotten, daß er zu Verminderung der Kosten solches Stückweis und durch Beyhülfe eines Vorschusses nachmachen, zum allgemeinen Gebrauch aber die Beschreibung in die lateinische und teutsche Sprache übersezen lassen möchte, wozu er sich dann auch entschlossen, solches Vorhaben in einer Nachricht vom 11 Merz 1747. bekand gemachet und, weil es seine Liebhaber gefunden, bisher fortgesezet hat. Ich habe zwar wohl erkannt, daß vieles in Ansehung des Textes, auch einiges in Ansehung der Abbildungen, noch könnte verbessert werden, aber meine andern Verrichtungen erlaubten mir nicht, solches so auf mich zu nehmen, wie ich es gewunschen.

Wer meine Lebens-Umstände kennet, nach welchen ich nur alleine die Zeit, die andere zur Ruhe von ihrer Arbeit anwenden, zu dergleichen Unternehmungen übrig habe, und auch weiß, daß ich solcher nur deswegen mich unterfange, um bey der guten Gelegenheit der hiesigen Künstler nach Vermögen etwas gemein nüzliches zu befördern und in Gang zu bringen: von deme hoffe ich eine billige Beurtheilung alles dessen, was nicht ordentlich genug ausgeführet oder wohl gar ausgelassen worden ist. Ueber dieses suche ich dabey keinen Gewinn, und übergebe allezeit gerne einem andern das angefangene auszuführen. Dieser Ursache wegen, und damit allen Hindernissen besser möchte abgeholfen werden, habe ich längstens gewunschen, daß auch die Ausfertigung dieses Werkes von einem andern möchte besorget werden, und es ist nun zum guten Glück dahin kommen, daß durch Vermittelung Herrn Jo. Ambros. Beurers, der Kayserlichen Acad. Nat. Curiosor. Mitgliedes und hiesigen berühmten Apotheckers, der um die gelehrte Welt bereits Hochverdiente Herr Doctor und Professor Ludwig in Leipzig solches gütigst auf sich also genommen hat, daß unter seiner Aufsicht in der angefangenen Ordnung fortgefahren und alles nach Wunsch beschleuniget wird, wodurch dann diesem Werk noch besser, als meine Kräfften vermochten, wird aufgeholfen werden, wie solches schon der gute Anfang, der nächstens im Druck erscheinen soll, genugsam bezeuget.

D. CHRISTOPHORVS IACOBVS TREW.

1772 A.D.

Die Ernährung aus der Sicht

Die altindische Medizin, 'Ayurveda' genannt, wird in Indien und den benachbarten Ländern seit mehr als 3000 Jahren angewandt. Hinter einer so langen Tradition stehen grosses Wissen und Erfahrung. Aus verschiedenen historischen Gründen blieb Ayurveda jedoch nicht immer eine lebendige Wissenschaft. Seit Anfang dieses Jahrhunderts wurden viele ermutigende Versuche unternommen, neue wissenschaftliche Erkenntnisse in diese alte Heilkunde zu integrieren.

Eine der wichtigsten Grundlagen von Ayurveda ist ihre umfangreiche Konstitutionslehre, die eine Einteilung in drei Grundtypen vornimmt: ektomorphe (schlanke, leptosome), mesomorphe (kräftige, athletische) und endomorphe (untersetzte, pyknische). Dementsprechend werden auch drei unterschiedliche Gruppen der Gemütsverfassungen unterschieden: cerebrotone (ablenkbar-sensible), viscerotone (ausgeglichene) und somatotone (stabil-träge). Aufgrund dieser psychosomatischen Voraussetzungen unterscheidet sich Lebensstil, Gesundheit und die individuelle Neigung zu Krankheiten. Es ist daher von äusserster Wichtigkeit, die psychosomatische Konstitution entsprechend der obigen Einteilung zu verstehen, denn nur dadurch kann das Gleichgewicht der Gesundheit aufrechterhalten bleiben. Für den Arzt ist dieses Wissen unentbehrlich, wenn im Krankheitsfall eine korrekte Diagnose gestellt und die entsprechende Therapie eingeleitet werden soll.

Da jeder Mensch eine andere psychosomatische Konstitution besitzt, variieren die Reaktionen auf eine Arzneimittelbehandlung. Ähnlich werden je nach der Zusammensetzung und Dosierung des Arzneimittels und der Diät auch die Veränderungen unterschiedlich sein. Jede Droge beeinflusst das neurohumorale Gleichgewicht des Menschen je nach seiner psychosomatischen Konstitution. Bevor ein Medikament oder eine Diät verordnet wird, sollte man diese auch genau kennen. Man muss sich der Wirkung, die ein spezielles Arzneimittel oder eine Diät auf diese konstitutionellen Faktoren hat, bewusst sein. Diese Zusammenhänge wurden in der Ayurvedischen Medizin ausführlich beschrieben. Um jedoch alle angeführten Medikamente in den modernen Arzneimittelbestand aufnehmen zu können, müssten sorgfältige Studien nach wissenschaftlichen Gesichtspunkten unternommen werden.

Indien ist ein sehr grosses Land, in dem alle Klimatypen vertreten sind. Vor der Entdeckung des Seeweges mussten alle Reisenden Indien über Land durchqueren. Jahrhundertelang hatte Indien somit Gelegenheit, mit Kulturen weitentfernter Kontinente in Kontakt zu kommen. Viele Pflanzen wurden während dieser Zeit nach Indien eingeführt und dank des passenden Klimas auch heimisch. So wurde Indiens Pflanzenreich immer vielfältiger. Dies gab die Gelegenheit, die Pflanzen und ihre Verwendung im täglichen Leben zu studieren. Ihre Wirkungsweise konnte man nach indischen Grundsätzen erklären. 3000 Jahre lang wurden sorgfältige Beobachtungen gemacht und in den Ayurveda-Schriften aufgezeichnet. Vieles wurde aber auch durch den täglichen Gebrauch zum Allgemeingut. Dieses Buch bietet die Gelegenheit, sich über diese Arzneimittel Gedanken zu machen und sie auf der Grundlage der klassischen indischen Tradition anzuwenden.

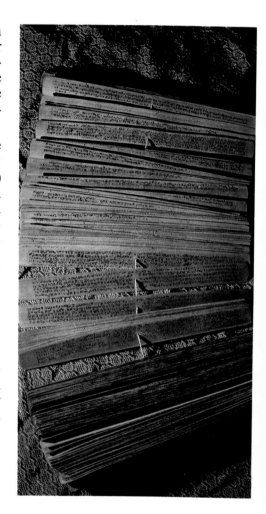

Benares ist die älteste, ständig bewohnte Stadt der Erde. Sie wurde zur Zeit des Kaisers Ashoka (273–232 v. Chr.) zum intellektuellen Zentrum Indiens. Der Kaiser errichtete Spitäler für Menschen und Tiere. Hier wirkten unter anderen auch der Philosoph und Prinz Gautama Buddha (500 v. Chr.) und der ayurvedische Chirurg Susruta (500 v. Chr.). Die ersten medizinischen Abhandlungen wurden damals auf Palmblättern überliefert. Diese wurden mit einer Schnur zusammengehalten und bildeten vollständige Bücher. Das Bild zeigt einen Abschnitt aus dem berühmten Sanskritwerk der Heilkunde «Skanda Purana». Das Original (500 v. Chr.) ist in der Bibliothek der Universität von Benares.

der Ayurvedischen Wissenschaft

Die heutige Ernährungswissenschaft ist weit fortgeschritten. Der Bedarf des Körpers an Kohlehydraten, Proteinen, Fetten, Spurenelementen, Vitaminen usw. wurde auf das genaueste untersucht. Die Zusammensetzung der verschiedenen Nahrungsmittel wie Weizen, Reis, Hülsenfrüchte, Fleisch, Fisch, Früchte und Gemüse wurde geklärt, so dass jeder von uns, je nach Alter, Geschlecht, Klima, Körperbau oder einer etwa vorliegenden Erkrankung, dem persönlichen Bedarf entsprechend auswählen kann. Doch auch im Lichte des gegenwärtigen wissenschaftlichen Fortschrittes ist es interessant, die von indischen Wissenschaftlern viele Jahre vor Christus dargelegten Grundsätze und Leitregeln zu beachten. Wenn sie auch im Zeitalter der Pharmazeutika altmodisch erscheinen mögen, so sind diese Grundsätze doch wichtig, um eine ausgewogene Gesundheit zu erhalten. Sie werden auch heute in den diätetischen Behandlungsmethoden an unseren Kliniken angewandt.

Der berühmte indische Arzt Tscharaka (Caraka) betonte bereits 500 v. Chr. die lebenswichtige Rolle der Diät bei der Erhaltung der Gesundheit und der Abwehr von Erkrankungen. Er erklärte sowohl Gesundheit wie auch Krankheit als Ergebnis oder Folge der Ernährung. Wer gesunde Nahrung zu sich nimmt, die mit dem individuellen Temperament und persönlichen Bedarf übereinstimmt, kann seine Gesundheit auch unter den ungünstigsten Umständen erhalten. Unausgewogene und unsachgemässe Ernährung öffnet, je nach der Art der vielleicht sogar unwissend erfolgenden Fehlernährung, der entsprechenden Krankheit Tür und Tor. Die alten indischen Ärzte waren sich darüber völlig im klaren, dass die Gesundheit des Körpers – sie umfasst Körperbau, Teint, geistige Regsamkeit, Intelligenz, Gedächtnis und Erinnerungsfähigkeit – durch die Eigenschaften der aufgenommenen Nahrung bestimmt wird, denn die zu all diesen Vorgängen nötige Energie stammt aus der Nahrung, die wir essen, und der Flüssigkeit, die wir aufnehmen, und wird von dieser gesteuert. Überernährung, Untätigkeit und Trägheit führen zu Fettsucht,

Im 16. Jahrhundert lebte und arbeitete in Benares der Arzt Bhavamishra. Er leistete einen wichtigen Beitrag zur Früherkennung und Behandlung vieler Krankheiten und war der erste, der eine Quecksilberbehandlung gegen Syphilis entwickelte – einer ursprünglich in Indien unbekannten Krankheit, die durch die ersten europäischen Siedler in den Subkontinent eingeschleppt worden war. In seinem Werk 'Bhava Prakash', von dem hier eine Seite abgedruckt ist, umriss der bekannte Arzt seine Arbeit über Behandlungen mit Pflanzen und Mineralien und gab dazu begleitende diätetische Empfehlungen.

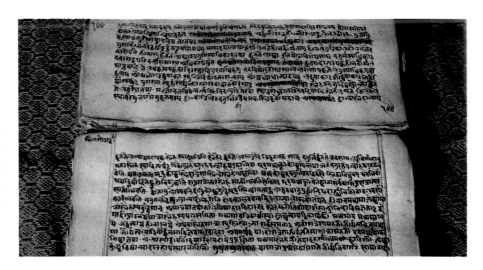

und diese bringt eine Anfälligkeit für eine Menge von Erkrankungen wie etwa Infektionen, Zuckerkrankheit, Schlaganfall und Herz-Kreislauf-Erkrankungen mit sich.

Der ayurvedische Chirurg Susruta (500 v. Chr.) beobachtete und erwähnte in seiner Stellungnahme zu Süssigkeiten, dass Kohlehydrate und Zucker im Körper zu Fett verarbeitet werden und somit das Fettgewebe anreichern. Wenn ein Mensch keine genügend nahrhafte Kost zu sich nimmt, unter grossen körperlichen oder geistigen Belastungen steht und zusätzlich zuwenig Schlaf erhält, so werden im Gegensatz dazu (in ähnlicher Weise) Auszehrung und Anfälligkeit für Erkrankungen des Magen-Darm-Traktes und des blutbildenden Systems auftreten.

Die Rolle des Geschmacks in der Nahrung

Im Mund gibt es vier Arten von Geschmacksknospen, die die Geschmacksrichtungen süss, sauer, bitter und salzig unterscheiden können. Zusätzlich können von der Schleimhaut der Mundhöhle und der Zunge Empfindungen wie 'scharf' und 'adstringierend' empfunden werden. Jede Art von Nahrung und Flüssigkeit wird die eine oder andere dieser Geschmacksrichtungen aufweisen. Die Leute bevorzugen üblicherweise den süssen Geschmack. Um den Bedarf des Körpers an Salz, Mineralien und Vitaminen zu decken und Verdauungs- oder Stoffwechsel-Vorgänge zu regulieren, sollten jedoch gemäss der Ayurveda-Lehre die täglich eingenommenen Nahrungsmittel *alle* oben erwähnten Geschmacksrichtungen in sinnvoller Zusammensetzung enthalten. Eine bestimmte Menge von bitteren oder scharfen Bestandteilen in der Nahrung fördert die Sekretion der Verdauungssäfte und steigert den Appetit. Viele saure Stoffe, die ebenfalls verdauungsfördernd wirken, enthalten Ascorbinsäure (Vitamin C) und auch Salze, die die Quelle der zur Erhaltung des Elektrolytgleichgewichts nötigen Mineralstoffe sind. Adstringierender Geschmack wird durch Nahrungsmittel, die Tannin oder Gallsäure enthalten, zur Verfügung gestellt. Solche adstringierenden Stoffe zügeln eine zu starke Bewegungsneigung des Dünndarms und geben somit Gelegenheit, dass die Nahrung länger verdaut und resorbiert werden kann, anstatt dass sie zu schnell aus dem Verdauungstrakt ausscheidet.

Vor der Entdeckung der heutigen wissenschaftlichen Medizin glaubte man, dass die 'Säfte' die Körpervorgänge steuern und dass ein Ungleichgewicht dieser Säfte die verschiedenen Krankheiten bewirke. Sowohl die indische Medizin wie auch die spätere griechische blieben bei der Theorie, dass die 'Säfte' im Gleichgewicht gehalten werden müssten. Man glaubte, dass die Nahrungsaufnahme notwendigerweise alle sechs Geschmacksrichtungen einbeziehen müsse. Wer den einen oder anderen Geschmack weglasse oder sich einem bestimmten übermässig hingebe, der würde letztlich von einer daraus folgenden Krankheit betroffen werden. So würde zum Beispiel ein Übermass an 'süssem' Geschmack zu Fettsucht

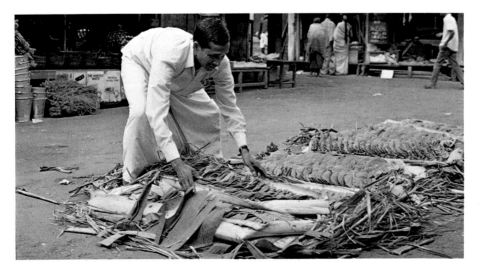

Die Betelpflanze (*P. betle*), in Südasien beheimatet, ist besonders des sog. Betelbissens wegen bekannt, der im tropischen und subtropischen Asien bis nach Südchina und Afrika als Genussmittel gekaut wird: Ein frisches Betelblatt wird mit gelöschtem Kalk bestrichen, und darin wird eine Scheibe einer halbreifen, gerösteten Betelnuss (*Areca catechu*, siehe S. 74) eingewickelt. Der Kalk setzt die Alkaloide der Nuss frei, die gegen Darmparasiten wirken und anregen und erfrischen.

und Zuckerkrankheit führen, Übermass an 'salzigem' Geschmack zu hohem Blutdruck, Nieren- und Hautkrankheiten, Übermass an 'saurem' Geschmack zu Übersäuerung und Magengeschwüren. In ähnlicher Weise würde zu viel 'scharfe' Nahrung die Schleimhaut des Magen-Darm-Traktes schädigen und überdies den gesamten Körper über Reflexmechanismen beeinflussen. Ein Übermass an 'bitter' und 'adstringierend' könnte Verdauungsstörungen und Verstopfung bewirken. Eine bezüglich der Geschmacksrichtungen ausgeglichene Diät wird somit auch zu einer ausgeglichenen Gesundheit führen. Andererseits wird eine Person, die einen bestimmten Geschmack nicht verträgt oder ihn aus Unwissenheit weglässt, zum Opfer der entsprechenden Erkrankung. Mit anderen Worten, solche Unausgeglichenheit der Ernährung wird stets im Körper einen Niederschlag finden.

Physikalische Eigenschaften und Nahrung

Ganz allgemein kann Nahrung in 'fettig' und 'nicht-fettig' unterteilt werden. Die erstere enthält Fette und Öle und ist kalorienreich. Die letztere enthält hingegen kaum Fett, ist weniger nahrhaft und bietet einen höheren Prozentsatz an Ballaststoffen. Was den Genuss von 'fettiger' oder 'nicht-fettiger' Nahrung betrifft, sollte man nicht zu extreme Standpunkte einnehmen, beide Anteile sollten in gleicher Weise in der täglichen Nahrung enthalten sein. 'Fettige' Nahrung mag für den Gaumen schmackhafter sein, appetitanregender und gut verdaulich. Sie hält die Funktionen des Magen-Darm-Traktes normal, bietet dem Körper und den Sinnesorganen die geeigneten Nahrungsstoffe, führt zu Kraft und verbessert Teint und Körperbau. Daher kann ausschliesslich 'nicht-fettige' Ernährung nicht empfohlen werden. Die Verträglichkeit von 'fettiger' Nahrung hängt von der individuellen Konstitution ab. Diejenigen Nahrungsmittel, die einen höheren Prozentsatz an Ballaststoffen enthalten, sind besonders bei Fettsucht, Zuckerkrankheit und durch Überernährung verursachten Krankheiten angebracht.

Gemäss der alten Tradition sollten die Speisen ganz allgemein warm und nicht kalt aufgetragen werden. Warme Speisen werden für leichter verdaulich gehalten, sie regen die Ausschüttung der Verdauungssäfte an und halten die Darmtätigkeit gleichmässig. Kalte Speisen haben eine gegenteilige Wirkung und können Druckgefühl im Brustraum auslösen. Aus diesem Grunde werden in indischen Haushalten nur warme Speisen gereicht, obwohl das Klima sehr warm ist. Dies hat nichts mit anderen hygienischen Überlegungen zu tun und wurde von unserer alten ayurvedischen Tradition überliefert.

Die alten Wissenschaftler in Indien teilten Speisen in vier Gruppen ein:
1. Weiche Speisen = zum Essen (z. B. Reis, Brot usw.)
2. Suppen und Flüssigkeiten = zum Trinken (z. B. Milch, Gemüse- oder Fleischsuppen, Obstsäfte und ähnliches)

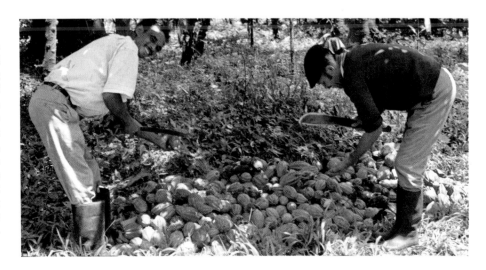

Westafrikaner bei der Kakaoernte. Die Kakaofrüchte reifen das ganze Jahr durch und werden auch so geerntet. Die gepflückten Früchtekapseln werden mit 'Machetes' in zwei Hälften gespalten und die darin befindlichen, fleischigen Bohnen vom Fleisch befreit und 3 bis 10 Tage, je nach Sorte, in zugedeckten Haufen einer schwachen Gärung überlassen, um einen herben Beigeschmack zu beseitigen. Dann trocknet man die Samen und siebt sie ab. Die mandelförmigen Bohnen sind somit für die Kakaoherstellung bereit. Sie verlieren beim Trocknen die Hälfte ihres Gewichts. Das Fett der Bohnen wird zu 'Kakaobutter' verarbeitet (siehe S. 138).

3. Saucen und Pasten = zum Schlecken (z. B. saure und scharfe Zubereitungen, Eingemachtes, Chutneys usw., die zur Steigerung des Appetits genommen werden)

4. Hartnahrung = zum Zerkauen (z. B. Salate, Früchte, Nüsse).

Die tägliche Nahrung soll diese vier Gruppen aufweisen. Auf diese Weise wird das Essen leicht verdaulich, nahrhaft und enthält genügend Ballaststoffe und Masse, um den Magen zu sättigen, ohne jedoch zum Überessen oder zur Überernährung zu führen, und reguliert gleichzeitig die Darmtätigkeit. Die «harten» Bestandteile beanspruchen Zähne und Zahnfleisch und halten sie in gutem Zustand und gesund, beide sind ja eng mit der Gesundheit des gesamten Körpers verbunden.

Die acht Grundregeln der Diätetik

In der indischen Schule wird die Diätetik, die sowohl als Kunst wie auch als Wissenschaft betrachtet wird, in acht Punkten zusammengefasst. Bevor eine Nahrung zubereitet wird, muss jeder einzelne von ihnen in Betracht gezogen werden.

1. Natürliche Eigenschaften

Von Natur aus sind einige Nahrungsmittel leichter verdaulich als andere. Die Menge und Art der zugeführten Nahrung sollte eher von ihrem Verdaulichkeitsgrad als vom Kaloriengehalt bestimmt sein.

2. Methoden der Zubereitung

Die Art und Weise der Zubereitung der Nahrung wird immer ihre Verdaulichkeit bestimmen und kann auch ihren natürlichen Wert beeinträchtigen; Behandlung mit Konservierungsmitteln, Aromastoffen, Zugabe von Wasser und anderen Flüssigkeiten usw. wirken sich zudem negativ auf die natürlichen Eigenschaften der Nahrungsmittel aus.

3. Verträglichkeit

Laut Ayurveda ist es nicht ratsam, ohne Überlegung verschiedene Nahrungsmittel miteinander zu mischen; bestimmte Mischungen sind der Gesundheit sogar abträglich. Zum Beispiel darf nach indischer Tradition Fisch nie mit Milch gekocht werden, auch sind gleiche Mengen von Wasser und Honig schädlich. Bananen mit Zucker können andererseits leicht verdaut werden. Während Hunderten von Jahren hat man in Indien die Verträglichkeit der Nahrungsmittel und ihre Auswirkungen auf die Gesundheit des Menschen klinisch untersucht; unsere Angaben stützen sich auf diese Untersuchungen.

4. Menge

Auch muss die Menge und die Zusammensetzung der verschiedenen Ingredienzen beachtet werden. Die eingenommene Menge Nahrung muss vom Energieertrag, dem Kalorienwert und dem Sättigungsvermögen der Ingredienzen abhängen.

5. Habitat

Auch die Herkunft der Nahrung entscheidet über ihren Nährwert (z. B. ob im Freiland oder unter Glas angebaut wird, Land, Kontinent usw.).

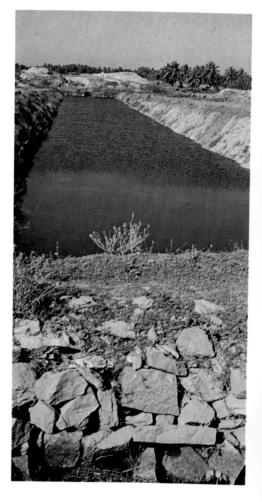

In vielen sogenannten 'Entwicklungsländern' ist das Hauptproblem der Wassermangel. Hier in Indien wird Reis dank der grosszügigen Kanalprojekte, die vor 25 Jahren unter Pandit Jawaharlal Nehru angefangen wurden, ausserhalb der Saison geerntet. Früher war die Reisernte von den Monsunregen abhängig. Falls diese ausfielen, entstand in der Versorgung eine katastrophale Lage. Riesige Irrigationswerke werden heute in Indien von den reichlich im Himalajagebiet vorkommenden Schmelzwassern gespiesen. Die Landschaft nimmt neue Farben an, und das Leben der Einheimischen wird von der totalen Abhängigkeit von der Natur befreit.

Zudem vermindern lange Transportwege die natürlichen Werte der Nahrungsmittel. Ferner sind gewisse Nahrungsmittel in heissen Klimazonen leichter zu verdauen als in kalten Regionen, in Berggebieten z. B. leichter als im Flachland. Die Art der benötigten Nahrung in kalten Gegenden ist völlig verschieden von der in heissen Gegenden; aber die allgemeinen Regeln für eine ausgewogene Diät bleiben sich gleich.

6. Der Einfluss der Jahreszeiten auf die Ernährung

Der Wechsel der Jahreszeiten und das Klima haben auch einen Einfluss auf den Ernährungsstoffwechsel. Der Bedarf des Körpers ändert sich je nach der Jahreszeit; die Ernährung muss sich diesem Wechsel anpassen, entsprechend den dafür festgelegten, allgemeinen Regeln: Im Sommer vermehrte Einnahme von Mineralsalzen, Früchten, Gemüsen und weniger Proteine; im Winter vermehrte Einnahme von Kalorien, am besten in Form von Öl, Fett, Kohlehydraten und mehr Proteine.

7. Diätregeln und -pläne

Jeder Mensch soll die Diät einhalten, die seiner individuellen Konstitution entspricht und seinen Verdauungsfaktoren angepasst ist. Bevor die vorherige Mahlzeit nicht vollkommen verdaut ist, soll keine weitere Mahlzeit eingenommen werden. Die Gewohnheit, in stundenweisen Abständen zu essen, ist somit nicht für alle Leute ratsam, insbesondere nicht für Leute in 'sitzenden' Berufen, die ohnehin üblicherweise zu viele Kalorien einnehmen.

8. Konstitution und Veranlagung des Essenden

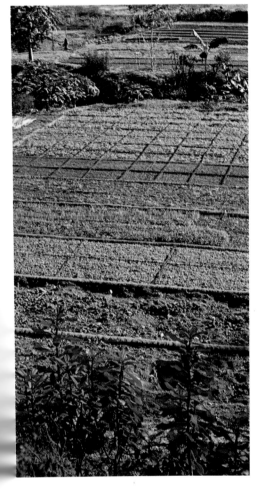

Letztlich sollte ein Diätplan nur nach der individuellen Konstitution und Veranlagung aufgestellt werden. Manche Nahrungsmittel werden von der einen Person vertragen, während sie für eine andere verboten oder zumindest ungesund sind. Ebenso sollten die nach der Art der Erkrankung aufgestellten Diätpläne eingehalten werden. Während einer fieberhaften Erkrankung wird man nicht die gleiche Nahrung zu sich nehmen wie an einem normalen Arbeitstag. Die Anforderungen an die Ernährung insgesamt müssen von der Art der Beschäftigung, der Erkrankung und der Beschaffenheit der individuellen Veranlagung bestimmt werden. Speisen sollen nur frisch und gekocht genossen werden. Sie sollen fetthaltig und nahrhaft sein. Die Zutaten sollen in der Wirkung nicht gegensätzlich sein, die Menge gerade ausreichend, um eine Sättigung zu erreichen, nicht mehr und nicht weniger; das nächste Essen soll erst eingenommen werden, wenn das vorherige völlig verdaut ist. Es soll ohne jede Hast und Eile gegessen werden, ohne übermässige Unterhaltung und Gelächter bei Tisch, jedoch in einer entspannten Atmosphäre. Frische Nahrung fördert die Verdauung, tonisiert den Darm und bietet dem Körper die nötige Kraft und hinreichend Kalorien. Eine entsprechende Ausgewogenheit wird Herzbeschwerden verhindern. Nach dem Essen wird man bequem stehen, sitzen, liegen, gehen und voll durchatmen können. Das Speisezimmer darf während des Essens kein Platz für deprimierende Gefühle sein, die ja an sich schon Verdauungsbeschwerden verursachen können.

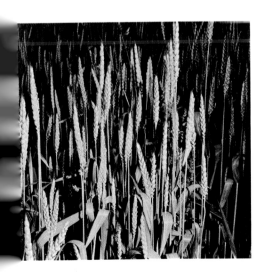

Ernährung und Krankheit

Man war sich im Altertum über die Aufgabe der Diät bei Erkrankungen durchaus im klaren und glaubte, dass die Unversehrtheit des Körpers von der richtigen Nahrungszufuhr durch Essen und Trinken abhänge. Wenn diese ungesund und unausgewogen ist, so wird dies wahrscheinlich zu verschiedenen Erkrankungen führen. In dem medizinischen Werk «Caraka Samhita» schreibt der ayurvedische Arzt Agnivesha: «Im täglichen Leben lässt sich beobachten, dass Leute, die gesunde Nahrung zu sich nehmen, auch erkranken wie jene, die ungesunde Nahrung essen. Wenn wir dies beobachten, wie können wir schliessen, dass die Unterschiede in Krankheit und Gesundheit von den Unterschieden gesunder oder ungesunder Ernährung herstammen?» Zu dieser Frage wurde von Agniveshas Lehrer Attreya (ungefähr 600 v. Chr.) Stellung genommen; er meinte, dass es neben ungesunder Ernährung auch verschiedene andere Faktoren gebe, die eine Erkrankung verursachen können. Mit anderen Worten, wer gesunde Nahrung zu sich nimmt, ist gegen Krankheit nicht immun; doch besteht kein Zweifel, dass eine schlechte Ernährung die Gesundheit beeinträchtigt; bestimmend sind allerdings auch die genetisch festgelegte Widerstandskraft des Individuums, seine unmittelbare Umgebung und andere äussere Faktoren. Gemäss der Ayurveda-Lehre beeinflussen Ernährungsfaktoren die verschiedenen Körpergewebe wie Plasma, Blut, Muskelgewebe, Fettgewebe, Knochen, Knochenmark und Samenflüssigkeit. Eine Erkrankung derselben kann sich als Mangelerkrankung oder durch direkte Schädigung entwickeln. Zum Beispiel kann eine Unausgeglichenheit im Plasma Appetitlosigkeit verursachen oder Übelkeit, allgemeines Unwohlsein, Impotenz, Kraftlosigkeit und Abmagerung, vorzeitige Faltenbildung und Ergrauen. Eine Störung im Blutgewebe kann Hauterkrankungen verursachen, akute Ausbreitung von Infektionen, Gelbsucht, Muttermale usw. Kränklichkeit des Fleischgewebes kann zu Tumorbildung, Hämorrhoiden und Warzen führen. Ist das Fettgewebe mitbetroffen, so kann sich Zuckerkrankheit entwickeln. Kränklichkeit des Knochengewebes erzeugt Zahnerkrankungen, Knochenkrankheiten, Erkrankungen der Fingernägel und der Haare. Ist das Knochenmark angegriffen, so können Gelenkschmerzen, Schwindelzustände usw. auftreten. Von einer Kränklichkeit, die die Samenflüssigkeit betrifft, kann ein Mann unfruchtbar und impotent werden, seine Nachkommen können sehr kurzlebig sein oder von einer Erbkrankheit befallen werden. Solche Erkrankungen können sich immerhin durch schlechte Ernährung entwickeln; um dies zu vermeiden, wird der weise Mensch sich streng an eine gesunde und ausgeglichene Ernährung halten.

Einteilung der Nahrungsmittel

In der Ayurveda-Lehre werden die Nahrungsmittel samt ihren verschiedenen Zubereitungsarten in 12 Gruppen eingeteilt: Getreidearten, Hülsenfrüchte, Fleisch, Erdgewächse (Knollen), Früchte und Nüsse, Weine,

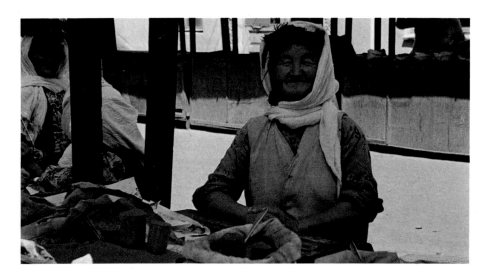

Wasser, Milch, Zucker sowie die Fette und Öle und die Gewürze. Aus dieser Einteilung ist klar ersichtlich, dass die Einstellung zur Diät in den alten Zeiten sehr ähnlich war wie heutzutage. Unter Getreidearten sind die verschiedenen Arten von Reis, Gerste, Weizen und Hirse inbegriffen. Was die Hülsenfrüchte betrifft, so werden grüne und schwarze Trockenbohnen, Erbsen, Linsen und andere Hülsenfrüchte im Detail beschrieben. Ähnlich wird auch Fleisch unterschiedlich eingestuft, je nach den Eigenschaften des Tieres, seiner natürlichen Heimat, seiner Fütterung und nach den verschiedenen essbaren Körperteilen; man stellte fest, dass die verschiedenen Stücke des Tierfleisches und die verschiedenen Knochen sehr unterschiedliche Eigenschaften aufweisen. Ayurveda macht auch über Fische und Eier Aussagen. Weiter gibt es auch den Begriff der Organtherapie. Es wurde der Gedanke vertreten, dass ein Patient, der unter Erkrankung eines bestimmten Organes leidet, eine Besserung verspürt, wenn er das gleiche Organ eines gesunden Tieres isst, da ihm dies Stoffe zuführen könnte, die dem erkrankten Organ eine grössere Widerstandskraft verleihen. Aus der Beschreibung von Gemüse und Pflanzennahrung in alten Werken über Diät scheint hervorzugehen, dass damals nicht alle heute verwendeten Gemüsearten bekannt waren. Früchte werden in Ayurveda bis in kleinste Einzelheiten beschrieben und umfassen Nüsse, Beeren, Steinfrüchte usw. Beim Kochen und bei der Zubereitung der Speisen wurde die Wichtigkeit der Öle und Gewürze betont. Pflanzliche und tierische Fette wurden getrennt beschrieben. Milch und Milchprodukte, Zucker und Zuckerzubereitungen wurden als übliche Bestandteile einer Diät erwähnt, insbesondere für die Schwachen, Frauen und Kinder.

Für hart arbeitende Leute wurden Milchprodukte als ganz wesentlich angesehen. Milch soll vorzugsweise nach dem Essen genossen werden. Die Milch von Kühen, Büffeln, Kamelen, Ziegen und anderen Tieren sowie auch menschliche Muttermilch wurden in allen Einzelheiten und ihren unterschiedlichen Eigenschaften beschrieben. Unter diesen Milcharten galt die Kuhmilch als besonders kräftigend und jungerhaltend. Büffelmilch verbessert den Schlaf, Kamelmilch wirkt abführend und hilft bei Ödemen und Hämorrhoiden. Ziegenmilch wirkt adstringierend und ist für ausgezehrte und kraftlose Leute angezeigt. Schafmilch kann Blutungsneigung hervorrufen. Elefantenmilch gilt als kräftigend und besonders stabilisierend für den Körper. Quark, Buttermilch, Butter, Käse und Joghurt haben je nach der Art der Milch unterschiedliche Wirkungen.

Auch von den verschiedenen Weinsorten lassen sich in den alten ayurvedischen Texten viele umfassende Beschreibungen finden. Sie wurden in 84 Arten eingeteilt, je nach der Frucht, der angewandten Destilliermethode und der Gärungszeit. Auch der Gebrauch oder Missbrauch von Wein wurde in den ayurvedischen Schriften bis in alle Einzelheiten behandelt. In geringen Mengen, in angenehmer Gesellschaft und zu einem guten Essen genossen, zeigt Wein seine guten Eigenschaften, in grösseren Mengen führt er hingegen zu akuter Vergiftung oder chronischem Alkoholismus. Nicht nur die Eigenschaften der verschiedenen Weinarten wurden

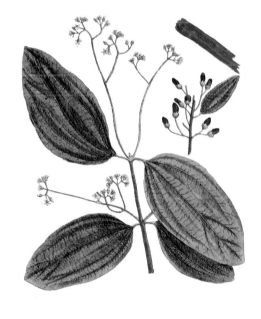

Cinnamomum zeylanicum, Echter Zimt

Die medizinischen Aspekte der Gewürze sind seit dem arabischen Gewürzmonopol im 8. Jh. mit Indien und Zeylon allen Arabern bekannt. Auch als Konservierungsmittel gewannen sie in der Wüste grosses Ansehen. Während Hunderten von Jahren wurden die Gewürze in den typischen arabische 'Dhow'-Segelschiffen von Indien bis zur Golfspitze bei Aden verschifft. Von hier aus lud man die Ware auf Kamel-Karawanen, und sie durchquerten die arabische Halbinsel, wo kleine Händler, wie dieser, sie an die Nomaden weiterverkauften. Die Karawanen reisten bis nach Konstantinopel und überquerten somit das Heilige Land.

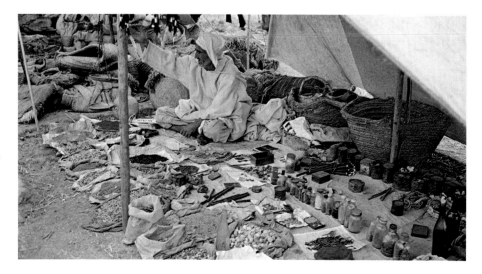

beschrieben, sondern auch die der verschiedenen Wasserarten wie etwa Regenwasser, Wasser aus Teichen, Bergquellen, Flusswasser, Quellwasser usw; alle wurden bezüglich ihrer leicht unterschiedlichen Wirkungen auf Gesundheit und spezifische Krankheiten untersucht und statistisch erfasst.

Unverträglichkeit von Nahrungsmitteln

Aufgrund ihrer spezifischen Eigenschaften sind manche Nahrungsmittel für bestimmte Leute unverträglich. Andere werden es durch falsche Zusammenstellung; die einen durch falsche Zubereitung, die anderen durch falsche Lagerung, Dosierung, unpassende Jahreszeit usw. In Anlehnung an Ayurveda seien hier einige Beispiele grundlegender Einschränkungen aufgezählt: Fisch soll nicht zusammen mit Milch genossen werden, da der heiss zubereitete Fisch und die kalt genossene Milch das Blut verderben und die feinsten Blutgefässe verstopfen. Diese Regel gilt insbesondere für Fische, die rotäugig sind, Schuppen haben, manchmal rote Streifen aufweisen und für kurze Zeit ausserhalb des Wassers leben können. In ähnlicher Weise soll das Fleisch von Haustieren, von Lebewesen aus feuchter Umgebung oder von Wassertieren wie etwa Fröschen nicht zusammen mit Sesam, Zucker, Milch oder Honig, Rettich, Lotusstengeln oder ausgekeimten Getreidearten gegessen werden. Falls sie doch regelmässig zusammen genossen werden, so wird sich, laut Ayurveda, verworrene Sprache, Zittern, Taubheit, Erblindung usw. einstellen. In ähnlicher Weise kann das häufig in Indien gegessene Pfauenfleisch, wenn es mit dem ebenfalls üblichen Rizinusöl zubereitet wird, sofortigen Tod zur Folge haben. Kräuter, Distelöl, Zuckerwein und Honig zusammen eingenommen können Erkrankungen des Nervensystems verursachen.

Spezielle Wirkung bestimmter Nahrungsmittel

Ein ausführliches Studium von Ayurveda, für Ärzte, Ernährungswissenschaftler und Laien in gleicher Weise interessant, wird zeigen, dass einige vorrangige und spezifische Wirkungen bestimmter Nahrungsmittel, Getränke, Arzneien und auch Verhaltensweisen ausgearbeitet wurden, die als Leitfäden für Ärzte und deren Patienten dienen können, je nach Indikation oder Kontraindikation. Als Lebensgrundlage gilt selbstverständlich die Nahrung als erstrangiger Faktor. Wasser gilt als Erfrischung, Wein als wirksam gegen Müdigkeit, Milch steigert die Vitalität, Fleisch fördert das Muskelwachstum, Fleischsäfte wirken allgemein entspannend, Salz regt den Appetit an, saure Fruchtsäfte wirken als Stärkungsmittel und regen das Herz an, Hühnerfleisch wirkt allgemein kräftigend, alle alkalischen Stoffe vermindern die Potenz. Geronnene Milch regelt die Verdauung, Zuckerrohrsaft wirkt harntreibend, Gerste fördert den Stuhlgang, Buttermilch wirkt heilsam bei Malabsorptionssyndrom und Hämorrhoiden usw. Regelmässiger Gebrauch von pflanzlichen Fetten und Weizenmehl steigert die Samenproduktion, kann aber andererseits wieder zu Verdauungsschwierigkeiten führen usw. Die Aufzählung liesse sich beliebig fortsetzen. Wir hielten es für notwendig, auf einige Einzelheiten unserer alten medizinischen Schule, die sich bis 3000 v. Chr. zurückverfolgen lässt, einzugehen, damit der mit Ayurveda nicht vertraute Leser sich einige Vorstellungen von den Grundlagen, auf denen diese Wissenschaft basiert, machen kann. Grundsätzlich ist Ayurveda eine Gesamtwissenschaft, die in Diagnose und Therapie sämtliche Faktoren einbezieht, die den Patienten beeinflusst haben oder beeinflussen könnten. Unter diesen Faktoren ist eben die tägliche Nahrungsaufnahme einer der grundlegendsten.

Der Mensch ist eine Widerspiegelung seiner körperlichen und seelischen Teileinheiten. Seine Eigenheiten, sein Glück, Zufriedenheit, Wachstum, Kraft, Intelligenz, Verständnis und Lebensdauer werden auf vitale Weise von seiner Nahrungsaufnahme beeinflusst. Da jedes Individuum verschieden ist, kann für seine Diät kein allgemeingültiges Gesetz aufgestellt werden. Wir können nur die Richtlinien aufzeigen, und jeder Mensch kann entsprechend seinem Wissen über die persönlichen Schwächen und Eigenheiten eine weise Auswahl der täglichen Nahrung treffen. Wir hegen keine Zweifel, dass die vorliegende kurze Betrachtung über ayurvedische Diätetik, schon vor vielen tausend Jahren ausgearbeitet und in jeder folgenden Generation ergänzt, als Leitfaden dienen kann.

Syzygium aromaticum (L.) Merr. Myrtaceae

Gewürznelke

Der Gewürznelkenbaum ist auf den Molukken heimisch; er wird heute vornehmlich auf Sansibar, Indien, Sri Lanka und Madagaskar angebaut. Der Baum bevorzugt feuchtheisses Meeresklima und durchlässigen, vulkanischen Boden bis zu einer Höhe von 1500 m. Verwendung finden die Knospen und die Blätter. Die Knospen werden kurz vor dem Aufblühen gepflückt und in der Sonne getrocknet, die Fruchtstiele abgetrennt. Die Nelken enthalten 25% ätherisches Öl (vorwiegend Eugenol), Sesquiterpenen, Caryophyllen und Vanillin. Das Öl wird medizinisch als Geschmackskorrigens, Magenmittel, Antiseptikum und Stimulans verwendet. (Siehe S. 175)

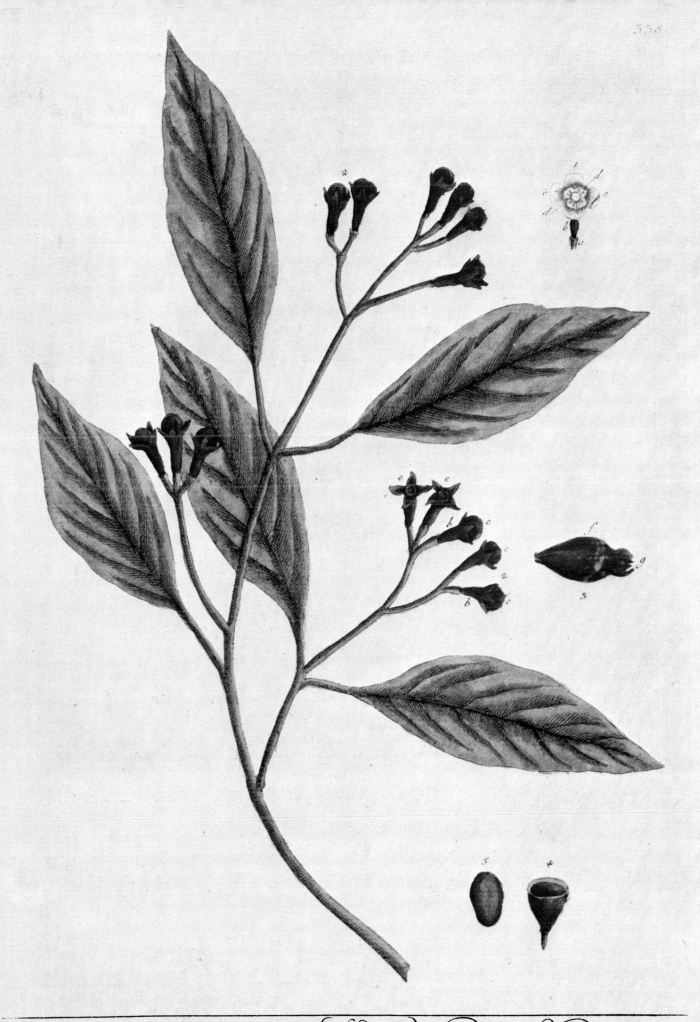

Caryophyllus aromaticus. { 1.2. Blüthe
3. 4. Frucht
5. Kern } Gewürtz Nägelein.

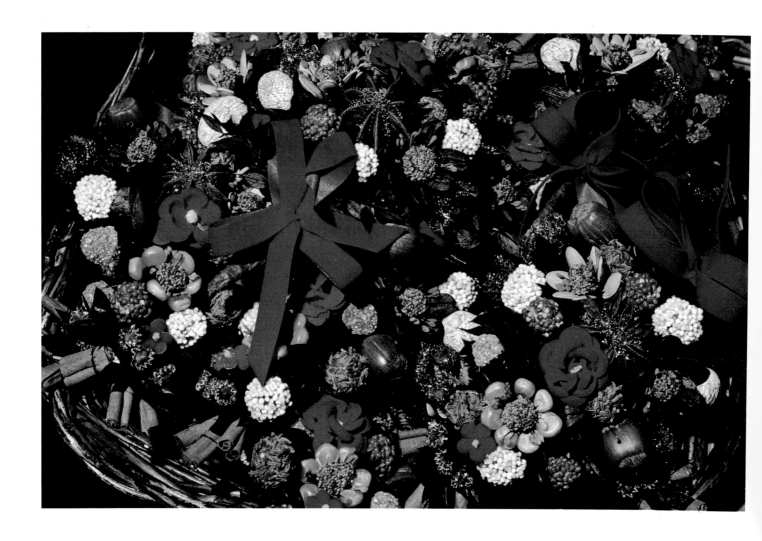

In Bauernfamilien in Österreich werden nach einem alten Brauch in den Wintermonaten in Heimarbeit Gewürzbouquets hergestellt. Diese werden aus verschiedenartigen Samen, Körnern, Stengeln usw. zusammengesetzt und an den Weihnachtsmärkten verkauft. Es wird behauptet, dass solche Bouquets 2 Jahre lang die Luft reinhalten und vor Bakterien schützen. Im abgebildeten, farbigen Korb erkennt man Maiskörner, Haselnüsse, Sonnenblumensamen, Kümmelsamen, vergoldete Gewürznelken, Zimtstengel, Mohnsamen und vieles andere mehr. Der Korb wurde in Salzburg fotografiert.

Altern ohne Beschwerden

Unter verbesserten hygienischen Bedingungen, dank der präventiven Medizin und der Entwicklung der Antibiotika wurde die Lebenserwartung erhöht. Die ätiologischen Begriffe der Alterserkrankungen und deren Ursachen wurden identifiziert und führten zu besseren Behandlungsmethoden. Trotzdem entsteht der Eindruck, dass im Hinblick auf die Ernährungsbedürfnisse der älteren Leute nicht genügend Forschungsarbeit geleistet wurde. Es existieren allgemein zwei Theorien über das Altern: 1) Das Altern ist ein genetisch programmierter Prozess, 2) Das Altern ist die Summation von Schädigungen des genetischen Apparates im Verlauf des Lebens. In der indischen Medizin wird das Alter als «natürliche Krankheit» verstanden. Die Vitalität des Körpers ist im Abnehmen, Struktur und Funktion aller Organe und Gewebe verschlechtern sich zusehends.

Das Phänomen des Alterns ist genetisch bestimmt. Dies geht auch aus der Tatsache hervor, dass die Lebensdauer jeder Tiergattung stark variiert. Als sogenanntes «optimales Alter» für den Menschen gelten 100 Jahre. Im Alter von 30 Jahren wird die volle Reife des Körperbaues und der Körperbeschaffenheit erreicht. Zwischen 30 und 40 Jahren tritt die volle seelische Reife ein. Von da an verschlechtern sich die Funktionen der Augen, der Haut und des Geistes, Zeugungskraft, Lebensenergie und Beweglichkeit nehmen stetig ab. Das Optimum der Funktionsfähigkeit der einzelnen Organe und Gewebe ist wahrscheinlich auch genetisch bedingt. Nichtsdestoweniger kann der Alterungsprozess durch Mangelernährung, Infektionskrankheiten, aussergewöhnliche körperliche oder seelische Belastungen oder auch als Folge verschiedener Stoffwechselerkrankungen beschleunigt werden. Entsprechend den Lehren der indischen Medizin kann der Alterungsprozess durch bestimmte Massnahmen, wie etwa die Einhaltung einer entsprechenden Ernährung, körperliche Übungen, Meditation, Yoga und rechtzeitige Behandlung jeweils auftretender Erkrankungen, hinausgezögert werden. Wir wollen uns hier in erster Linie mit den Anforderungen an die Ernährung im Alter beschäftigen.

Wie man in Dr. Sollmanns wertvoller Ergänzung zu unseren Darlegungen lesen kann, ändert sich im mittleren Alter das Verhältnis zwischen Grundumsatz bei Ruhe und bei körperlicher Bewegung ganz beträchtlich. Daher soll sich die Kalorienzufuhr des Menschen mittleren oder höheren Alters schrittweise der unteren Grenze der für Erwachsene angegebenen Werte nähern. Der Bedarf an lebenswichtigen Nährstoffen ist nicht geringer, doch soll die Wichtigkeit von besonders nahrhaften Speisen und einer verminderten Kalorienzufuhr betont werden. Abgesehen von den physiologischen Belangen gibt es im Alter auch eine vermehrte Anfälligkeit für die verschiedenen typischen Alterskrankheiten, wie Zuckerkrankheit, Bluthochdruck, Nierenversagen, Herzerkrankungen, Gallenblasenentzündung usw. Jeder zweite stirbt in Deutschland wie in anderen Industrienationen an ernährungsabhängigen, degenerativen Herz-, Kreislauf- und Gefässleiden. Zahllose Menschen der leistungsfähigsten Jahrgänge sterben an Herzinfarkt, Bluthochdruck usw. infolge übermässiger und falscher Ernährung.

Die Ernährungsweise muss daher von der Art der sich anbahnenden Erkrankung bestimmt werden. Die Zähne sind oft ausgefallen, die Verdauungskraft ist schwächer und die Darmperistaltik verringert. Die Diät soll daher leicht verdaulich und resorbierbar sein. Die älteren Leute leiden heutzutage auch unter Einsamkeit, bedingt durch das Auseinanderbrechen der Grossfamilien. Idealerweise sollen ältere Leute frisch zubereitete Nahrung mit allen wichtigen Nährstoffen bekommen. Wir können nur hoffen, dass dies in den fortschrittlicheren Ländern mit entsprechenden Sozialleistungen bald erreicht werden kann. Die empfohlene Diätzusammensetzung für Leute über 51 Jahre ist angeführt; die Tabelle berücksichtigt jedoch nicht etwaige besondere Erfordernisse, die durch bestimmte Krankheiten, Belastungen oder chronischen Drogenkonsum entstehen.

Nährstoffe pro Tag	Männer (70 kg)	Frauen (58 kg)
Energiezufuhr	2400	1800
Proteine (g)	56	46
Vitamin A (I.U.)	5000	4000
Vitamin D (I.U.)	400	400
Vitamin E (I.U.)	15	12
Ascorbinsäure (mg)	45	45
Blattsäure (μg)	400	400
Niacin (mg)	16	12
Riboflavin (mg)	1,5	1,1
Thiamin (mg)	1,2	1,0
Vitamin B_6 (mg)	2,0	2,0
Vitamin B_{12} (μg)	3,0	3,0
Kalzium (mg)	800	800
Jod (μg)	110	110
Eisen (mg)	10	10
Magnesium (mg)	350	300
Zink (mg)	15	15

Tabelle: K. E. Harper, «Geriatrics», Mai 1978

Kalorien

Der verringerte Grundumsatz der älteren Leute senkt auch den Kalorienbedarf. Ein zurückgezogenes Leben, vielleicht noch durch Gelenkbeschwerden oder Angina pectoris weiter eingeschränkt, verringert die körperlichen Aktivitäten auf ein Minimum. Die Kalorienzufuhr sollte jeder Neigung zur Fettsucht entgegentreten, gegebenenfalls auch einer extremen Abmagerung. Ein Expertenkomitee für Energie- und Eiweissbedarf hat vorgeschlagen, dass die Kalorienzufuhr für mässig aktive Leute pro Jahrzehnt zwischen 40 und 59 Jahren um 5% gesenkt werden soll, zwischen 60 und 69 Jahren um 10% und mehr. Wichtigste Richtlinie: Vermeidung von Über- oder Untergewicht.

Proteine

Proteinmangel findet sich in der Ernährung älterer Leute häufig und ist eine der Ursachen, die zu Ödemen, Anämie und verringerter Widerstandskraft gegen Infektionen führt. Proteinreiche Nahrungsmittel wie Fleisch oder Fisch können für ältere Leute zu kostspielig sein, müssen gut gekocht werden und können bei mangelhaftem Gebiss oder schlechtsitzender Prothese nur schwer gekaut werden. Hülsenfrüchte enthalten ebenfalls Protein, bewirken aber bei älteren Leuten Blähungen. Trotzdem müssen etwa 46–60 g Eiweiss pro Tag aufgenommen werden. Falls diese Menge mit den üblichen Mahlzeiten nicht eingenommen werden kann, soll zusätzlich ein kommerzielles Proteinpräparat oder Magermilchpulver verordnet werden.

Viele eiweissreiche Nahrungsmittel sind zudem hervorragende Quellen für Spurenelemente und Eisen. Doch bei der Verordnung von sehr eiweissreicher Nahrung besteht bei alten Leuten eine Gefahr, da ja die stickstoffhaltigen Abbauprodukte des Eiweiss-Metabolismus durch die Nieren ausgeschieden werden müssen. Durchschnittlich soll der Proteingehalt in der Ernährung auf etwa 12% der gesamten Kalorienzufuhr gehalten werden.

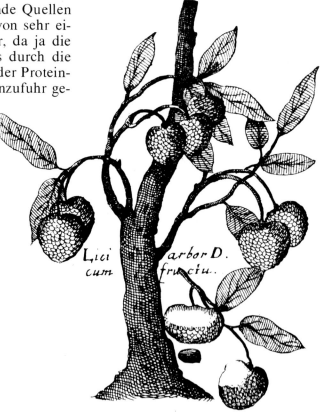

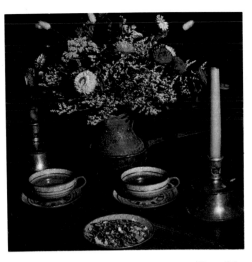

Um ein Menu zu ergänzen, nehmen Sie erfrischende, 'basenreiche' Kräutertees nach den Mahlzeiten.

Vitamine, Mineralstoffe und Ballaststoffe

Vitamin-B-Mangel ist bei älteren Leuten recht häufig. Aus den oben erwähnten Gründen ist ihre Diät oft unausgeglichen. Bei einer Untersuchung wurde festgestellt, dass ältere Leute von einer Test-Dosis an Vitamin-B-Komplex mehr behielten als jüngere, was den Schluss zulässt, dass deren Vitamin-Depot entleert ist. Daher soll Vitamin-B-Komplex aus natürlichen Stoffen oder auch in Tablettenform zugeführt werden. In Anbetracht der Tatsache, dass im Alter auch der Kalziumstoffwechsel im Skelett verringert ist, scheint es auch angebracht, Vitamin D in einer Dosis zuzuführen, wie sie auch Jugendliche benötigen. Unter den Mineralstoffen ist Kalzium der am besten erforschte. Die Ursache für die Osteoporose im Alter ist letztlich nicht genau bekannt, sie könnte in einer verminderten Kalziumaufnahme liegen, teilweise auch in einem Mangel an Geschlechtshormonen, der wiederum zu einem Proteinmangel führt. Ein halber Liter Milch am Tag kann wesentlich zur Aufnahme einer ausreichenden Menge von Kalzium und Protein beitragen. In ähnlicher Weise ist es auch unklar, ob die Anämie im Alter die Folge eines erhöhten Bedarfes an Eisen, Folsäure oder Vitamin B_{12} ist oder einer bestimmten Kombination dieser drei Substanzen. Immerhin lässt sich beweisen, dass Salicylate, wenn sie über längere Zeit gegen chronische Arthritis genommen werden, ernährungsbedingten Blutverlust und Anämie, Schilddrüsenunterfunktion, verringerte Aktivität des Knochenmarks und verringerte Eiweissaufnahme auslösen können.

Daher soll jede Diät für ältere Leute reich an Eisen, Folsäure, Vitamin B_{12} und Vitamin C sein, welches für die Blutbildung und die Funktionstüchtigkeit der Kapillaren nötig ist. Die Nahrung soll nur mässig Ballaststoffe enthalten, um Verstopfung vorzubeugen und die Darmtätigkeit zu verbessern.

Flüssigkeiten

Eine ausreichende Zufuhr von Flüssigkeiten muss gesichert sein. Viele ältere Leute nehmen nur ungern Flüssigkeiten zu sich, besonders wenn sie ausgehen, da sie dann häufig urinieren müssen. Ihnen wird angeraten, untertags zuhause vermehrt zu trinken, am Abend, bevor sie zu Bett gehen, jedoch weniger.

Die Flüssigkeitszufuhr soll auch nicht während des Essens, sondern zwischendurch erfolgen.

Zusammenfassend lässt sich sagen, dass ältere Leute wegen des schrittweise abnehmenden Kalorienbedarfs eine Nahrung zu sich nehmen sollen, die in hohem Prozentsatz alle wichtigen Nährstoffe enthält. Viele ältere Leute, die an chronischen und degenerativen Erkrankungen leiden oder deren Organfunktionen beeinträchtigt sind, benötigen eine genau abgestimmte und individuelle Diätberatung. Sie sollten aus diesem Grunde einen qualifizierten Diätberater konsultieren.

Litchi chinensis Son.   *Sapindaceae*

Litchi

Der immergrüne, bis 9 m hohe Litchibaum ist eng mit der chinesischen Kultur verbunden. Die 4–5 cm rundovalen, ziegelroten Früchte mit ihrer warzigen Schale verbergen einen durchscheinenden, weissen, sehr saftigen Samenmantel, der geniessbar ist. Litchifrucht ist kühlend und stimuliert die Darmperistaltik. Westliche Pharmafirmen haben eine Hefe isoliert (Ultrahefe), welche vor unerwünschten Sekundärwirkungen, die aus der Antibiotikatherapie eintreten, schützt. Litchis enthalten Zitronensäure, Zucker und die Vitamine A, B und C.

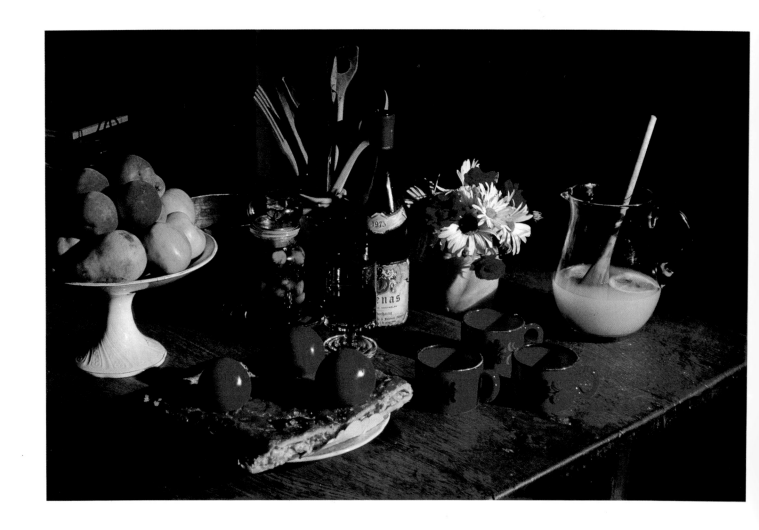

Vitamine, Spurenelemente und mineralische Stoffe sind hauptsächlich in Obst, Gemüsen und Salaten zu finden. Ein erfrischender, täglicher Salat – wie im Bild – ist zu empfehlen, wobei nach Geschmack gewürzt werden darf. Fast alle 'grünen' Gewürze wie Petersilie, Dill, Majoran und andere mehr eignen sich für Salatsaucen zusammen mit etwas Zitronensaft, Zwiebeln oder Knoblauch in der Grundmischung von Obst- oder Kräuteressig und kaltgepresstem Olivenöl mit Senf.

Richtig essen – aber wie?

«Der Mensch ist, was er isst», sagen die einen. «Der Mensch lebt nicht vom Brot allein», sagen die anderen. Schon bei den alten Ägyptern hiess es: «Von einem Drittel dessen, was der Mensch isst, lebt er selbst, von den übrigen zwei Dritteln leben die Ärzte.» Der berühmte Kochkünstler Brillat-Savarin behauptete sogar: «Das Schicksal der Nationen hängt davon ab, wie sie sich ernähren.» Er konnte nicht voraussahen, wie zutreffend seine Aussage sein würde sowohl für die Entwicklungsländer wie für die überfütterten Industrienationen. Das Geheimnis der Gesundheit besteht einerseits in der Vermeidung von Schäden, andererseits in der Förderung eines gesundheitsfördernden Milieus.

Die Zeit scheint immer schneller vorbeizurasen, und die Naturverbundenheit des Menschen droht vor lauter Neuerungen in Forschung und Entwicklung verlorenzugehen. Die fortschreitende Mechanisierung unserer Berufswelt hat dazu geführt, dass sich die Anforderungen an den berufstätigen Menschen vom körperlichen auf den geistigen Einsatz verlagert haben. Durch die Verminderung der körperlichen Anstrengungen ist der Kalorienbedarf erheblich zurückgegangen. Die Zunahme der nervlichen Anspannung sowohl im automatisierten Betrieb als auch im Büro fordert dagegen eine gezielte Ernährung mit hochwertigem, tierischem und pflanzlichem Eiweiss, Vitaminen und Mineralstoffen. Selbst Landwirte und Fabrikarbeiter sind nicht mehr Schwerarbeiter im früheren Sinne; sie «schwitzen» nicht mehr wie einst. Trotzdem essen die meisten Leute die überlieferte, üppige, «wohlverdiente» Kost. Ausgerechnet unter Landwirten und manuell Tätigen findet der Arzt oft viele ungesunde Menschen mit relativ niedriger Lebenserwartung.

Die Ernährung muss immer den Umständen angepasst werden. Schwerarbeiter und Hochleistungssportler brauchen selbstverständlich mehr Kalorien als Büroangestellte. Die heutigen Modetorheiten von idealer Körpergrösse und idealem Gewicht sind fehl am Platz. Es ist nirgends bewiesen, dass Menschen mit exaktem Tabellengewicht gesünder sind und

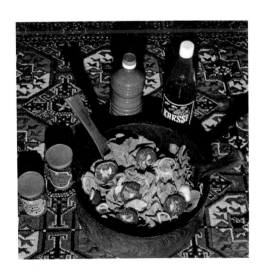

länger leben als andere.

Wir möchten hier versuchen, die Grundlagen einer Ernährungslehre kurz und verständlich darzustellen, daraus die Konsequenzen für eine gesunde Ernährung abzuleiten und schliesslich die Folgen falscher Essgewohnheiten näher zu erläutern.

Die meisten sogenannten «industrialisierten» Völker essen zuviel ballastarme Nahrung, z. B. raffinierten Zucker, weisses Mehl (ohne Kleie), enthülsten Reis, Konserven usw. Wir brauchen dagegen vielmehr diejenigen chemischen Substanzen in den Nährstoffen, die dem Organismus Energie liefern, diejenigen Bausteine, die die Bildung jener körpereigenen Bestandteile entwickeln helfen, die ihrerseits die Wächter über unsere Gesundheit darstellen. Durch die denaturierte bzw. industriell und chemisch umgeformte Nahrung ohne Vitalstoffe wird die Grundstruktur des Menschen radikal verändert: sein Knochengewebe, seine Zähne, sein Nervensystem und sogar seine Zeugungsfähigkeit. Bei Mensch, Tier und Pflanze finden wir dieselben Grundstoffe, ja sogar im wesentlichen die gleichen chemischen Verbindungen dieser Grundstoffe. Es sind dies: Sauerstoff, Stickstoff, Kohlenstoff und ihre Verbindungen: Wasser, Eiweiss, Stärke, Fette. Nennt man noch Schwefel, Chlor, Eisen, Zink und die Mineralien sowie die Vitamine und Hormone, welche weder in der Pflanze noch im Tierkörper fehlen, so sind auch die verschiedenen Salze und Spurenelemente angedeutet. Nur das Mengenverhältnis der genannten Verbindungen ist verschieden sowie die chemische Gruppierung ihrer Moleküle. Die Pflanze, und zwar die Pflanzenzelle allein, ist imstande, aus Erde, Luft, Wasser und Sonne Zucker und Stärke zu produzieren. Das Tier frisst aus und mit Instinkt. Das Pferd verzehrt kein Fleisch von Leichen, der Hund keine rohen Körner und der Löwe keine Baumfrüchte. Und der Mensch? Je nach Wohn- und Temperaturlage isst der Mensch anscheinend alles: Wurzeln, Fleisch, Fisch, Eier, Geflügel, Samen, Körner, Blätter, Nüsse, ja sogar Gifte in Form von Nitriten und Phosphaten, ohne dass bei diesen Giften gleich eine Notbremse gezogen wird wie zumeist beim Tier, das sogleich alles Giftige wieder erbricht.

Die Lebensweise eines Eskimos im kalten Norden stellt andere Anforderungen an seinen Organismus und an seine Ernährung als die eines Inders oder Afrikaners in den Tropen. Massgebend bleibt für alle, dass die Baustoffe des Körpers richtig erneuert werden müssen; danach muss sich die Wahl der Nahrung richten.

Der Säure- und Basen-Haushalt

Zum Zeitpunkt der Geburt ist der Mensch in der chemischen Reaktion seiner Säfte absolut 'basisch' (Basen = Alkali). Wenn der Greis stirbt, ist er in seinen Körpersäften buchstäblich 'sauer'. In der Mitte einer normalen Lebensspanne (Midlife Crisis) gibt es beim Menschen eine langsam einsetzende Änderung in der chemischen Grundhaltung des Körpers. Gerade

Ohne Wasser gibt es kein Leben! Viele Wasser sind reich an Mineralstoffen und Spurenelementen, andere arm. Wasser kann hart oder weich, verschmutzt oder rein sein. Da der Körper zum grössten Teil aus Wasser besteht, kann man die Wichtigkeit der Wasserqualität nicht genug betonen. Statistiken zeigen, dass gewisse Krankheiten häufig in Gebieten vorkommen, wo die Wasserqualität eindeutig im Krankheitsbild eine führende Rolle spielt. In gleicher Weise werden Gemüse und Früchte durch ihre Wasserquelle beeinflusst. Wasser kann der billigste und beste Heiler sein!

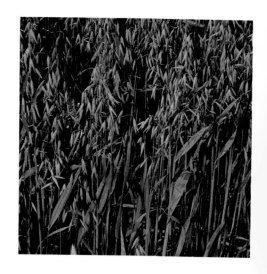

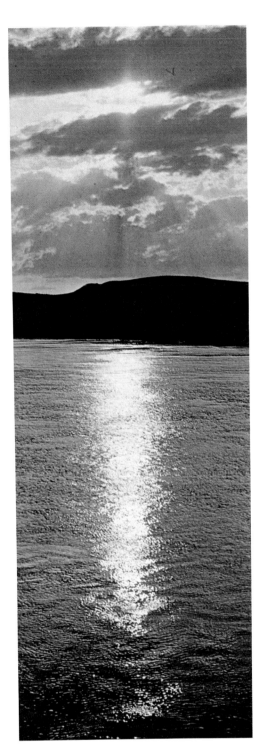

in dieser Phase des Lebens können, wollen oder verstehen es viele Menschen nicht, sich der neuen Situation anzupassen. Diese Änderung bedeutet die naturgebundene Veränderung der chemischen Grundhaltung des Organismus; eine Anpassung der Essgewohnheiten ist qualitativ und quantitativ notwendig. Für die Mehrzahl aller Personen ist die Abwendung von den Nahrungsmitteln, die zwar selber nicht sauer sind, aber wegen ihrer Folgeerscheinungen sauer machen und sauer reagieren lassen, zur Vermeidung von gesundheitlichen Schäden äusserst wichtig. Woraus besteht nun diese für die Mehrzahl der Menschen erstrebenswerte basische Kost, und wie bremst man eine eventuell vorhandene 'saure' Veranlagung bzw. 'saure' Gesamtsituation seiner Säfte?

Vorerst eine Einschränkung: nicht für alle Leute ist basische Ernährung erstrebenswert. Ein Teil, vielleicht ein Drittel aller Personen, hat eine andere «Verbrennungsmaschine» (Oxydation) im inneren Haushalt zur Verfügung. Es sind dies diejenigen Menschen, die zwar auch mit einer Dysfunktion gewisser Drüsen belastet sind, die aber eigentlich nur mit einer Überfunktion ihrer Schilddrüse (und zwar meist des rechten Schilddrüsenlappens) reagieren.

Sauer sind (10 Gebote):
1. Essig
2. Zitrusfrüchte und ihre Extrakte, Essenzen usw.
3. Bohnenkaffee, schwarzer Tee, Mate
4. Weisses Mehl
5. Spargeln
6. Hart- und weichgekochte Eier
7. Harte alkoholische Getränke (Schnaps, Wodka, Gin usw.)
8. Sekt und Champagner
9. Jede Form von Süssigkeiten, die aus und mit Zucker hergestellt werden, z. B. Schokolade, Marmelade, Limonade, gesüsster Wein usw. Im Überfluss ist Zucker der grösste Gesundheitsräuber, weil zu seiner Verbrennung im menschlichen Körper sämtliche Reserven an Mineralien, Spurenelementen und Vitaminen, die wir vorrätig haben, verbraucht werden. Dadurch senkt sich der Gleichgewichtsspiegel der Basen im biologischen Säure-Basen-Haushalt zugunsten der Säure.
10. Bei erhöhtem Blutdruck: strenge Meidung fast jeglichen Kochsalzes.

Als basische Kost, die erlaubt ist und die *unbedingt*, z. T. sogar täglich, gesucht werden muss, gelten (10 Gebote):
1. Salate, grüne, gelbe, rote
2. Alle Gemüsesorten, die unter der Erde wachsen, wie Knollen- und Zwiebelgewächse, gelbe Rüben, Radis, Radieschen, Sellerie, Kartoffeln, Knoblauch, Schwarzwurzeln usw. Wichtigste Basenspender sind die rohe Kartoffel und die rote Rübe (auch «rote Beete» oder «Rande» genannt)
3. Früchte sind erlaubt, sollen aber nicht überbewertet werden. Einhei-

Orangen erinnern in den langen dunklen Wintermonaten im Norden an die Sonne. Von November bis Juni liefern Spanien, Italien, Israel und Marokko Orangen auf den europäischen Markt. Sommerorangen kommen aus Argentinien und Südafrika. Säfte, Konzentrate und Schalenextrakte sind wichtige Verarbeitungsprodukte der Orange. Zur Spirituosenherstellung werden die in der Orange vorhandenen ätherischen Öle der Schale verwendet. (Siehe Seite 92)

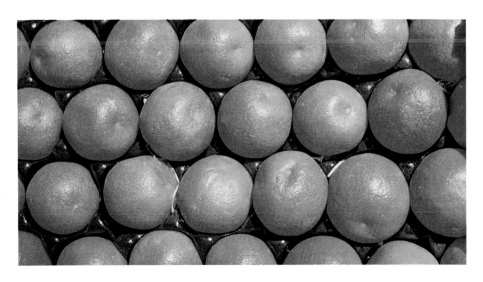

mische Früchte sind vorzuziehen

4. Milchprodukte
5. Dunkles Mehl (Weizen, Roggen, Mischmehl usw.), möglichst grob gemahlen
6. Alle Öle, Fette, Butter, Margarine, aber nicht zuviel tierische Fette
7. Mais
8. Vollkornreis
9. Reiner, echter Honig
10. Bier und ein herber, trockener, ungesüsster Wein.

Die Bausteine unserer Nahrung

Der Stoffwechsel bedeutet die Gesamtheit der chemischen Umsetzung (Verwertung) im Körper von Mensch, Tier oder Pflanze. Mensch und Tier sind ähnlich in ihrem Stoffwechsel. Sie alle benötigen Sauerstoff und Nährstoffe wie Eiweiss, Fette, Kohlehydrate, Mineralien, Salz, Vitamine. Nach der Aufnahme der Nährstoffe folgt deren Umsetzung in den Zellen. Die Schlackenstoffe scheiden durch Niere, Lunge, Haut, Haare und Nägel aus. Bei der Verbrennung der Nahrung wird Wärme erzeugt, Sauerstoff verbraucht und Kohlendioxyd abgegeben. Eine niedrige Aussentemperatur, eine körperliche Arbeit, eine sportliche Leistung, eine starke seelische Erregung usw. erhöhen die Intensität und die Geschwindigkeit der Verbrennung der Nahrungsmittel. «Wie man arbeitet, so isst man auch.»
Die richtige Ernährung ist in erster Linie eine Wissenschaft und danach erst eine Kunst. Unbewusste oder falsche Essgewohnheiten in der Jugend führen oft zu einem von Krankheit überschatteten Alter. Erstaunlich ist es deswegen, dass Schulbehörden, ja überhaupt staatliche Stellen, es versäumen, mehr Wissen über richtige Ernährung und Kochkunst zu lehren. Einer der häufigsten Ernährungsschäden in den sogenannten «hochentwickelten Ländern» ist das Übergewicht, verursacht durch eine kalorische Überernährung, meistens gepaart mit einem Mangel an körperlicher Aktivität. Fettleibigkeit ist die Folge von stark raffinierter Kost (mit geringem Sättigungswert) und von zu hohem Konsum von Kohlehydraten, besonders Süsswaren und Fett.
Ernährungswissenschaftler und Ärzte bekämpfen die Fettsucht, weil durch Übergewicht mehrere heute weitverbreitete Krankheiten gefördert werden, z. B. Arterienverkalkung, Atherosklerose, Herzinfarkt, Diabetes usw. Auch wird die Lebenserwartung erheblich verkürzt.
Nicht nur eine schädliche Kost ist verantwortlich für Übergewicht. Fettsucht kann auch psychisch bedingt sein. Nur in einem gesunden Körper kann eine gesunde Psyche wohnen – und umgekehrt.
In jedem Lebewesen laufen energieverbrauchende Vorgänge ab, und zwar auch dann, wenn es sich in völliger körperlicher Ruhe befindet. Solche Vorgänge sind beispielsweise die Arbeitsleistung der Herz- und Atmungsmuskulatur und der Verdauungsorgane. Die dabei täglich ver-

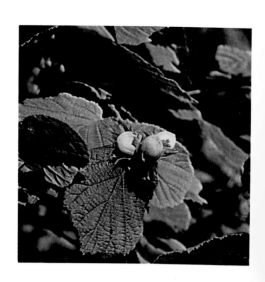

brauchte Energie bezeichnen die Wissenschaftler als «Grundumsatz». Bei körperlicher Betätigung jeglicher Art kommt die Energiemenge für den «Arbeitsumsatz» hinzu. «Grundumsatz» in Ruhe und «Arbeitsumsatz» in Tätigkeit ergeben zusammen den «Gesamtumsatz» des Menschen pro Tag.

Was wir benötigen, sind:

Baustoffe

Kohlehydrate: Sie werden z.B. bei Abmagerungsdiät sehr eingeschränkt; kleine Mengen nehmen wir in wenig Brot (möglichst Vollkornbrot), Obst, Gemüse und evtl. Kartoffeln zu uns. Dagegen schränken wir ein: Mehle und andere Getreideprodukte.

Fette und fetthaltige Nahrungsmittel sind zwar lebensnotwendig, jedoch in ihrem Gebrauch stark einzuschränken, da sie sehr kalorienreich sind. Zur Deckung des täglichen Bedarfs an ungesättigten Fettsäuren sind 10–20 g Streich- oder Kochfett erlaubt. Diese sollten aus pflanzlichen Fetten und Ölen mit einem hohen Anteil an hoch ungesättigten Fettsäuren bestehen, z.B. Sonnenblumenöl, Maisöl, Distelöl, ferner Pflanzenmargarinen, die aus solchen Ölen hergestellt sind. Tierische Fette sind dagegen zu meiden.

Eiweiss: Hochwertige Eiweisse in Form von Milch, magerem Käse, magerem Quark, magerem Fleisch, Fisch. *Tägliche Mindestmenge:* 1 g Eiweiss pro Kilo Körpergewicht, d.h. zu jeder Hauptmahlzeit gehört ein Quantum Eiweiss.

Mineralien: Sie sind hauptsächlich in Salaten, Gemüsen, Obst, deren Säften und in der Milch enthalten.

Energiestoffe

Vitamine, Spurenelemente und Hormone sind ebenfalls reichlich in Salaten, Gemüsen, Obst und Milch enthalten.

Ballaststoffe

Zellulose aus Gemüsen, Salaten, Obst und Nüssen.

Säure/Basen

Die Grundlagen einer elektrischen Spannung im Organismus und damit der «Thermostat» eines guten Gesundheitszustandes.

Der Temperaturregler

Die Oxydation.

Kalorie – Kohlehydrate: Mass des Energiewertes

Die wichtigsten Kohlehydrate sind: Zucker, Stärke, Zellulose, Pektine sowie Glycogen, das Reservekohlehydrat des tierischen Organismus. Leicht lösliche Kohlehydrate wie Traubenzucker (Glycose), Fruchtzucker (Fructose), Rohr- und Rübenzucker (Saccharose), Malzzucker (Maltose) und Milchzucker (Lactose) schmecken ausgesprochen süss. Stärke ist ein Bestandteil von Getreidekörnern und Kartoffeln; Glycogen ist hauptsächlich in der Leber enthalten. Etwa zu 45% decken wir unseren Kohle-

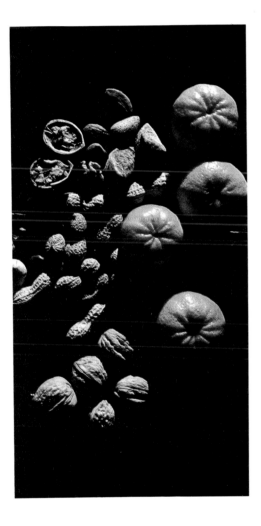

Nüsse bieten eine leicht greifbare Quelle an Proteinen und liefern geniessbare Öle, die sowohl zu Koch- als auch zu medizinischen Zwecken verwendet werden. Die meisten Nüsse wirken entscheidend am Säure-Basen-Haushalt des Organismus mit. Im Verhältnis zu ihrem Gewicht gehören sie zu den grössten Kalorienspendern. Auch enthalten sie wertvolle Mineralrückstände und Spurenelemente.

(Siehe S. 197)

hydratbedarf aus Getreidestoffen und zu 14% aus Zucker, zuckerähnlichen bzw. zuckerreichen Produkten.

Zellulose und Pektine gehören zu den vom menschlichen Organismus fast nicht verwertbaren Ballaststoffen, die aber in bestimmten Mengen für den geregelten Ablauf der Verdauungsvorgänge unentbehrlich sind (siehe Seite 57). Eine in den letzten Jahren zu beobachtende Verschiebung im Konsum der Kohlehydrate – weg von Getreideerzeugnissen, hin zum Zucker – hat ernährungspsychologische Bedenken ausgelöst.

Ein körperlich hart arbeitender Mensch kann fast alles essen, denn er schwitzt bei seiner Arbeit alle Salze, die Endprodukte aller Säuren, wieder auf natürliche Art und Weise aus.

Die für unseren Körper notwendige Energie stammt hauptsächlich aus den Kohlehydraten und Fetten unserer Nahrung. Nahrungseiweiss wird in erster Linie nur zum Aufbau von eigenem Körpereiweiss verwendet. Werden dem Körper jedoch zuwenig Kohlehydrate und Fette angeboten, so wird auch das Nahrungseiweiss als Brennstoff herangezogen. Die bei der Verbrennung (Oxydation) entstehende Energie liefert also die Kalorien, mit denen wir so manchen Kampf gegen das Übergewicht führen. Beim Abbau von 1 g Fett werden 9,3 Kalorien frei, beim Abbau von 1 g Kohlehydrate oder 1 g Eiweiss 4,1 Kalorien. Wenn ständig täglich mehr energiereiche Substanzen in der Nahrung aufgenommen werden als für den Energiebedarf (also Grundumsatz plus Arbeitsumsatz) notwendig sind, so werden die nicht benötigten Kohlehydrate und Fette nicht in Energie umgewandelt, sondern als Körperfett (Übergewicht) angelagert. In der Ernährungsphysiologie werden die bei der Verbrennung der Nahrung gewinnbaren Wärmemengen, aber auch alle anderen Energieumsetzungen des Körpers (gleicherweise wie in der Wärmelehre) in Kalorien angegeben. Dabei entspricht eine Kalorie (kcal) derjenigen Wärmemenge, die nötig ist, um die Temperatur von 1 Liter Wasser um 1 Grad zu erhöhen (genauer gesagt, um die Temperatur von 14,5° auf 15,5° zu erhöhen). In absehbarer Zeit wird der Energiewert in Europa nicht mehr in Kalorien gemessen werden, sondern mit dem international üblichen Messwert Joule. (Ein Kilojoule (kJ) entspricht 0,24 Kilokalorien (kcal). Um Kalorienwerte in Joule umzurechnen, muss der Kalorienwert mit 4,187 – in der Praxis mit 4,2 – multipliziert werden.

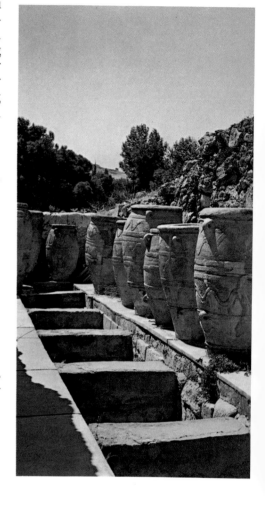

Der Zucker

Für zwei Drittel aller Menschen wäre es besser, sie würden vergessen, dass es raffinierten Zucker auf der Welt gibt. Zucker ist der grösste Räuber unserer Gesundheit. Er verbraucht zu seiner Verbrennung in unserem Körper jede nur mögliche Menge von Reserven an Mineralien, Spurenelementen, Hormonen und Vitaminen. Durch diesen Verbrauch an 'basischen' Reserven steigt automatisch der Säurespiegel im wohlausgeklügelten Gleichgewicht von Säuren und Basen. Unsere Erzfeinde, Rheuma-

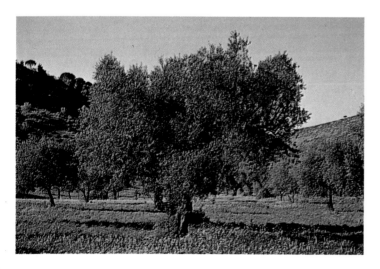

In der Antike war das Olivenöl für alle Bereiche des Lebens von entscheidender Bedeutung. Es wurde als Nahrungs-, Kosmetik- und Konservierungsmittel sowie für Beleuchtungs- und Kriegszwecke genutzt. Griechen und Römer lagerten ihre Lebensmittel in Tonkrügen (Amphorae), die zwecks konstanter Temperaturhaltung in speziell konstruierten Erdkammern gelagert wurden. Oben: aus den Palastbauten, Knossos, Kreta. Rechts: Olivenernte, auf einem römischen Mosaik dargestellt (Bardo Museum, Tunis).

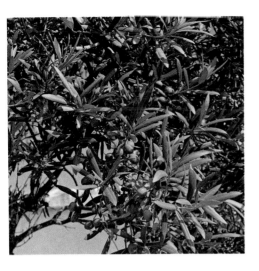

tismus jeder Art, Krebs und andere Krankheiten, können ihr Werk beginnen; das Milieu ist bereit, sie wuchern zu lassen oder sie zu empfangen, vor allem, wenn in der Erbmasse der Vorfahren der Rheumatismus bzw. die Krebsleiden bekannt sind. Die natürliche Abwehr im Organismus gegen diese zwei gewaltigsten Krankheiten ist durch den Zuckergenuss lahmgelegt und wird fortlaufend durch weiteren Genuss von Süssigkeiten verunmöglicht. An die Zähne braucht man da gar nicht erst zu erinnern. Wenn die Lust nach etwas 'Süssem' zu gross wird, stecke man ungeniert den Finger in den Bienenhonigtopf, denn Honig ist ein natürlich geschaffenes Produkt. Auch wenn die Bienen über den Winter vom Imker mit Zucker ernährt werden, wird dieser Zucker im Verdauungstrakt der Biene durch Enzyme und Fermente chemisch verdaut, so dass das Endprodukt, der Honig, wieder frei von Schadstoffen ist.

(*Für die Vorteile von Zucker, siehe Seite 40*)

Die Fette

Die Fette haben die Eigenschaft, in Wasser nicht löslich zu sein (Fettflekken lassen sich mit Wasser allein nicht auswaschen). Die Nahrungsfette bestehen vorwiegend aus Glycerin und Fettsäuren. Es handelt sich um den Nährstoff mit dem höchsten Brennwert (9 Kalorien pro Gramm). Der Unterschied zwischen einem Fett und einem Öl besteht in der unterschiedlichen Mischung von Fettsäuren. Ein festes Fett enthält in der Regel mehr gesättigte Fettsäuren (Kokosfett, Butter); ein Öl enthält mehr ungesättigte Fettsäuren (Olivenöl, Sonnenblumenöl, Distelöl). Bei höheren Temperaturen werden bekanntlich alle Fette flüssig. Zu den fettähnlichen Substanzen gehört auch das Cholesterin. Fette sind schwerer verdaulich als Zucker und Eiweiss. Sie verweilen länger im Magen und verschaffen deshalb ein langer anhaltendes Sättigungsgefühl. Sie benötigen zu ihrer Aufspaltung ein Gemisch von Fermenten und Galle und gelangen nur langsam durch die Darmwand, erst in die Lymphe und dann von dort in das Blut. Die Kohlehydratverdauung ist nach 1 bis 2 Stunden beendigt, jene der Fette erst nach 6 Stunden.

Fette sind chemisch neutral. Sie sind also weder als basisch noch als sauer zu beurteilen. Zu viele Fette machen, wie gesagt, dick. Sie können krank machen. Es gibt viele chemische Arten und Unterarten der einzelnen Fette. Fett ist ein Brennstoff, ein Energielieferant für eine ganze Reihe von lebenswichtigen Funktionen. Der Mensch braucht Fett, so, wie er auch den Blutzucker benötigt. Fette können als Reserve gespeichert werden wie in einer Vorratskammer. Bei der Verarbeitung von Fettreserven in Energie spielt auch, wie bei den Kohlehydraten, das Insulin eine entscheidende Rolle. Der Mensch braucht also, wie wir nun wissen, etwas Fett in seiner Nahrung. Einige Vitamine, z. B. das Vitamin D, sind nur in Fett löslich und können nur in dieser Form, also in Fett, vom Organismus aufgenommen und in den Stoffwechsel überführt werden. Es gibt tierische Fette (Butter, Rindertalg, Schweinefett, Seetieröle) und pflanzliche Fette

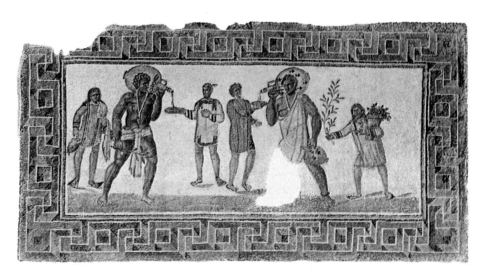

(Kokosöl, Palmöl, Sojaöl, Erdnussöl, Baumwollsaatöl, Sonnenblumenöl, Olivenöl, Raps- und Rübenöl, Mais-, Sesam-, Distelöl und andere Öle). Die genaue Menge an Fett, die vom Organismus benötigt wird, kann nicht angegeben werden. Kohlehydrate und Fette lösen sich ab bzw. ergänzen sich. Fette sind, wie gesagt, nicht nur wichtig für die Energiezufuhr, sondern auch als Transportmittel der fettlöslichen Vitamine und zur Versorgung des Körpers mit essentiellen Fettsäuren.

Bei Menschen ohne Übergewicht können die Blutfette mindestens teilweise abgebaut werden, z. B. wenn in der Nahrung gesättigte gegen hochungesättigte Fette ausgetauscht werden. Damit die erwartete Wirkung zustande kommt, muss ein solcher Austausch aber recht rigoros durchgeführt werden, so dass die hochungesättigten Fette eindeutig überwiegen. Einen hohen Anteil an gesättigten Fettsäuren (gesättigtem Fett) haben: Kokosfett, Kakaobutter, Butter, Rindertalg, Schweinespeck. Andererseits findet sich ein hoher Anteil an hochungesättigten Fettsäuren im Distelöl, Sonnenblumenöl, Sojaöl, Baumwollsaatöl, Maisöl, in den Fischölen und in den Walnüssen. Die Gegenüberstellung «tierische gegen pflanzliche Fette» ist also falsch, da einerseits Kokosfett den höchsten Gehalt an gesättigten und andererseits Fischöl an mehrfach ungesättigten Fettsäuren hat. Falsch ist auch die Gegenüberstellung «Butter gegen Margarine», da viele Margarinen hauptsächlich aus Kokosfett hergestellt sind. Andererseits gibt es heute eine Reihe von Margarinen, die vorwiegend auf Sonnenblumenöl basieren und dementsprechend einen hohen Anteil an mehrfach ungesättigten Fettsäuren enthalten. Eine Zwischenstellung nehmen Olivenöl und Erdnussöl ein, die weder viele gesättigte noch hochungesättigte Fettsäuren enthalten und in diesem Zusammenhang eigentlich neutral sind (d. h. keine hoch- und keine tiefgesättigten Fettsäuren, sondern einfach ungesättigte Fettsäuren enthalten).

Um bei normalem Gewicht einen erhöhten Cholesterinspiegel zu senken, genügt es aber nicht, etwa möglichst viele der genannten pflanzlichen Öle zu verwenden und daneben normal weiterzuessen. Im Gegenteil: Eine Wirkung tritt nur dann ein, wenn alles sichtbare Fett bei Fleisch entfernt und auch auf 'unsichtbare' Fette (z. B. Vollfettkäse, Blätterteig, Wurstwaren) verzichtet wird. Leute, die an zu hohem Cholesteringehalt leiden, sollten Eierspeisen meiden oder höchstens ein Frühstücksei pro Woche essen.

Der allgemeine Fettverbrauch soll so niedrig wie möglich gehalten werden. Bei Untersuchungen über die Ursache des Herzinfarktes sah man in der Schweiz, dass die Blutfette ganz allgemein zu hoch sind und mit zunehmendem Alter ansteigen. Bei etwa 20% der erwachsenen Bevölkerung, vor allem bei Männern, sind die Blutfette so hoch, dass sie behandelt werden sollten. Was kann man dagegen tun? In etwa zwei Dritteln der Fälle von Blutfettvermehrung geht Blutfett parallel mit zu hohem Körpergewicht. Dies lässt sich grösstenteils durch Abmagerung oder Hungertage korrigieren.

Essentielle oder unentbehrliche Fettsäuren können nicht vom Körper

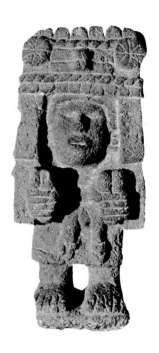

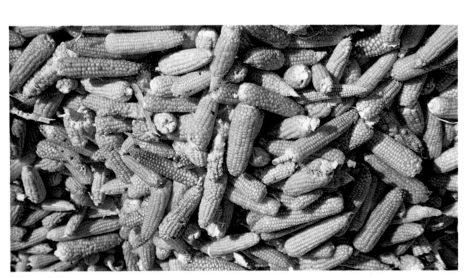

Die Kultivierung des Maises nahm laut archäologischen Funden in Mexiko und Lateinamerika ca. 5000 v. Chr. ihren Anfang. Für Inkas und Azteken war Mais zusammen mit Bohnen wichtigstes Grundnahrungsmittel. Es wurden dem Maisgott Centeocihuatl regelmässig sogar Menschenopfer gebracht, um die Maisernte zu sichern. Ein Wildmais als Vorfahr aus einer Zeit vor 6000 Jahren konnte durch Pollenanalyse nachgewiesen werden. Mais wird Diabetikern empfohlen, allerdings mit Zusatz von Vit.-B-Komplex.

selbst synthetisiert werden. Von praktischer Wichtigkeit ist die Linolsäure, eine hoch ungesättigte Fettsäure. Sie hat Bedeutung für das normale Wachstum des Kindes sowie für eine normale Hautentwicklung. Notwendig sind etwa 2% der Gesamtkalorien, d. h. 4–7 g pro Tag. Linolsäure kommt in den meisten Fetten vor, vor allem im Lebertran, im Sonnenblumenöl, im Distelöl und den daraus hergestellten Margarinen.

Fettreich zubereitete Gerichte sättigen zwar auch in kleinen Mengen für lange Zeit, verleiten aber zur Fehlbeurteilung der tatsächlichen Kalorienzufuhr. Der derzeitige Fettverbrauch in der Bundesrepublik liegt z. B. bei etwa 130 g pro Tag und Kopf der Bevölkerung. In dieser Menge ist sowohl das «sichtbare» Koch- und Streichfett als auch das in Nahrungsmitteln wie Wurst, Fleisch, Milch, Eier, Mayonnaise und Käse vorhandene sogenannte «verborgene» Fett enthalten. Wünschenswert wäre vom ernährungsphysiologischen Standpunkt aus jedoch nur eine durchschnittliche Aufnahme von 75–80 g Gesamtfett pro Person und pro Tag.

Über das Eiweiss

Das menschliche Leben ist mit dauerndem Verschleiss verbunden. Körperzellen verfallen und müssen erneuert werden. Deswegen müssen eiweisshaltige Substanzen zur Steuerung der komplizierten Stoffwechselvorgänge, die sogenannten Enzyme, vom Körper ständig neu produziert werden. Geschieht dies aus irgendeinem Grunde nicht, zeigt sich folgendes Bild: anfänglichem körperlichem und geistigem Leistungsabfall folgen Nachlassen der Widerstandsfähigkeit gegen Krankheitserreger, Muskelschwund, häufig auch Wasseransammlungen in den Geweben (Ödeme); schliesslich tritt völlige Entkräftung ein, die zum Tode führen kann, wenn nicht rechtzeitig für erneute Eiweissversorgung gesorgt wird. In Europa und in andern hochentwickelten Ländern ist chronischer Eiweissmangel heutzutage nicht mehr anzutreffen; in vielen Entwicklungsländern dagegen ist er leider die Regel. Eiweiss, d. h. Protein, ist durch keinen anderen Nährstoff zu ersetzen und für die Ernährung aller Organismen unentbehrlich. Es besteht aus Kohlenstoff, Wasserstoff, Sauerstoff, Stickstoff, Schwefel, Phosphor und Halogenen. Es hat sowohl sauren wie auch basischen Charakter.

Bekannt sind einfache und sogenannte zusammengesetzte Eiweissarten. Die einfachen Eiweissarten sind in bestimmten Getreidearten (Gerste, Weizen, Mais, Getreidesamen) zu finden. Doch sind diese nicht immer als vollwertiges Eiweiss zu betrachten. Die fehlende Ergänzung ist im Eiklar und in der Milch vorhanden. Eine Abart des Eiweisses ist die Nukleinsäure – eine Mischung aus Phosphorsäure, Purin, Pyrimidinbasen und Kohlehydraten. Sie findet sich in Leber, Gehirn, Niere usw. und sollte von gichtkranken oder zu Gicht neigenden Menschen gemieden werden.

Auch acht der zehn Aminosäuren, die in unserer Nahrung vorkommen,

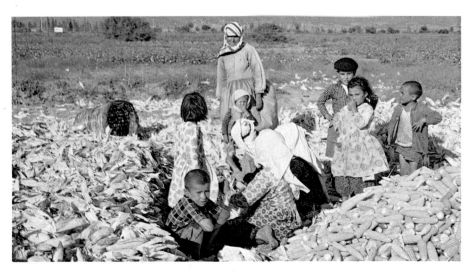

kann der Mensch nicht selbst bilden, so dass diese in der täglichen Nahrung enthalten sein müssen. Je mehr unentbehrliche Aminosäuren ein Eiweiss enthält, desto hochwertiger ist es. Tierische Eiweisse sind hochwertiger, besonders das Milcheiweiss. Pflanzliche Eiweisse können durch Kombination aufgewertet werden (z. B. Kartoffeln und Eier).

Als Faustregel für den täglichen Bedarf gilt: 1 g Eiweiss pro Kilogramm Körpergewicht. Kinder, Jugendliche, Schwangere und viele Kranke benötigen grössere Mengen. Wichtige Eiweissquellen sind Fleisch, Milchprodukte, Käse, Eier, Hülsenfrüchte, Getreide, Nüsse und Kartoffeln.

Die Mineralsalze

Mineralsalze sind ebenfalls wichtige Baustoffe, vor allem für Knochen und Zähne (Kalzium, Phosphor). Sie gelten als notwendige Substanzen zur Aufrechterhaltung des Salzgehaltes in Körperflüssigkeiten und Zellen (Kochsalz, Kalium, Kalzium); sie spielen eine unentbehrliche Rolle für verschiedene Körpervorgänge wie Muskelkontraktion (Kalzium, Kalium), Blutgerinnung (Kalzium), und schliesslich bilden sie Bestandteile vieler Fermente und Enzyme, wichtig für die Verdauung. Die mengenmässig wichtigsten Mineralstoffe sind Kochsalz (aus Natrium und Chlor bestehend), Kalzium, Phosphor, Kalium, Kupfer, Eisen und Magnesium. Kochsalz findet sich in fast allen tierischen Produkten der Lebensmittelarten, z. B. in Wurstwaren, Konserven, Käse, Fertigsuppen usw. Ein Teil der täglichen Kochsalzzufuhr gelangt bei der Vorbereitung der Speisen oder als Tafelsalz in die Speisen. Einen hohen Kalziumgehalt haben z. B. Milch und Milchprodukte (mit Ausnahme von Butter). Phosphor ist sowohl in Milchprodukten als auch in Fleisch und Fisch reichlich enthalten. Kupfer finden wir in frischem, grünem Salat. Der Bedarf an Eisen und Magnesium lässt sich am ehesten durch den Genuss von grünem Salat, Fleisch und Leber decken.

Diese Baustoffe sind nicht nur etwa während des Körperwachstums des jungen Menschen wichtig, sondern wegen der ständigen Zellenerneuerung während des ganzen Lebens. Mineralien sind zur Steigerung der Abwehrkräfte notwendig. Sie finden sich in den je nach Jahreszeit verschiedenen Salatsorten und im geringeren Mass auch in Früchten.

Das Wasser

Ohne Wasser ist kein Leben möglich! Zirka 60–65% des menschlichen Körpers bestehen aus Wasser. Daher muss Wasser ständig ergänzt, erneuert und ausgetauscht werden. Entsprechend der Wasseraufnahme erfolgt in gleichem Masse die Wasserausscheidung (durch Stuhl, Urin, Schweiss, Haut usw.). Das Wasser ist als anorganische Verbindung in direktem Zusammenhang mit den Mineralstoffen zu sehen. Wie die Russische Akademie der Wissenschaften mitteilt, spielt bei dem oft erreichten, sagenhaften hohen Alter der Bevölkerung im Kaukasus das frische, mineralreiche Quellwasser der Region die entscheidende Rolle. Bei grossen

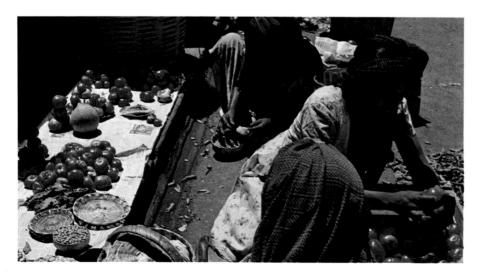

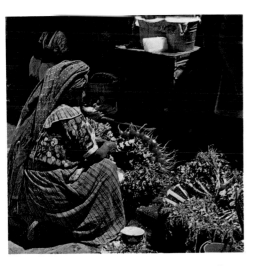

Raphanus sativus　　　　　*Cruciferae*
Radieschen

Seit mehr als 5000 Jahren sind Retticharten überall in gemässigten Klimazonen der Welt kultiviert. Vorfahr des Rettichs ist wahrscheinlich eine Strandpflanze, *R. maritimus* (Atlantik- und Mittelmeerküste), und *R. landra*, eine Unkrautart. Radieschen werden meist gesalzen und roh mit Butter gegessen. Sie sind reich an Vitaminen, Mineralstoffen und freien Aminosäuren. Die Frau im Bild wurde auf dem wöchentlichen Markt von Oaxaca, Mexiko, fotografiert. Sorgfältig legen die mexikanischen Bauernfrauen ihre Ware in kleinen Bündeln auf den Gehsteig zum Verkauf.

Wasserverlusten müssen nicht nur die Flüssigkeit, sondern auch die Mineralstoffe ersetzt werden. Wenn Sie richtigen Durst haben, sollten Sie idealerweise frisches Quellwasser trinken. Leitungswasser ist in den Grossstädten meist chloriert und vielfach ungeniessbar. Also bleibt nur das Mineralwasser. Aber meiden Sie nach Möglichkeit das «tote» Wasser, d. h. wochen- oder monatealtes, abgefülltes Wasser aus sogenannten «namhaften» Quellen. Mit Kohlensäure angereichert, ist dieses Wasser zwar «säuerlich», aber wenigstens lebendig. Durch die Wasserausscheidung wird unser Körper von Giftstoffen befreit. Diese Arbeit obliegt der Niere, die die wasserlöslichen Stoffe mit dem Urin wegtransportiert. Extreme Wasserverluste, z. B. durch Schwitzen oder Erbrechen, sollten unbedingt ersetzt werden. Trinken Sie mindestens 1 Liter täglich!

Die Spurenelemente

Die Spurenelemente haben qualitative, nicht quantitative Bedeutung. Bei einer vielseitigen Ernährung verfügen wir von selbst über ausreichende Spurenelemente. Diese müssen aktiv im Stoffwechsel verwendbar sein. Die Aktivität der Spurenelemente wirkt sich hauptsächlich im Enzymsystem aus. Diese Enzyme beschleunigen oder hemmen die eigenen Reaktionen des lebenden Organismus. Ohne diese Wirkung der Enzyme würden die Reaktionen des Körpers zu langsam oder unter zu hohem Energiebedarf erfolgen. Aufgabe der Enzyme ist es, zu regulieren und eine normale Reaktion zu gewährleisten, um das Gleichgewicht des Stoffwechsels zu erhalten.

Folgende Störungen können diesen gesunden Haushalt blockieren:
1. Rhythmusstörungen (Zeitrhythmus z. B. bei Flugreisen, Tag-und-Nacht-Rhythmus)
2. Lärm
3. Umweltverschmutzung
4. Unausgeglichene Ernährung (nach Menge und Qualität)
5. Störungen im emotionalen oder psychischen Bereich
6. Einnahme von starken chemischen Medikamenten
7. Andere Dysfunktionen, die parallel-organisch wirken und wieder weitere Dysfunktionen hervorrufen, z. B. ovarielle Dysfunktion, die Hirngefässstörungen wie Migränearten hervorrufen kann.

Wichtig ist, dass immer genügend Spurenelemente in der lebenden Zelle des Menschen vorhanden sind, dass diese auch aktiv sind und nicht blockiert werden. Jod z. B. ist ein wichtiger Bestandteil der Schilddrüsenhormone. Jodmangel führt zu vermehrter Kropfbildung (in den Alpenländern früher sehr häufig). Jodreich sind aus dem Meer gewonnene Fische, Algen, Krabben, doch vermögen diese den Bedarf des Körpers nicht zu decken. In einigen Alpenländern wird deshalb das Tafelsalz jodiert; es enthält 7,6 mg Jod pro Kilogramm Kochsalz. Seit der Einführung dieser Massnahme ist die Kropfhäufigkeit stark zurückgegangen.

Eine Jagdlegende aus Georgien erzählt von einem König, der einst eine Hirschkuh jagte und verwundete. Das Tier stürzte sich in einen Fluss und kam auf der anderen Seite heil heraus und entkam. Da erkannten der König und sein Gefolge die Heilkraft des georgischen Wassers. Die heilende Wirkung und der Mineralreichtum des Wassers sind beinahe moderne Legende geworden, nachdem Statistiken zeigen, dass die einheimischen Bewohner der Kaukasusgebirge bis 140 Jahre alt werden. Das Bild zeigt die Effekte der Mineralien auf einem Flussbett einer der wichtigen Heilquellen Georgiens, UdSSR.

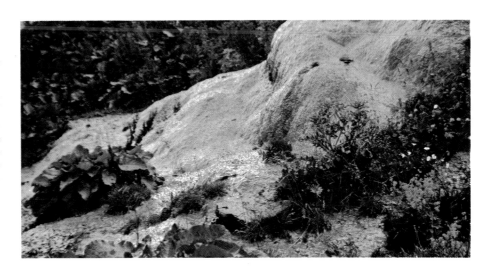

Vitamin-Haushalt

Vitamine	Symptome bei Mangelerscheinung
A, fettlöslich Hühnereigelb, Camembert-Käse 45% i. Tr., Kürbis, Chicorée, Butter, Grünkohl, Karotten, Paprikaschoten, Petersilie, Spinat. Lebertran, Leber, Aal, Nieren, Thunfisch	Trockene, schuppige Haut, Nachtblindheit, Gallen-, Nieren-, Blasensteine, Verdauungsstörungen, Anfälligkeit für Erkältung, schlechte Wundheilung. *Tagesbedarf:* zirka 9 mg
B₁, wasserlöslich Haferflocken, Milch, Kartoffeln, Weizen, Vollkornbrot, Weissbrot, Haselnüsse, Hefe. Schinken, Aal	Muskelschwäche, Ermüdung, Nervenentzündung, Magen-Darm-Störungen. *Tagesbedarf:* hängt von der Zusammensetzung der Nahrung ab, zirka 1,6 mg
B₂, wasserlöslich Bierhefe, Nüsse, Spargel, Grünkohl, Quark, Champignons, Pfifferlinge, Steinpilze, Mandeln. Rindfleisch, Kalbfleisch, Herz, Leber, Nieren, Hasen- und Kaninchenfleisch, Wild und Geflügel, Hering, Seelachs, Ölsardinen, Thunfisch. Vollreis, Trockenkartoffeln	Appetitlosigkeit, Herzschäden, Beri-Beri, Schwäche, Haut- und Schleimhautentzündung, Sehschwäche, Pellagra, Muskelschwäche, Skelett- und Herzmuskelschwäche, antioxydativer Effekt. *Tagesbedarf:* während der Schwangerschaft ist Bedarf erhöht, zirka 1,8–2 mg für Erwachsene
C, wasserlöslich Blumenkohl, Kartoffeln, Grünkohl, Kohlrabi, Karotten, Radieschen, Rosenkohl, Rotkraut, Spinat, Weisskraut, Wirsing, Petersilie, Schnittlauch, Erdbeeren, Hagebutten, Himbeeren, Johannisbeeren, Stachelbeeren, Zitrusfrüchte, Paprikaschoten, Kiwipflaumen, Sanddornbeeren. Leber, Lunge	Schlaffheit, Erschöpfung, erhöhte Anfälligkeit für Infektionen, Skorbut, Müdigkeit, Neigung zu Zahnfleischblutungen. *Tagesbedarf:* zirka 70–75 mg, bei Krankheit mehr
D, fettlöslich Heringe, Lachs, Kalbfleisch, Eier, vitaminisierte Margarine	Knochenerweichung, Rachitis, mangelhafte Knochenentwicklung bei Kindern. *Tagesbedarf:* zirka 2,5 g
E, fettlöslich In vielen Gemüsen, speziell Blattgemüsen, Getreidekeimen, Pflanzenölen, in tierischen Fetten. Eigelb, Leber	Reproduktionsminderung *Tagesbedarf:* zirka 12 mg
F, ölig Mohnöl, Sonnenblumenöl, Walnussöl, Soja-, Lein-, Sesam-, Mandel- und Olivenöl, Butterfett.	Trockene, abgeschilferte Haut, Haarausfall, starkes Kopfjucken, brüchige Fingernägel, Ekzeme, Furunkulose, Milchschorf, Beingeschwüre, Leber- und Gallenwegerkrankungen, Bronchialasthma, Heufieber, Arteriosklerose. *Tagesbedarf:* 6–9 mg, nur für Kleinkinder wichtig.

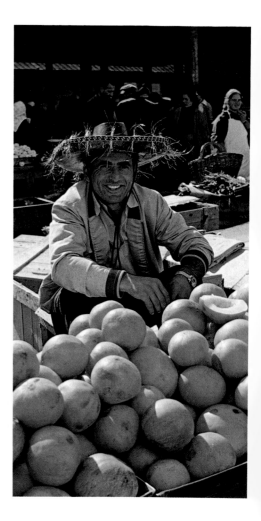

Das reiche Angebot an Melonen und Gemüse verleiht den Kolchosmärkten in den Sowjetrepubliken, wie in Samarkand (rechts) und Riga (oben), ein farbiges Gepräge. Manche russische Bauern reisen mit dem Flugzeug Tausende von Kilometern, um die Produkte ihrer Privatgärten in jenen Gebieten der UdSSR zu verkaufen, wo Gemüse und Früchte selten sind. Den Sombrero trägt dieser Georgier, in Riga fotografiert, um aufzufallen und so die Leute anzulocken.

Vitamine

Neben den Nährstoffen Eiweiss, Fett und Kohlehydraten spielen die Vitamine und die Mineralstoffe eine lebenswichtige Rolle. Diese Wirkstoffe sind vor allem für den ordnungsgemässen Ablauf vieler Stoffwechselvorgänge unbedingt notwendig. Vitamine können vom Körper weder aufgebaut noch gespeichert werden. Deshalb ist die tägliche ausreichende Vitaminzufuhr durch die Nahrungsaufnahme für jeden Menschen schlechthin lebensnotwendig. Die Menge an Vitaminen, die der Mensch zum Leben braucht, ist um das tausend- und millionenfache geringer als die Mengen an Eiweiss, an Fetten und Kohlehydraten. Die lebensnotwendige Funktion der Vitamine liegt in der Steuerung des Stoffwechsels. Welche Gesundheitsschäden ein akuter Vitaminmangel hervorrufen kann, wird aus der folgenden Tabelle ersichtlich. Diese Tabelle nennt das Vitamin, die wichtigsten Lebensmittel, in denen es zu finden ist, und die Symptome bei mangelhafter Aufnahme derselben.

Bitte beachten Sie: *Vitamin A* ist fettlöslich, empfindlich gegen Sauerstoff, die Luft und gegen Lichteinwirkung. Die Gemüse muss man nicht sehr zerkleinern. Lebensmittel nicht allzu lange an der Luft stehen lassen und vor Licht schützen.

Vitamin B_1, wasserlöslich mit Vitaminen der B-Gruppe, sind hitze- und sauerstoffempfindlich, jedoch in 'saurer' Lösung ziemlich stabil. Beim Garen, Topf mit Deckel schliessen und nicht unnötig rühren. Ohne Wasserzusatz nur tropfnass garen, um die Vitamine nicht auszuspülen.

Vitamin C_1 ist licht-, hitze- und sauerstoffempfindlich. Die Gemüse sollen nicht im Wasser liegen. Wenn stark zerkleinert, nicht der Luft aussetzen und beim Garen nicht rühren. Topf mit Deckel schliessen. Ohne Wasserzusatz nur tropfnass garen, damit die Vitamine nicht ausgespült werden.

Vitamin D ist sehr widerstandsfähig gegen Erhitzen und Lichteinwirkung, daher gibt es keine besonderen Arbeitsrichtlinien.

Vitamin E ist licht- und hitzeempfindlich.

Vitamin F, fettlöslich, spielt meist in der Kosmetik eine positive Rolle.

Salate

Mit «Salat» werden hier ausschliesslich diejenigen Salate empfohlen, die im Gartenbeet wachsen; von Büchsensalaten und solchen, die aus gekochtem Gemüse zubereitet werden, wird abgeraten. Blattsalate und Lattiche sollte man mit Biosmon oder mit einem Teelöffel Kochsalz abwaschen. Grün-, gelb- oder rotblättrige Salatpflanzen enthalten Vitamine und Mineralstoffe, daneben auch geringe Mengen Eiweiss, Fett und Kohlehydrate. Salat sollte als Vorspeise, nicht als Zugabe zur Hauptmahlzeit serviert werden. Für die Zubereitung von Salatsaucen verwendet man mit Vorteil Olivenöl, Dickmilch, Sauerrahm, Joghurt, Kefir, ganz wenig Essig und passende Gewürze. Menschen, die an Drüseninsuffizienz oder Drüsenstörungen leiden (bei Stoffwechsel- und Rheumakrankhei-

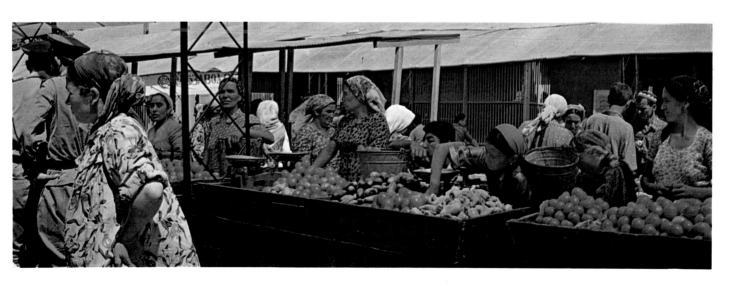

37

ten), sollten weder Essig noch Zitrone verwenden. Wer an erhöhtem Blutdruck leidet, verwende kein Kochsalz, höchstens Kräutersalz in bescheidener Menge.

Der Alkohol

Der Alkohol ist chemisch sauer. Eigentlich ist er ungesund, aber . . . seien wir nicht zu streng! Auch Eremiten, Propheten und Gurus müssen sterben. Allerdings ist das stetig steigende Heer spitalreifer Alkoholiker eine Warnung für die Öffentlichkeit, den Alkoholgenuss vernünftig einzuschränken. Bier oder ein herber, ungesüsster, trockener Wein, mit Mass getrunken, kann mit den basischen Reserven (Mineralien, Spurenelemente), die wir haben, kompensiert werden.

Den Alkoholgenuss in den mitteleuropäischen Ländern zeigt folgender Überblick, in Liter pro Person und Jahr.

	Wein	Bier	Branntwein
BRD	23,2	147,8	7,6
Schweiz	43,9	71,8	4,8
Frankreich	103,7	45,2	6,5
Italien	107,0	13,0	5,0
Österreich	45,1	103,8	4,1

Jeder dritte Mensch in der Bundesrepublik neigt entsprechend seiner natürlichen Veranlagung zu Hyperthyreose, d. h. Schilddrüsenüberfunktion, was sich als Allergie gegen jeglichen Alkohol auswirkt. Diese Zahl scheint noch weiter anzusteigen, ohne dass eine klare Begründung hierzu gegeben werden kann. Massgebend ist nicht die Menge des genossenen Alkohols; die Reaktion tritt in jedem Fall ein, unter Umständen ohne dass der Betroffene es weiss. In einem solchen Fall ist Alkoholkonsum schädlich.

«Deine Nahrung sei Deine Medizin» – Hippocrates

In der Tat, die meisten Krankheiten entstehen durch die Übersäuerung des Organismus, durch Konsumation von zu viel Fetten, Süssspeisen und Kohlehydraten (ohne genügend körperliche Bewegung) und durch Mangel an Basen, Mineralstoffen und Spurenelementen in der Diät. Die Fettleibigkeit und die Zuckerkrankheit nehmen in den sogenannten «entwickelten Ländern» epidemische Formen an; sogar spezielle Krankenhäuser werden kaum mit der Zahl der Kranken fertig. Sagen Sie in erster Linie der Fettleibigkeit den Kampf an! Essen Sie mehr Salate und Früchte statt süsse Desserts!

Das so herrlich aussehende weisse Brot und ähnliche Backwerke aus weissem Mehl sollte man meiden. Die Gewohnheit, häufig während des Arbeitstages Kaffee zu trinken, ist gesundheitsschädigend. Ein Erwachsener sollte auch nicht zu viele Eier essen (eines pro Woche genügt). Am ehesten sollten Eierspeisen während der Legezeit der Hühner zubereitet werden, selbstverständlich sollten die Eier nicht aus sogenannten «Hühnerfabriken» stammen. Fleisch ist nur in kleinen Portionen (höchstens 50–100 g viermal pro Woche) zu geniessen. Das notwendige Eiweiss kann durch Käse, Quark, Soja und Linsen ergänzt werden. Frische Salate sollten womöglich vor dem Hauptmahl gegessen werden, um die Sekretion der Magensäfte optimal für die Mahlzeit vorzubereiten.

Leider servieren uns die Gasthäuser, Hotels und Kantinen immer noch die «gute, landesübliche Küche». Die Mahlzeiten bestehen aus zu viel Fett und Kalorien und sind Beispiele für eine falsche Ernährungsweise, da solche Menus als 'sauermachend' zu betrachten sind. Wir leiden dann an einem Überangebot an Cholesterin, Harnsäure, Lipiden und Zucker.

Auch die alte indische Schule der Medizin betont immer wieder die Notwendigkeit des Säure-Basen-Gleichgewichts des Körpers, um die Gesundheit zu erhalten und die Resistenz des Körpers gegen Krankheiten von aussen zu bewahren. Diese Lektion ist so alt wie die Menschheit und hat noch heute Gültigkeit.

Dr. med. Arno Sollmann, München

38

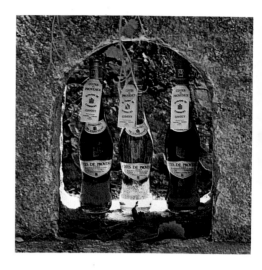

Ein süsser, herber Wein ist erlaubt! Die im Wein enthaltenen Glukosen spielen eine wichtige Rolle im Stoffwechsel. Wein enthält bis zu 450 verschiedene chemische Stoffe.
(Siehe S. 130 und 133)

Brassica rapa var. rapa　　　*Cruciferae*

Stoppelrübe

Wegen ihrer ausgewogenen Nährwerte sollte die Stoppelrübe bzw. Turnip in keinen Diätplan fehlen; auch die Blätter sind reich an Mineralien und Vitaminen. Die Knolle stimuliert die Nieren und wird empfohlen bei: Gelbsucht, Herzwassersucht, Oedema, Bronchialasthma (erleichtert Auswurf des Sputums), Ekzema, Skabies und Schuppenflechte. Wegen seines Eisengehalts wird die Rübe bei Anämie verordnet.

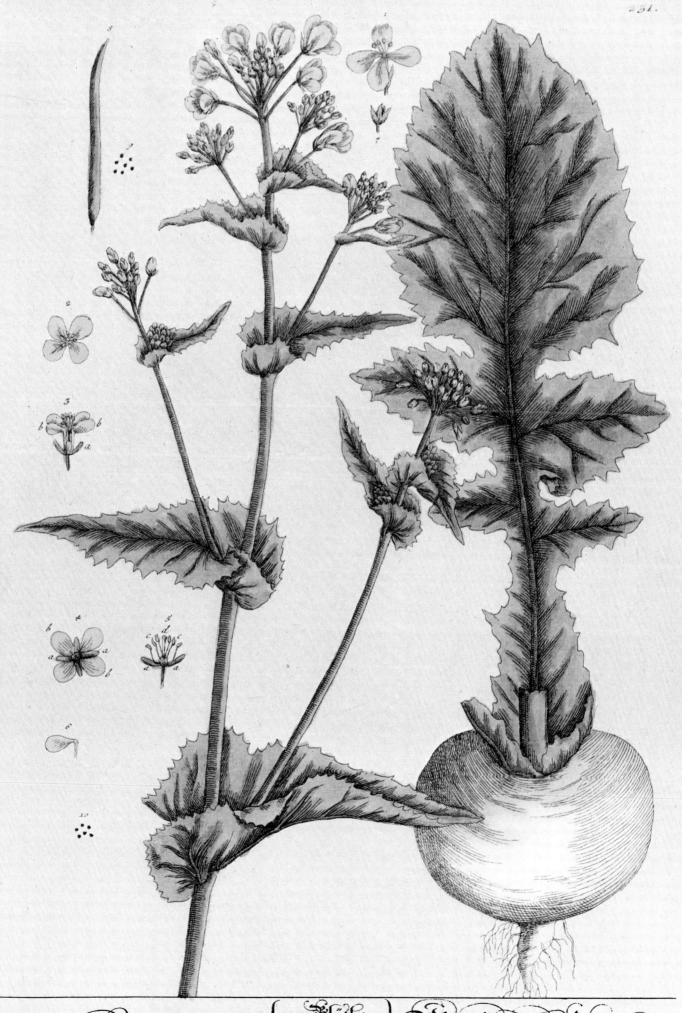

Rapum { 1-7. Blüthe 8. Frucht 9.10. Saame } Weiße runde Rübe.

Was ist Zucker?

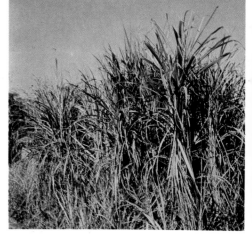

Saccharum officinarum

Zuckerrohr

Als Zucker bezeichnet man jene Kohlehydrate, die von Natur aus entweder süss sind oder nach Abbau durch Enzyme süss werden. Zucker wird in verschiedene Gruppen eingeteilt: a) Monosaccharide (Einfachzucker), z. B. Glukose, Fruktose und Galaktose, b) Disaccharide (Zweifachzucker), z. B. Saccharose, Maltose und Laktose, c) Polysaccharide (Mehrfachzucker).

Disaccharide entstehen durch Verbindung von zwei gleichen oder unterschiedlichen Monosacchariden. Beide – Monosaccharide und Disaccharide – sind im Gegensatz zu den Polysacchariden (die nicht süss sind) in Wasser löslich, kristallisieren und sind von süssem Geschmack.

Glukose (Traubenzucker) ist in Früchten, Gemüsen und Säften weit verbreitet und auch in Stärkezucker und Stärkesirup, Honig und Melasse enthalten. Im tierischen Organismus ist Glukose das Endprodukt der Verdauung von Stärke, Saccharose, Maltose und Laktose. Glukose ist im Blut vorhanden, wo sie als sofortiger Energiespender für Körperzellen und Bindegewebe dient. Fruktose, die den süssesten Geschmack aller Zucker hat, ist auch als Lävulose oder Fruchtzucker bekannt. Man findet sie im Nektar von Blüten, in Früchten und in Gemüsen. Sie entsteht nach der Hydrolyse von Saccharose bei der Verdauung im menschlichen Organismus. Das Monosaccharid Fruktose ist zu 40% in Honig und zu 8% in Melasse vertreten. Einen Vorteil hat Fruktose gegenüber Glukose: Sie wird von Diabetikern vorteilhafter metabolisiert als Glukose, und zwar weil der Fruktosemetabolismus nicht oder kaum durch das Fehlen von Insulin beeinflusst wird. Im Gegensatz zu Glukose und Fruktose tritt Galaktose in der Natur nicht frei auf, sondern entsteht erst im Organismus bei der Verdauung der Disaccharide-Laktose. Beim Fehlen eines Enzyms, das Galaktose in Glukose umwandelt, tritt bei Säuglingen Galaktosämie ein. (Symptome: Erbrechen, Dehydration, Verweigerung der Muttermilch, Unruhe.)

Bei den Disacchariden ist Saccharose oder Rohrzucker der wichtigste

Zuckerrohr ist der Hauptlieferant von Sukrose. Die tropische Pflanze (120 cm Regen pro Jahr sind notwendig) kann bis 8 m hoch werden. Der Stamm ist in viele Noden geteilt, aus denen eine braune Flüssigkeit gepresst werden kann. Wird sie erhitzt, so kristallisiert die Sukrose durch Verdunstung aus. Die restliche Flüssigkeit (der Sirup) enthält 7–20% Sukrose, wenig Protein und Fett, 0,6% Mineralrückstände inklusive 1 mg Eisen pro 100 ml. Energiewert 39 kcal/100 g Zuckerrohrsirup wirkt leicht abführend, ist sehr hilfreich bei Leber- und Blasenerkrankungen. In Form von Nasentropfen stoppt er Nasenblutungen.

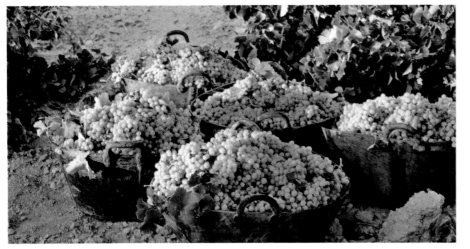

Trauben sind reich an Zucker in nicht kristallisierter Form, bekannt als Traubenzucker oder Glukose. Beim Reifen der Trauben verringert sich ihr Säuregehalt und ihr Zuckerspiegel steigt. Glukose liefert uns sofort Energie. Das griechische Wort für Wein, 'oinos', bedeutet 'Glukose'. Damals kannte man die Gärungsmethoden von heute nicht. Heute wird bei der Gärung der Trauben der Traubenzucker in Alkohol und Kohlendioxid umgewandelt.

Vertreter. Maltose und Laktose treten bei normaler Ernährungsweise nicht in grossen Mengen auf. Maltose (auch Malzzucker genannt) kommt in keimenden Samen, gemalztem Getreide und gemalzter Milch vor. Maltose wird durch das Enzym Maltase, das im Darm vorhanden ist, zu Glukose abgebaut. Laktose oder Milchzucker findet man nur in der Milch. Der Laktosegehalt der Mutter- und Kuhmilch wird mit 4,9–6,8 g pro 100 ml angegeben. Wenn die Laktose mit Hilfe von Enzymen abgebaut wird, spaltet sie sich zu gleichen Teilen in Glukose und Galaktose.

Personen, die an Zucker gewöhnt sind, fällt es schwer, ohne ihn auszukommen, selbst wenn andere Kohlehydrate reichlich vorhanden sind. Zucker ist sehr wertvoll, um Kranke zu ernähren, wenn ein sofort assimilierbares Kohlehydrat benötigt wird. Kinder im Wachstumsalter benötigen Zucker in ihren Mahlzeiten, um den Energieverlust ihrer aktiven Lebensweise entsprechend auszugleichen. Ältere Personen mit einer schwachen Verdauung können Zucker in ihre Ernährungsweise einbeziehen, um den täglichen Kalorienbedarf zu decken.

Zucker hat eine leicht harntreibende und abführende Wirkung, so dass er bei der Ausscheidung von Abfallprodukten behilflich ist. Bei Nephritis oder Nephrose können grosse Mengen Zucker eingenommen werden, weil Zucker leicht verdaulich und proteinfrei ist. Das gleiche gilt bei Virus-Hepatitis, da hier Zucker einen Schutz gegen die Zerstörung von Leberzellen bietet, die während der Krankheit keine Fette oder Proteine vertragen. Somit wird deutlich, warum Zucker in der Ernährung notwendig ist. Erfahrungen haben gezeigt, dass das Essen einer kleinen Süssigkeit am Ende einer Mahlzeit das Sättigungsgefühl verstärkt. Selbst dicke Personen, die ihre Kalorieneinnahme streng kürzen müssen, dürfen ein einfaches Dessert essen. Bei Einnahme von zu viel Zucker wird dieser wieder ausgeschieden. Konzentrierte Mengen Zucker im Magen haben die Tendenz, Wasser zu absorbieren, wirken schleimhautreizend und führen zu Gastritis oder zu Gärungsprozessen. Die Einnahme von Zucker ist bei Fettleibigkeit, Arteriosklerose, Herzerkrankung und Diabetes nicht ratsam. Forschungsarbeiten haben gezeigt, dass die Konzentration der Triglyzeride im Blutserum steigt, wenn Zucker in der Nahrung Stärke ersetzt. Eine Studie in Kapstadt ergab, dass der Triglyzeridspiegel auf 98 mg/100 ml anstieg, wenn eine Mahlzeit 70 g Zucker enthielt, im Gegensatz zum Basiswert von 70 mg/100 ml bei ausschliesslicher Einnahme von Stärke. Dieses Phänomen steht in Beziehung zum Insulinmechanismus. Durch die Aufnahme von einem Übermass an Einfach- oder Zweifachzuckern anstatt Stärke (Mehrfachzucker) wird weniger Insulin abgegeben, und die damit in Zusammenhang stehende Aktivierung des fettabbauenden Enzyms 'Lipase' verringert sich: Dies führt zu einer Erhöhung der Triglyzeride im Blutserum. Übermässige Einnahme von Zucker kann den Cholesterinspiegel erhöhen. Diese Beobachtung wurde sowohl durch Tierexperimente als auch durch klinische Studien bei Menschen bestätigt. Als man 25% einer Stärkediät durch das gleiche Gewicht von Rohrzucker ersetzte, wurde ein Ansteigen des Cholesterinspiegels innerhalb von drei Wochen von 160 mg/

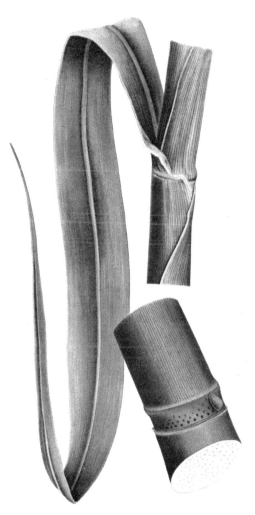

Saccharum officinarum, Zuckerrohr

100 ml auf 208 mg/100 ml beobachtet – vielleicht ein wichtiger Faktor für die Ursache von Myokard-Infarkten und peripheren arteriellen Erkrankungen. Rein chemisch gesehen, ist Honig eine konzentrierte Lösung von Invertzuckern mit geringen Mengen von Fruktose, Saccharose, Dextrine, Mineralien, Proteinen und organischen Säuren. Honig ist empfehlenswerter als gewöhnlicher Zucker. Neue synthetische Substanzen wie Saccharin, Cyclamat und andere Süssstoffe dienen als Zucker-Ersatz. Sie besitzen keinen kalorischen Wert und sind, je nach Sorte, 30 bis 500 Mal süsser als Zucker. Saccharin wird gewöhnlich von Diabetikern, Fettleibigen und Herzkranken benutzt. Cyclamate sind als karzinogen in vielen Ländern verboten. Neuere Süssstoffe wie Aspartam, Acetosulfam, Steviosid, Naringin (aus Grapefruitschale) und Glycyrrhizin müssen, bevor man sie freigibt, erst noch besser erforscht und getestet werden.

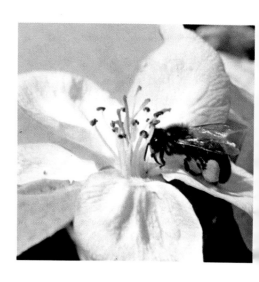

Zucker ist als Süssstoff aus unserer Ernährung nicht mehr wegzudenken. Er bietet uns die billigste Kalorienquelle an: 1 kg Zucker = 3940 kcal. Wirtschaftliche Bedeutung haben als Zuckerpflanzen: Rohrzucker, Zuckerrübe, die Säfte bestimmter Palmensorten und in Nordamerika der Ahornsirup. Dazu kommen einige Sorghum-Arten. Die Zuckerrohrpflanze, ein hohes, scharfes Gras, braucht Temperaturen über 20 Grad C, um ehnen optimalen Ertrag zu gewährleisten. Bei 15 Grad C hört das Wachstum bereits gänzlich auf. Folglich gedeiht diese Pflanze fast ausschliesslich in tropischen Klimazonen. Die Halme können bis zu 6 m lang werden. Die verschiedenen Nodien sind auf dem Halm mit einem dunkleren Ring gekennzeichnet. Jeder Zuckerrohrhalm ist durch diese Nodien in deutliche, ungefähr 20 cm lange Abschnitte gegliedert. Innerhalb der hohlen Nodien ist die von den Blättern gebildete Saccharose eingelagert. Der Saft wird durch einfaches Auspressen der Halme gewonnen. Für den einheimischen Gebrauch geschieht dies durch primitive Pressen, zu deren Betrieb manchmal Büffel als Zugtiere eingesetzt werden. Der Rohsaft wird dann in sehr flachen, riesigen Pfannen über Feueröfen eingedämpft. Das Endprodukt dieses Verfahrens ist ein Braunzucker, 'Jaggery' genannt. Indische und südamerikanische Bauern trinken oft frischen Rohrzuckersaft oder lassen ihn gären, um für den Hausgebrauch Spirituosen zu brennen. Da Zuckerrohr innerhalb von 24 Stunden nach dem Schneiden weiterverarbeitet werden muss, herrscht in der Erntezeit reger Verkehr. Sämtliche Bauern und ihre Hilfskräfte bringen die Halme auf Karren zur Zentralkooperative. Weltweit wird der grössere Teil des Weisszuckers aus Zuckerrohr gewonnen.

In den gemässigten Zonen wird die Zuckerrübe angepflanzt (*Beta vulgaris*). Als 2jährige Pflanze lagert die Zuckerrübe im ersten Jahr grosse Nährstoffreserven für die im zweiten Jahr erfolgende Entwicklung von Blüten und Früchten ein. Nach der Produktion und Lagerung dieser Reservestoffe muss die Rübenpflanze nach der Keimung viele kräftige Blätter ausbilden. Nach der Ausbildung des Blattwerks wird die Pfahl-

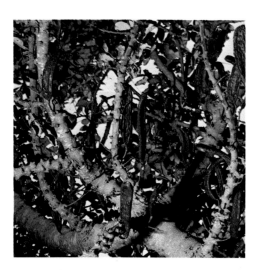

Acer saccharum, Zuckerahorn ▶
Aus einem Loch im Stamm des Ahornbaumes wird der Zuckersaft in Eimern gesammelt. Die Flüssigkeit wird gekocht und bis zu Sirup verdickt. Ahornsirup wird hauptsächlich in Amerika zu heissen Waffeln und Pfannkuchen serviert.

◀ **Karobbaum** *Ceratonia Siliqua*

Acht verschiedene Zuckerarten sind aus dem Karobbaum isoliert worden.
Die Anteile der verschiedenen Zucker variieren stark während der Reifezeit. So ist der alte, biblische Name dieses Baumes «Wildhonigbaum» laut neuesten Analysen, berechtigt.
(Siehe S. 49).

Honig ist eine konzentrierte Lösung von Invertzuckern und Saccharose mit geringen Mengen von Fruktose und Dextrin. Auch wenn Bienen vom Imker mit Zucker ernährt werden, wird dieser Zucker im Verdauungstrakt der Biene durch Enzyme und Fermente chemisch verdaut, so dass das Endprodukt, der Honig, wieder frei von Schadstoffen ist. Honig ist empfehlenswerter als Zucker.

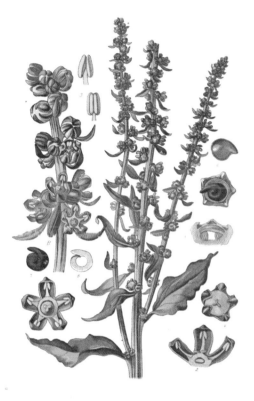

Beta vulgaris

▲ **Zuckerrübe**

Aus der Zuckerrübe lässt sich die wertvolle Aminosäure Glutaminsäure isolieren, welche für die psychische Entwicklung, die Funktion des Gedächtnisses und die Fähigkeit zur Konzentration eine wichtige Rolle spielt.

wurzel allmählich dicker. Die Ernte der Zuckerrübe erfolgt, wenn die Blätter absterben und eine hellere Färbung annehmen. In den Fabriken werden die Wurzeln geschnitzelt und danach einem Auslaugeverfahren unterzogen. Den Saft gewinnt man durch Verdampfen im Vakuum. Die in diesem Prozess ausgeschiedenen Zuckerkristalle werden zentrifugal vom Sirup getrennt, der ihnen anhaftet.

In den Wüstenregionen gewinnt man Zucker aus der Arengapalme (*Arenga pinnata*) und der Palmyrapalme (*Borassus flabellifer*) sowie aus gewöhnlichen Kokos- und Dattelpalmen. Die Blattscheiden der Palmen werden an der Stelle perforiert, wo sie mit dem Stamm verwachsen sind; die Flüssigkeit wird in Bechern gesammelt. Genau besehen bedeutet dies ein Anschneiden der Blütenstände; es wird nur von Spezialisten ausgeführt. Ein noch mit der Blütenscheide umgebener Blütenstand ist zapfreif, wenn er eine Länge von 70 bis 80 cm und einen Umfang von etwa 10 cm erreicht hat. Das weiche Gewebe und die Blütenknospen müssen während dieser Behandlung sehr sorgfältig geschützt werden, damit das Weiterleben der Palme nicht gefährdet wird. Die Behandlung dauert bis zu 2 Wochen und ist äusserst mühsam, da dabei immer geklettert werden muss. Eine erfolgreiche Zapfung erbringt bei einer Kokospalme bis 400 l Saft. Da die Gärung sehr schnell einsetzt, muss der Palmensaft sofort in offenen Kesseln zur Kristallisation gebracht werden. Auch der Zucker dieser Palmen wird von den Einheimischen 'Jaggery' genannt. Er enthält bis 15% Saccharose.

In Nordamerika und Kanada hat sich das Anzapfen der Ahornbäume (*Acer saccharum*) zu einer Heimindustrie entwickelt. Der von den Blättern synthetisierte Zucker wird in alle Teile der Pflanze transportiert, und zwar durch die innere Rinde (Phlöem). Die nach langer Verdunstungszeit gesammelte Zuckermenge wird im Sommer in Form von Stärke in den Ästen und Wurzeln gelagert. Der Frühlingszuckersaft, der an einem warmen Tag, nach einer kalten Nacht, abgezapft wird, ergibt einen reichlich süssen Sirup. Nach mehreren aufeinanderfolgenden warmen Tagen stockt oder stoppt der Fluss. Warum unter diesen Bedingungen ein Teil der gelagerten Stärke zu Zucker verarbeitet wird, ist bisher unbekannt. Zur Gewinnung wird ein ungefähr 5 cm tiefes Loch in den Stamm gebohrt und der Zuckersaft in einem Eimer gesammelt (siehe Foto). Die Zuckerflüssigkeit wird gekocht, bis sie zu Sirup verdickt. Obgleich Ursache und Art des inneren Kreislaufes des Baumes nicht bekannt sind, ist doch festgestellt worden, dass der Saft von den Wasserleitbahnen des Baumes mit grossem Druck von oben nach unten geleitet wird und nicht umgekehrt. Ahornzucker ist in bezug auf seine Inhaltsstoffe identisch mit Zuckerrohr und Zuckerrübe. Bei der Abhängigkeit der Zuckergewinnung von Klima und Wetter bleibt das Einsammeln in Amerika auf der Stufe von 'Heimindustrie'. Kooperativen sichern den Weiterverkauf. Ahornsirup ist eine Frühstückdelikatesse. Er wird auf warmen Waffeln serviert und eignet sich auch als Zugabe zu keksartigen Puddings und Reisdesserts. Vor allem bei Kindern ist er sehr beliebt.

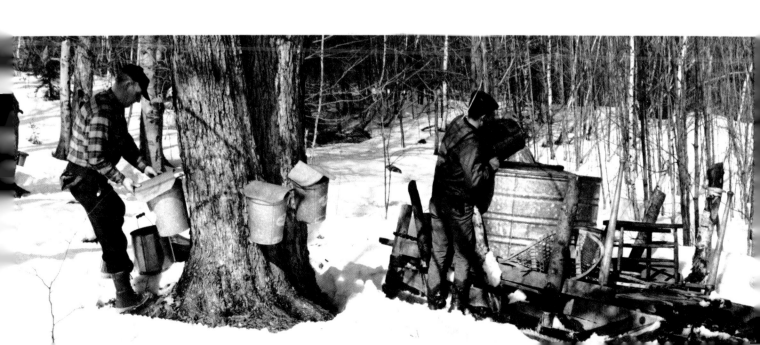

Die Grundnahrungsmittel

Gesundes Wachstum, Entwicklung und Erhaltung der Gesundheit hangen weitgehend von einer ausgewogenen Ernährung ab. Das Ideal, eine ausgeglichene Diät, die verschiedene Nahrungsmittel in solcher Menge und Zusammensetzung enthält, dass sie den Gesamtbedarf des Körpers an Kalorien, Vitaminen, Spurenelementen und anderen Nährstoffen zu decken vermag, ist jedoch nicht für alle Menschen erreichbar, sei es aus Armut oder aus anderen Gründen.

Seit urdenklichen Zeiten gehört Getreide zu den Grundnahrungsmitteln des Menschen; unter diesen sind die bekanntesten: Weizen, Mais, Gerste, Roggen, Hirse, Kartoffeln, Bananen, Brotfrucht und Sorghum. Weizen und Reis wurden zuerst im Fernen Osten angebaut und gelangten erst im 16. Jh. nach Europa und in die Neue Welt. Auch die Kartoffel wurde erst von den aus Lateinamerika zurückkehrenden Kolonialisten nach Europa gebracht. Hirse wurde zuerst in Europa, Mais hingegen zuerst in Mittel- und Südamerika angebaut. Jede Gesellschaft hat das in ihrem Lebensraum günstigste Nahrungsmittel als Grundnahrung gewählt: Im Osten ist es der Reis, im Westen hauptsächlich der Weizen und in den tropischen Zonen die Banane und die Brotfrucht. Weizen und Reis sind heute jedoch fast überall auf der Welt die gängigsten Grundnahrungsmittel, so dass sich die Menschheit in «Reisesser» und «Weizenesser» einteilen lässt.

Diese Grundnahrungsmittel enthalten vorwiegend Kohlehydrate, geringe Mengen an Eiweiss, Vitamine und Spurenelemente. Der durchschnittliche Kaloriengehalt der verschiedenen Getreidearten liegt bei 345 kcal/100 g. Der tägliche Mindestbedarf an Kalorien bei mittelschwerer Arbeit in einem mittelwarmen Klima liegt bei 2800 kcal/Tag; bei Arbeit im Freien in kaltem Klima sind jedoch mindestens 3000 kcal nötig, eine sitzende, weibliche Bürokraft benötigt hingegen nur etwa 1900 kcal täglich. Kinder und Jugendliche brauchen mehr Kalorien als Erwachsene und ältere Personen; ihr Bedarf richtet sich nach der jeweiligen Situation und kann nicht nach einer strengen Formel errechnet werden. Neben diesen Grundnah-

Kalorientabelle	
Grundumsatz ohne Arbeit	*1400–1800 kcal*
Hausfrau (mit Gartenarbeit)	*+ 70%*
Bauarbeiter	*+150%*
Rennfahrer	*+200%*
Bergsteiger im Winter	*6000 kcal*

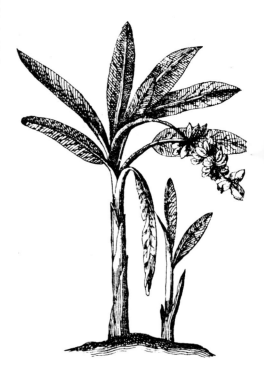

rungsmitteln muss die Nahrung selbstverständlich täglich mit 60–100 g Fett, Eiweiss, Vitaminen und Spurenelementen ausgeglichen werden.

Die Hauptnahrungsmittel

Weizen (*Triticum Species*) gehört zu den ersten Getreiden, die eine gezielte züchterische Bearbeitung erfahren haben. Bedeutung haben Weichweizen für Europa, Asien und Nordamerika sowie viele südliche Regionen, Hartweizen für heissere Gebiete. Weizenesser erfreuen sich eines kräftigeren Körperbaus als Reisesser, eines schöneren Teints und einer längeren Lebenserwartung. Unter den Getreidearten zählt der Weizen zu den wohlschmeckendsten und nahrhaftesten. Er enthält Eiweiss und Vitamine, besonders der Vitamin-B-Komplex-Gruppe, in beträchtlichen Mengen. Vitamin E ist in Weizenkleie und Weizenkeim enthalten und gilt als behilflich bei Unfruchtbarkeit. Bei den modernen Methoden der Verarbeitung gelangt immer mehr denaturalisiertes Mehl auf den Markt, dem es an Eiweissstoffen, Vitaminen und auch an Ballaststoffen mangelt; es sollte daher besser Vollweizenmehl gekauft werden.

Reis *(Oryza sativa)* wird gewöhnlich in gekochter Form gegessen. Der nahrhafteste Teil, die äussere Schicht direkt unter der Hülle, ist reich an Eiweiss und Vitaminen, geht jedoch beim Polieren verloren. Auch beim Kochen kann es zu einem Nährstoffverlust kommen, dann nämlich, wenn das Kochwasser weggeschüttet wird. Wenn die äussere Schicht nicht erhalten bleibt, führt dies bei ausschliesslicher Reisernährung zu Beriberi, einer Vitamin-B-Mangel-Erkrankung.

Mais *(Zea mays)* ist in weiten Gebieten Lateinamerikas ein Grundnahrungsmittel. Er ist arm an Riboflavin und Niacin aus der Vitamin-B-Gruppe; in Gebieten, in denen ausschliesslich Mais angebaut und gegessen wird, taucht deshalb häufig die Mangelkrankheit Pellagra auf. Maisprodukte sind heutzutage in verarbeiteter Form im Handel, etwa als Frühstücksflocken, Popcorn usw.

Gerste *(Hordeum vulgare)* wird für eines der ältesten Nahrungsmittel des Menschen gehalten. Aufgrund seines geringen Gluten-Gehalts eignet sich das Gerstenmehl nicht zum Backen und wurde deshalb vom Weizenmehl verdrängt. Forschungen im Barley and Malt Laboratory in Wisconsin, USA, haben jedoch ergeben, dass Brewers-'Abfallhefe' sehr viel Faserstoffe (40%) und Eiweiss (30%) enthält. Diese Ergebnisse schaffen die Grundlage für neue Verwendungsmöglichkeiten dieses Nebenproduktes; so kann z. B. bei der Herstellung von Brot und Keksen das Weizenmehl durch dieses artspezifische Gerstenmehl ersetzt werden. Neuere Untersuchungen haben zudem eine heilsame Wirkung der Gerste als Bestandteil von Diäten bei Nierenleiden, Zuckerkrankheit und primärchronischer Polyarthritis nachgewiesen.

Kartoffeln *(Solanum tuberosum)* zählen in Europa zu den wichtigsten Nahrungsmitteln. Sie scheinen in der letzten Zeit etwas aus der Mode gekommen zu sein, was um so bedauerlicher ist, da sie die wertvollsten Grundnährstoffe enthalten. Wie der Reis verliert auch die Kartoffel viel

Marokko ist ein wichtiger Getreidelieferant. Hier werden Säcke unmittelbar am Hafengelände mit gemahlenem Getreide abgefüllt. Die jährliche Produktion (Weizen, Gerste, Mais) beträgt mehr als 3 Millionen Tonnen. Wichtigster Handelspartner ist Frankreich. Grösster Getreidelieferant der Welt ist Nordamerika gefolgt von Argentinien und Australien. Die früher als «Kornkammer Europas» bekannte Ukraine scheint unter kommunistischer Führung nicht mehr die gleichen Quantitäten Getreide zu liefern wie früher. Innerhalb der UdSSR übernimmt Uzbekhistan die führende Rolle als «Getreiderepublik».

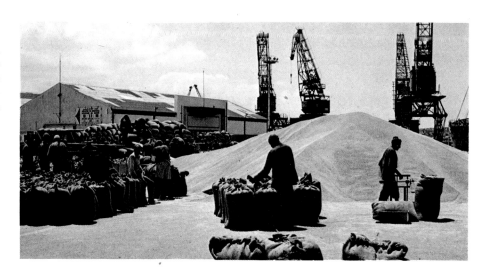

von ihrem Nährwert, wenn sie vor dem Kochen geschält wird, da die wertvollen Bestandteile unter der dünnen Haut liegen. Durch das Kochen mit der Schale dringen die Vitamine und Spurenelemente in das Innere. Hirse *(Setaria italica)* gedeiht auf kargem Boden und kann einer Dürre gut widerstehen, weshalb sie in trockenen Gebieten angebaut wird. Hirse wächst schnell und hat einen hohen Kaloriengehalt. Einige Arten sind giftig, was vor dem Anbau eine sorgfältige Auswahl erforderlich macht. Die Banane *(Musa)* ist das Grundnahrungsmittel des tropischen Afrika und Zentralamerika. Sie wird üblicherweise in frischer und roher Form genossen; einige wenige Arten müssen gekocht werden (siehe Seite 56). In ihrer Schale gegrillt, schmecken Bananen köstlich und können anstatt Kartoffeln zu Fleischgerichten serviert werden, insbesondere zu gegrilltem Fleisch. Dank ihrer Nährstoffe und ihrer Zusammensetzung ist die Banane ein hochwertiges Nahrungsmittel, das dem Körpcr schnell Energie zur Verfügung stellen kann, und zwar mit 1170 kcal/kg, mehr als jede andere Frucht; damit entspricht der Nährwert der Banane ungefähr dem der Kartoffel.

Hülsenfrüchte haben einen sehr hohen Eiweissgehalt und sind in vegetarischen Ländern lebenswichtiger Fleischersatz. Etwa 11 000 Arten gehören zur Familie der *Leguminosae*, von denen viele sowohl von wirtschaftlichem als auch medizinischem Nutzen sind. Hülsenfrüchte sind schwerer zu verdauen als Getreide und können Verstopfung verursachen. Bei Magenübersäuerung, Magen-Darm-Geschwüren und Nierenleiden sind sie nicht zu empfehlen.

Die Kichererbse *(Cicer arietinum)* stammt ursprünglich aus dem Süden Europas, wird aber heutzutage in grossem Mass in allen wärmeren Gebieten der Erde angebaut. Sie setzt sich aus 17% Eiweiss, 61% Kohlehydraten, 5,2% Fett, Kalzium, Phosphor und den Vitaminen des A- und B-Komplexes zusammen. In grossen Mengen eingenommen, verursacht sie Darmstörungen, in kleinen Mengen Verstopfung. Ihr Öl senkt den Blutcholesterinspiegel und beugt damit der Atherosklerose vor.

Die Mungbohne *(Phaseolus radiatus)* ist eine der ältesten indischen Kulturpflanzen; in Europa und Amerika ist sie in getrockneter Form erhältlich. Sie ist nahrhaft und leicht verdaulich. Mit Milch und Zucker zubereitet, hat ihr Mehl stark aufbauende Wirkung. Die Mungbohne enthält 24,5% Eiweiss, 59,9% Kohlehydrate, 1,2% Fett, Spurenelemente, Kalzium, Phosphor, Eisen und die Vitamine A und B.

Die Urdbohne *(Phaseolus mungo)* hat ähnliche Eigenschaften wie die Mungbohne. Sie empfiehlt sich bei Störungen des Nervensystems, wirkt milchfördernd bei schwangeren Frauen, bei Männern vitalitäts- und potenzsteigernd.

Linsen *(Lens culinaris)* sind ursprünglich in Südostasien beheimatet. Sie haben den höchsten Eiweissgehalt aller Leguminosae. Die Linse enthält 26% Eiweiss, 59% Kohlehydrate, Riboflavin 0,2 mg, Thiamin 0,45 mg und Niacin 2,6 mg/100 g. Eine Linsensuppe empfiehlt sich bei chronischen Durchfällen.

Artocarpus communis Forst　　*Moraceae*

Jackfrucht　Brotfrucht

Die Jackfrucht wird in weiten Teilen Afrikas und Südostasiens gegessen. *A. integra* ist die indisch-malaiische Art. Der Baum wird bis zu 20 m hoch, hat grosse, glänzende Blätter und fussballförmige Früchte mit warziger Aussenhaut. Die Frucht wiegt bis zu 25 kg und enthält viele Samen. Sie wächst direkt aus dem Stamm oder an den Hauptästen. *A. communis* (Brotfrucht) findet man auf den Pazifischen und Westindischen Inseln. Die kugelförmigen Früchte enthalten gewöhnlich keine oder wenige Samen. Beide Arten sind wegen ihres hohen Kohlehydrateanteils Hauptnahrungsmittel. Das Fruchtfleisch wird frisch oder gekocht gegessen und schmeckt nach Kartoffeln. Das Mark wird zur Mehlherstellung verwendet. Die unreife Frucht wird als Gemüse zubereitet. Brotfrucht enthält neben grossen Mengen Stärke auch viele Vitamine. Die Stärkekörner sind wegen des hohen Faseranteils schwer zu verdauen. Auf der einen Seite dienen Faserstoffe als Abführmittel, auf der anderen Seite kann es vorkommen, dass sie einen festen Propf bilden, der Darmverschluss hervorrufen kann. Aus dem Holz des Baumes werden Musikinstrumente (Gitarre, Sitars usw.) hergestellt.

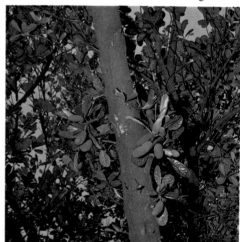

Pro 100 g enthält Brotfrucht: Wasser 76,2 g, Proteine 1,9 g, Fett 0,1 g, Kohlehydrate 19,8 g. Mineralien: Kalzium 20 mg, Phosphor 41 mg, Eisen 0,5 mg. Vitamine: Karotin 175 μg, Thiamin 0,05 mg, Riboflavin 0,13 mg, Niacin 0,4 mg. Vit. C 7 mg. Energiewert = 88 kcal.

Sorghum

Sorghum umfasst 50 Arten der Gattung der Gramineae. Es stammt aus Afrika und Asien, ist heute überall in den wärmeren Zonen, auch in den USA, verbreitet. Die Kreuzhybriden unterscheiden sich im wesentlichen in der Grösse, in der Kornfarbe und in der Eigenart des Stengels. Das Korn ähnelt anderen Getreidearten in Aufbau und Struktur. Das Sorghum ist am ehesten dem Mais ähnlich; die jungen Sorghumblätter enthalten Hydrocyansäure in genügenden Mengen, um weidende Tiere zu töten. Es gibt 2 Hauptarten von essbarem Sorghum: Zuckersorghum, eine hochwachsende Art mit einem Stamm, der einen Zuckersaft enthält. Der Saft wird durch Pressen in flache Pfannen eingefüllt und gekocht, eingedickt und zu Zucker kristallisiert. Kornsorghum ist im Gegensatz zu Mais reich an Wasser. Sorghumarten entziehen dem Boden so viele Mineralien, dass Feldfrüchte wie Soja oder Langbohne als Ausgleichspflanzen in Rotation angebaut werden. Amerikanische Versuche ergaben unterschiedliche Resultate über die Phosphor- und Stickstoffaufnahme des Sorghums; die Proteininhalte dagegen blieben fast konstant. Sorghum enthält mehr Protein als Mais, die gleiche Menge an Kohlehydraten, aber weniger Stärke. Der ungeniessbare Teil des Getreides wird zu Ölen, Mehl usw. verarbeitet. Ungesäuertes Brot aus Sorghummehl ist ein Grundnahrungsmittel in vielen Teilen Asiens und Afrikas.

| *Avena sativa L.* | *Gramineae* | *Secale cereale L.* | *Gramineae* | *Hordeum vulgare* | *Gramineae* |

Hafer

Roggen

Gerste

Der Hafer besitzt verschiedene Wildformen, von diesen enthält *A. sterilis* (Mittelmeerraum) 30% mehr Protein als die anderen. Züchter versuchen nun diesen hohen Proteinanteil auf den gewöhnlichen Hafer zu übertragen. *A. sativa* ist die wichtigste kultivierte Art der Gattung; sie wurde durch Züchtung und Hybridisieren stark verbessert. Hafer gedeiht in kühlen Klimazonen; er bevorzugt schwere Böden, wächst jedoch auch in anderen, solange Feuchtigkeit vorhanden ist. Der Hafer ist ein typisches Rispengetreide, 60 cm bis 2 m hoch. Die Blätter sind bläulichgrün, der Blütenstand kann je nach Art in lockeren, einseitigen oder in kompakten Rispen vorkommen. Die Rispen enthalten etwa 75 Grannen, die zwei- bis mehrblütig auch durch lange, überhängende, äussere Schuppen geschützt sind. Das Korn ist, ausser bei den nackten Hafern, von einer Hülle umgeben und hat zwei Aleuron-Schichten. Hafer stärkt die Muskelkraft und verleiht Energie. Er wird öfter als Frühstücksgetreide und in der Kosmetik bei der Behandlung bestimmter Dermatitisentzündungen und Ekzeme angewendet. Das Korn enthält Avenin, das in der Naturheilkunde als Nerventonikum gilt.

Da sich der Roggen häufig der Kultivierung entzieht, wird die Frage nach seiner Herkunft erschwert. Die Wildform ist wahrscheinlich *S. montanum* oder *S. anatolicum* aus Westasien. Im Wachstum ähnelt er der Gerste, ist aber eng mit dem Weizen verwandt. Das Korn ist länger und dünner als das Weizenkorn; ausserdem trennt er sich beim Dreschen von der Spreu. Roggen wächst auf armen Böden, wo Weizen nicht gedeihen würde. Über 90% der Weltproduktion kommt aus der UdSSR und Osteuropa. Die Pflanze hat einen bis 2 m hohen, zylindrischen, kräftigen Stengel; die Blätter sind grasartig, grünlich-purpurn. Die Ähre besteht aus einer grossen Anzahl Grannen, die in 2 gegenüberliegenden Reihen an der Spindel sitzen. Jede enthält zwei fruchtfähige Blüten. Roggen wird manchmal von einem Fungus, *Claviceps purpurea*, befallen. Wenn befallener Roggen versehentlich gegessen wird, kann es zu epidemischer Vergiftung kommen, deren Symptome Hautjucken, Gangräne, Kribbeln, ja sogar Fehlgeburt sind. Dieser Pilz wird jedoch auch medizinisch genutzt. Roggenmehl wird zur Schwarzbrot- und, mit Weizenmehl gemischt, zur Knäckebrotherstellung verwendet.

Zum ersten Mal wird Gerste in der 'Rigveda' – der ältesten Niederschrift des Wissens – erwähnt. Bis zum 16. Jh. wurde das Mehl hauptsächlich aus Gerste hergestellt und diente als Hauptnahrungsmittel vor der Einführung des Weizens. Heute wird Gerste in weiten Teilen der UdSSR, Chinas und Kanadas angebaut. Gerste passt sich an viele Bodenbeschaffenheiten und Klimate an. Der Blütenstand bildet eine dichte Ähre mit drei stiellosen Ährchen, abwechselnd an jedem Glied entlang der Spindelachse. Die meisten Gerstearten sind auffallend behaart. Die Körner sind in einer Hülle eingeschlossen. Gerste wird in 2-zeilige, 4-zeilige und 6-zeilige Arten eingestuft, wobei die 2-zeiligen von der Malzindustrie bevorzugt werden (Bierherstellung). Gerste ist leicht verdaulich und ratsam für Zuckerkranke, Fettleibige und Personen, die an Nierenkrankheiten und Stoffwechselstörungen leiden. Der Glutenanteil ist, verglichen mit dem des Weizens, gering. Man bevorzugt Gerste bei rheumatischer Arthritis. Teilweise gekeimte und getrocknete Körner sind die Ausgangsprodukte der Malzextrakteherstellung. Malz dient als Trägersubstanz für Lebertranprodukte.

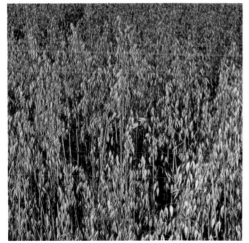

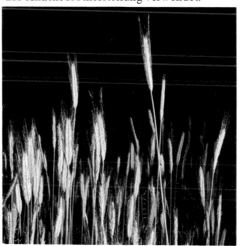

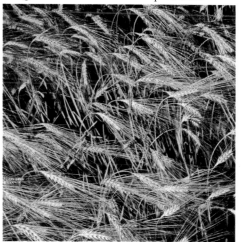

Hafer enthält pro 100 g: Proteine 13,6 g, Fett 7,6 g, Kohlehydrate 62,8 g. Mineralien: Kalzium 50 mg, Phosphor 380 mg, Eisen 3,8 mg. Vitamine: Thiamin 0,98 mg, Riboflavin 0,16 mg, Niacin 1,1 mg; fast kein Vit. C, D. Kleine Mengen Lezithin, Phytin; Enzyme, Aminosäuren und Polypeptide. Energiewert 400 kcal.

Pro 100 g: Proteine 12,8 g, Fett 2,6 g, Kohlehydrate 70 g. Mineralien: Kalzium 38 mg, Phosphor 330 mg, Natrium 6 mg. Vitamine: Thiamin 0.47 mg, Riboflavin 0.20 mg, Niazin 1,7 mg. Energieertrag = 334 kcal. Der Proteinanteil enthält wichtige Aminosäuren normalerweise in Gemüseproteine nicht vorhanden.

Pro 100 g: Proteine 11,5 g, Fett 1,2 g, Kohlehydrate 69 g. Mineralien: Kalzium 26 mg, Phosphor 215 mg, Eisen 3,0 mg. Vitamine: Karotin 10 μg, Thiamin 0,47 mg, Riboflavin 0,2 mg, Niacin 4,4 mg. Energieertrag = 336 kcal, je nach Art. Gerste enthält das Enzym 'Diastase', am Stärkeabbau beteiligt.

Hirse

Gegenwärtig benutzt ein Drittel der Menschheit die Hirse als tägliches Nahrungsmittel. Sie ist eine der ältesten Getreidearten der Erde und wird in grossem Masse in Indien, China, Japan und Lateinamerika angebaut. Sie übersteht Dürrezeiten und wächst auch dort, wo andere Getreidearten nicht gedeihen würden. Die wichtigsten Hirsearten sind: Kolbenhirse (Setaria italica), auch bekannt als Ungarische, Sibirische oder Italienische Hirse. Sie ist geeignet in Diäten für stillende Mütter und empfehlenswert während der Heilung von Knochenbrüchen. Eine Paste aus dieser Hirseart, äusserlich aufgetragen, verschafft Erleichterung bei Gelenkarthritis. Rispenhirse (Panicum miliaceum), bekannt als Braunes Korn oder Russische Hirse, ist empfehlenswert bei Harnweginfektionen.

Japanische Hirse (Echinocloa frumentacea) hat einen sehr hohen Kohlehydrateanteil. Perlhirse (Pennisetum glaucum) wächst in Ägypten, Afrika und Indien als Wintergetreide. Sie hat den höchsten Kalorienwert aller Getreidearten mit 461 kcal pro 100 g. Korakan (Eleusine coracan) oder Fingerhirse wächst sowohl auf trockenen als auch auf bewässerten Feldern und gibt gute Ernteerträge. Sie hat den höchsten Kalziumgehalt aller Getreidearten mit 344 mg pro 100 g. Fingerhirse empfiehlt sich als Milchbrei für betagte Invalide.

REIS –
Grundnahrungsmittel des Ostens

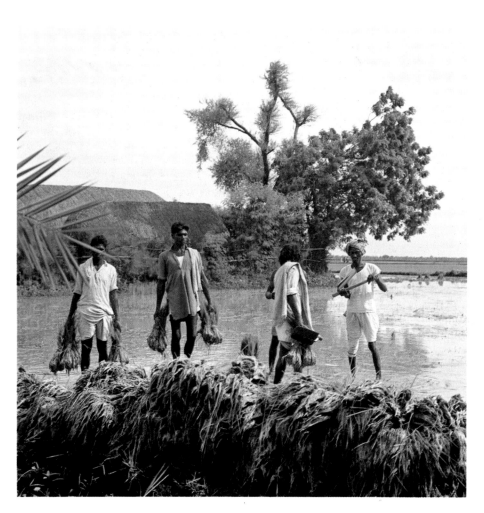

Oryza sativa L.   *Gramineae*
Reis

Reis wird als Grundnahrungsmittel von mehr als der Hälfte der Weltbevölkerung gegessen. Der wilde Vorfahr des Reises ist ein im Sumpf wachsendes Halbwassergras, das ursprünglich aus Indien und Südostasien stammt. Obwohl sich die kultivierten Reissorten von dieser Wildform ableiten, gibt es bei den Reisarten viele Unterschiede, die auf die Umweltbedingungen zurückzuführen sind. Der wilde amerikanische Reis, *Zizania aquatica,* ist im botanischen Sinn kein echter Reis. Der beste Reis wächst auf überfluteten Feldern und bei regelmässig stetigem Niederschlag (mindestens während 2 Monaten) wie z. B. Monsunregen. Folgende Unterschiede müssen beim Reis gemacht werden: *Halbgekochter Reis:* Der eingeweichte Rohreis samt Randschicht und Keim (Paddy) wird gedämpft und die Hülse erst dann entfernt. In dieser Form ist der Reis reich an Vitamin B. *Geschälter Reis:* Dieser besitzt noch das Silberhäutchen um das enthülste Reiskorn. *Weisser Reis:* Man gewinnt ihn durch Entfernen des Silberhäutchens. *Polierter Reis:* Die Oberfläche reflektiert Licht. *Geglätteter Reis:* Leicht mit Zucker, Talg oder anderem versehener Reis. Reissorten mit stabilisierter Reiskleie besitzen 25% mehr Nutritivwerte. Wenn der Reis erst vor Gebrauch geschält wird, am besten indem man ihn in einem Mörser zerstösst und dann die Spreu entfernt, ist er sehr nahrhaft, weil er beachtlich viele Proteine, Fette, Vitamine, Mineralstoffe und Kohlehydrate enthält. Meist ist der Reis, den man zu kaufen bekommt, alt (d. h. nicht frisch) und weiss. Die äussere Hülle, die die Proteine und Vitamine enthält, ist entfernt und der Reis lang gelagert worden. Deswegen muss dieser denaturierte Reis mit Gemüse, Fleisch oder Milch gegessen werden. Der Nährwert vermindert sich weiter, wenn das Wasser, in dem der Reis gekocht wurde, weggeschüttet wird.

Medizinisches über Reis

In Südindien ist die «Podgiri-Massage» bei rheumatischen und Muskelbeschwerden weit verbreitet. Zu diesem Zweck formt man Bällchen aus etwa 30 g Reis, wickelt sie in Baumwollstoff ein, verschnürt sie und kocht diese Bällchen in Milch und Kräutern, bis der Reis weich ist. Nun werden die warmen Bällchen auf die betroffenen Stellen des Körpers verteilt, so dass die Flüssigkeit aus den Stoffporen herausläuft. Patienten mit Magengeschwüren sollten sich lieber von Weizen als von Reis ernähren. Nach einer Reismahlzeit erreicht der Blutzuckerspiegel innerhalb einer Stunde seinen höchsten Wert. Verglichen mit anderen Getreidearten ist dieser Anstieg am höchsten. Deshalb ist Reis für Diabetiker nicht ratsam. Bei Krankheiten, verbunden mit inneren Blutungen, bei Geschlechtskrankheiten und Beriberi ist es hilfreich, Wasser zu trinken, in dem 30 Minuten lang Vollkornreis eingeweicht wurde. Vollkornreis kann wie Gerste zu Malz verarbeitet werden, um Reisbier und andere alkoholische Getränke zu gewinnen.

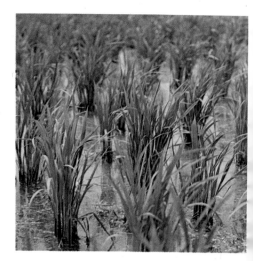

Ceratonia siliqua L.   *Leguminosae*
Johannisbrotbaum   Karob

Der Karobbaum hat sich seit der Miozänperiode vor 25 Millionen Jahren ständig den wechselnden Klimas unseres Planeten anpassen müssen. Schon im 11. Jh. v. Chr. importierten die Ägypter aus Syrien und Palästina das Holz dieses Baumes für den Tempelbau. Der Ausdruck 'Johannisbrotbaum' stammt von der Annahme, dass Johannes der Täufer in der Wüste vom 'wilden Honig' der Früchte des Karobbaums lebte. Wegen ihres einheitlichen Gewichtes wurden die Samen des Karobs zum Wägen von Diamanten benutzt; daher der Ausdruck 'Karat'. Die Proportionen der Inhaltsstoffe ändern stark während der Reifezeit. Im August sind die Hülsen reif. Diese Hülsen bestehen aus Fruchtfleisch und Samen. Inhaltsstoffe: *Fruchtfleisch:* Proteine 5%, Zucker 50% (Trisaccharide), Fett 1,5%, keine Stärke. *Samen:* Proteine 17% Trockengewicht, Zucker 4%, reich an Galaktomannanen, wenig Stärke. Im April enthalten die Hülsen nur Fruktose und Glukose. Von Ende Juli an sind die beiden Monosaccharide proportional gleich vorhanden. Die kleinen Mengen von Saccharose im Monat Mai nehmen im Juli, laut Prof. K. Mitrakos, Athen, um 700% zu (zirka 5 g pro Hülse). Der Hauptreservestoff im Endosperm ist das Polysaccharid Galaktomannan. Dieses besteht aus einer Hauptkette von Mannoseresten, die durch Galaktosereste substituiert sein können. Das Verhältnis Galaktose zu Mannose beträgt 1:4. Aus der Frucht gewinnt man ein nahrhaftes Mehl, das im Verhältnis 1:3 mit Weizenmehl gemischt werden kann. Aus dem Hülsenextrakt wird ein Sirup hergestellt, der sich zum Süssen von Medikamenten eignet. Die Samen enthalten 'Arobon', ein Mittel gegen Durchfall bei Kindern. Johannisbrotextrakte sind gut für: Zähne, Zahnfleisch, Muskelaufbau und bei Gastritis, Lebererkrankungen und Erkrankungen des Ausscheidungssystems.

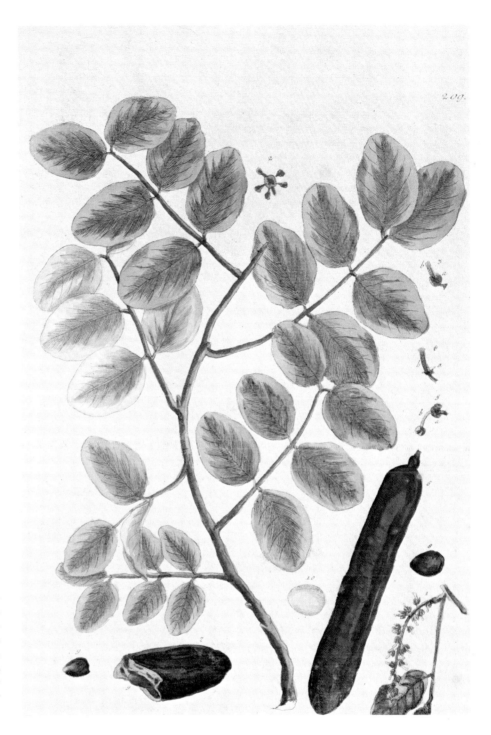

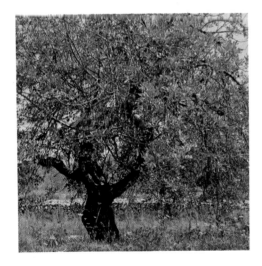

Nahrungsmittel im Altertum – der Karob

Immergrüner, bis 10 m hoher Baum. Er blüht im Sommer, gedeiht auf trockener, magerer Erde und besitzt tiefliegende, wassersuchende Wurzeln. Es gibt Bäume mit männlichen und weiblichen Blüten sowie Bäume, die männliche und hermaphroditische, rote Blüten tragen. Die Früchte sind lange, dunkle, harte Hülsen, die während des Winters langsam wachsen und im Juni des folgenden Jahres ihre volle Grösse von 10–25 cm Länge und 2 cm Breite erreichen. Sie enthalten 10–15 dunkelbraune Samen je mit einem annähernd einheitlichen Gewicht von 0,2 g (siehe oben). Die Samen sind endospermisch. Im Endosperm ist ein Reservestoff, der Galaktomannan enthält. Nach der Ernte werden die Samen von den Hülsen getrennt. Aus den Hülsen gewinnt man einen Zuckersirup, der zu Alkohol vergoren werden kann. Dieser Sirup enthält 65% Saccharose und 20% Invertzucker. Eine Tonne Hülsen ergibt 300 Liter Alkohol. Verschiedene Zucker sind isoliert worden; so ist der Namen «Wildhonig» laut neuesten Analysen berechtigt.

KARTOFFEL

Die Kartoffel wurde in Lateinamerika durch die Inkas weit verbreitet. Wahrscheinlich ist sie durch heimkehrende spanische Kolonisten nach Europa gelangt. 1560 wurde sie bereits in Irland gepflanzt. In Wien und in Frankfurt war sie 1588 als «botanische Seltenheit» in Gärten zu sehen; 1616 wurde sie in Frankreich auf dem königlichen Tisch serviert, 1730 in Bern kultiviert und 1790 von den Briten in allen ihren Kolonien inklusive Nordamerika eingeführt. Es wird heute versucht, die in Peru wildwachsende Art, *S. chacoense* (vielleicht sogar ein Urahne?), die sehr resistent gegen Kartoffelschädlinge ist, mit der gewöhnlichen Kartoffel zu kreuzen. Da diese wilde Art viele toxische Glykoalkaloide enthält, muss eine lange Genmanipulation vorgenommen werden.

Allgemeines

Kartoffeln wachsen überall, ausgenommen in tiefliegenden tropischen Regionen.

Vorkommen

Frische Kartoffeln enthalten wertvolle pflanzliche Proteine mit lebenswichtigen Aminosäuren. 100 g Kartoffeln enthalten: Wasser 76 g, Kohlehydrate 22,6 g, Proteine 1,8 g, wenig Fett. Mineralien: Kalzium 10 mg, Phosphor 40 mg, Kupfer 0,5 mg, kleine Mengen Jod und andere Spurenelemente. Der Vitamin C-Gehalt deckt den Tagesbedarf. Bei Einlagerung, je nach Sorte, gehen bis 50% Vitamin C verloren. Eine neue USA-Sorte, «Butte», kompensiert dies mit 50% mehr Vitamin C und 20% mehr Proteingehalt. Energieertrag = 97 kcal.

Inhaltsstoffe

Durch das Kochen zerplatzen die Stärkekörner der Kartoffel, und sie wird schmackhaft. Die stickstoffhaltigen Substanzen sind teilweise als echte Proteine vorhanden, aber fast die Hälfte kommt in Form von Amidoverbindungen vor, z. B. 'Asparagin'. Das Protein 'Tuberin' findet man in seiner festen Form. Der flüssige Teil enthält Zitronen-, Wein- und Bernsteinsäure. Kartoffeln, die vor dem Kochen geschält werden, verlieren über 50% der Stickstoffsubstanz und viele andere Mineralien. Der Glykoalkaloidspiegel der Proteine wird durch das Kochen, durch Mikrowellenherde und durch Anbraten in Fett vermindert. Die Kartoffel ist kein «dickmachendes» Nahrungsmittel, wie öfter behauptet wird. Sie ist ein Vollnahrungsmittel, leicht verdaulich, reich an Nährstoffen mit lebenswichtigen Aminosäuren, die der Körper nicht selbst aufbauen kann. Kartoffeln sind ein Mittel gegen Skorbut, sie regen die Milchdrüsen an und sind auch harntreibend. Ein Extrakt der Blätter wirkt krampflösend bei chronischem Husten und hat auch sedative Wirkung. Eine Paste aus rohen Kartoffeln, auf Verbrennungen appliziert, bringt sofortige Linderung. Gekochte Kartoffeln können als warmes Kataplasma auf Furunkel aufgelegt, müssen aber ständig erneuert werden, um die Hitze zu erhalten. Leute mit Magenverstimmung und Magengeschwüren vertragen Kartoffeln bestens. Für Zuckerkranke und Fettleibige ist sie nicht ratsam, dagegen für Kinder im Wachstum hervorragend.

Medizinisches

Kartoffeln werden im Winter in kühlen, trockenen Kellern gelagert. Nach der Ernte reifen sie nach. Deshalb muss für die Ableitung der Wärme gesorgt werden. Bis im März bleibt der Stärkeanteil konstant, um dann in Dextrin überzugehen. In der Bierbrauerei, zur Herstellung von Stärkemehl, Stärkezucker und Spirituosen findet die Kartoffel Verwendung.

Verwendung

Ausdauerndes Sprossknollengewächs mit bis zu 1,3 m hohem, krautigem, aufrechtem, kantigem Stengel. Blätter: Oberseits kahl, unterseits behaart; grössere Fiederblättchen mit kleineren abwechselnd, Endblätter grösser als Seitenblättchen. Blüten: weiss, selten lila, in der Mitte mit Stern, radförmig ausgebreitet mit gelben Staubbeuteln, meist in endständigen, gestielten Wickeln. Frucht: kirschengrosse, grünliche, vielsamige Beere die 1% Solanin enthält. Aus den blattlosen Erdtrieben bilden sich die stärkereichen Knollen. Die Knolle besteht aus äusserer Haut, schmaler Rinde mit Stärkezellenschicht, faseriger Gefässschicht und dem Mark. Vermehrung durch Stolonen.

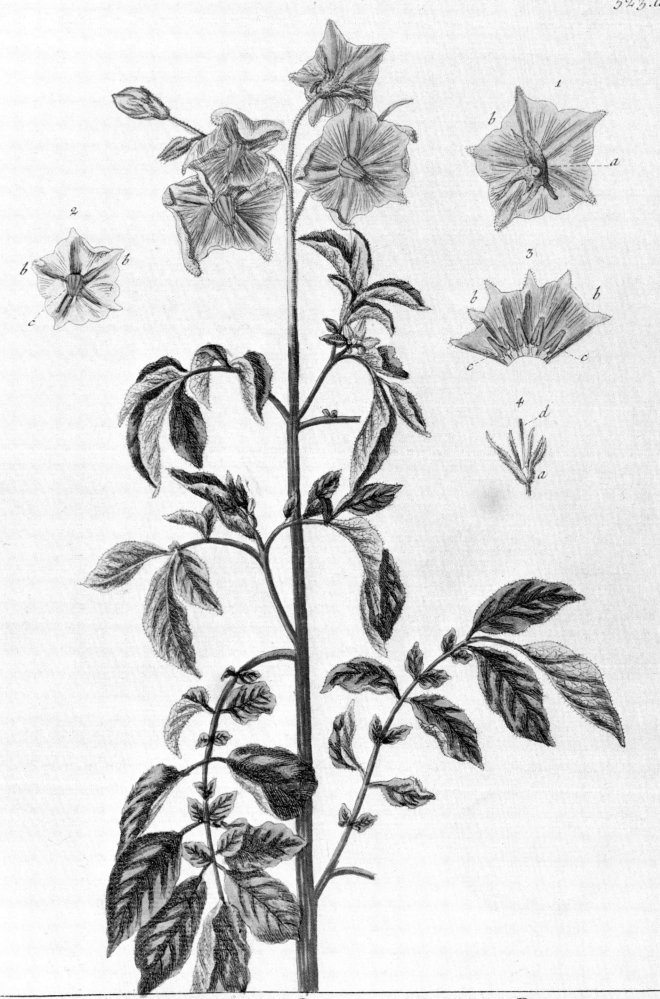

Solanum tuberosum. {1.2.3.4. Blüthe}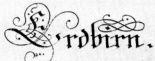

Triticum aestivum L.

WEIZEN

Archäologische Funde zeigen, dass der Weizen schon vor 6000 Jahren angepflanzt wurde. Die Einteilung des Weizens erfolgt entweder nach Chromosomensatz oder nach morphologischen Gesichtspunkten ('roter' oder 'weisser' Weizen), ferner nach der Beschaffenheit des Korns ('weich' oder 'hart'), nach Backeigenschaften ('kräftig' oder 'schwach') und nach der Zeit von Aussaat und Ernte. Aus 'kräftigem' Weizen wird weiches, poröses Brot gebacken, was mit einer 'schwachen' Sorte nicht gelingt. Aus diesem Grund bevorzugt man diesen Weizen zur Keksherstellung. Der Proteinanteil des Weizens wird beeinflusst durch die Fähigkeit des Anbaubodens, Feuchtigkeit zu halten, und durch die im Boden vorhandene Stickstoffmenge. Durch künstliche Düngung oder Fruchtwechsel kann dieser erhöht werden. Durch Genmanipulationen wird versucht, eine Weizenart zu produzieren, die ihren eigenen Stickstoff selbst produziert und so indirekt zu einer Steigerung des Protein- und Lysinanteils beiträgt. Im Weizenkeim (der 2–3% des Gewichts des gesamten Korns ausmacht) ist der Proteinanteil mit 28% am höchsten.

Allgemeines

Weizen wird auf der ganzen Welt angebaut. Hauptanbaugebiete sind: Kanada, USA, UdSSR, Südwestaustralien, Nordwestindien, Äthiopien, Argentinien, Chile und ganz Europa. Er wächst sogar nördlich des Polarkreises.

Vorkommen

Weizen besteht vorwiegend aus Stärke und enthält eine Östrogen-Verbindung, Coumestrol. Vollkornweizen enthält pro 100 g: Kohlehydrate 74 g, Proteine 7–19 g, Fett 1,5 g. Die Kleie enthält 8 g, der Keim 10 g Fett. Vitamine: Thiamin 0,45 mg, Riboflavin 0,17 mg, Niacin 5,5 mg, Karotin 64 µg, Vitamin-E-Tocopherol, verbunden mit der Ölfraktion zu 0,38%. Mineralien: Kalzium 37 mg, Phosphor 298 mg, Eisen 4,9 mg, Magnesium 138 mg; Natrium, Kalium, Schwefel, Kohlenstoff sind in kleinen Mengen vorhanden. Energieertrag = 346 kcal. Gekeimter Weizen hat einen um 35–45% höheren Aminosäureanteil, hauptsächlich Lysin und Tryptophan. Brot aus diesem Weizenmalz liefert die benötigten Faserstoffe mit verringertem Phytinsäurespiegel und höherem Vitaminanteil.

Inhaltsstoffe

Bei sämtlichen Regenerationsprozessen ist Weizen behilflich. Vollkorn liefert Schlackenstoffe und regt den Darm an. Im Gegensatz dazu fördern raffinierte Mehlprodukte Verstopfungen. Vollkorn samt Kleie ist bei Erkrankungen des nervösen und respiratorischen Systems, bei Magengeschwüren, Diabetes und Fettstoffwechselerkrankungen zu empfehlen. Bei Resorptionsstörungen und rheumatischer Arthritis vermeide man Weizen, da, laut neuesten Forschungen, Weizen Gluten-induzierte Darmleiden hervorrufen kann. Dickdarmkrebs tritt häufiger bei Personen auf, die raffiniertes Weichweizenmehl konsumieren. Brot, aus hartem, rotem Frühjahrsweizen gebacken, das zugesetzte Kleie enthält, senkt den Blutserumcholeringehalt.

Medizinisches

Harten Weizen verwendet man zur Brot-, weichen zur Teigwaren-, Keks- und Gebäckherstellung. Weizenkeimöl, reich an Vitamin E, wird medizinisch benutzt. Weizen wird auch zu Bier und Spirituosen verarbeitet.

Verwendung

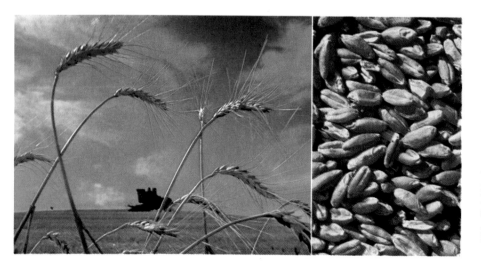

Der gemeine Weizen wird 1 m hoch. Der Halm ist aufrecht, hohl. Blätter: zylindrisch, schmal, meist auf unterem und mittlerem Teil des Halmes. Blüten: gipfelständige Ähre, bestehend aus 15–20 Ährchen mit 2–5 Blüten, zickzackartig auf der Achse angeordnet. Fruchtknoten mit 2 gefiederten Narben und 3 Staubblättern, von einem Spelzenpaar eingeschlossen, das während der Blüte von Schwellkörperchen auseinandergedrückt wird und dadurch eine Windbestäubung ermöglicht. Die einzelnen Grannen sind stiellos. Das reife Korn besteht aus Fruchtkeim, stärkehaltigem Endosperm, stickstoffhaltiger Aleuronschicht und Deckspelz, die äussere Schicht aus Samenhülle und Samenschale.

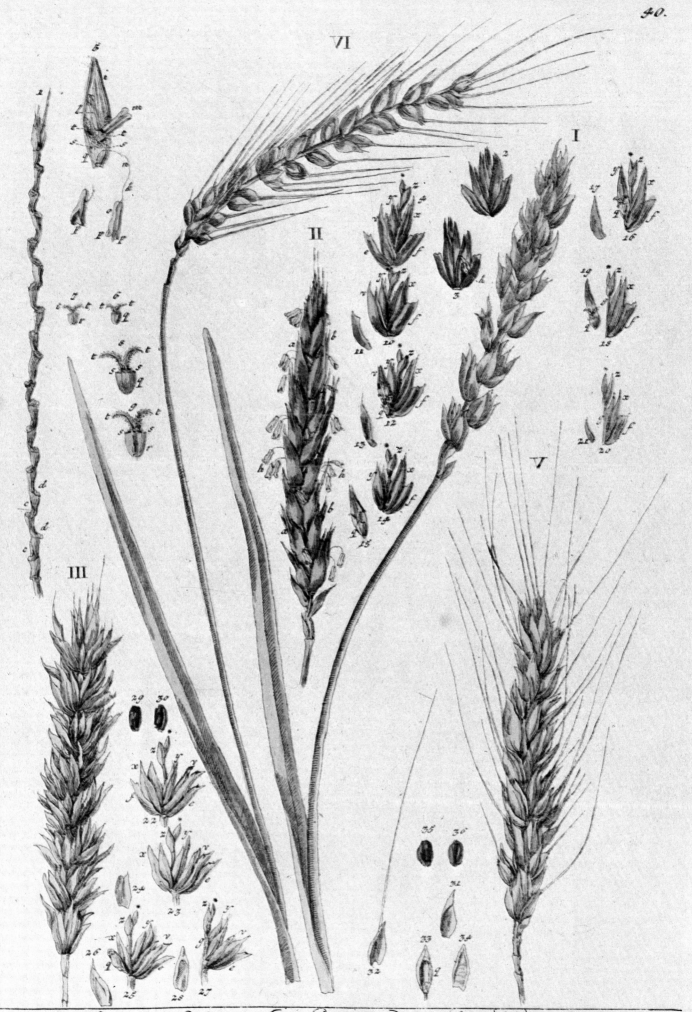

I. II. III. *Triticum Spica*
mutica
IV.V.*Triticum aristis longis.*

{ 2.−21. Blume.
22.−28. Frucht.
29.−36. Saamen.

Weitzen
Grät oder Barth-Weitzen.

Zea mays   *Gramineae*

MAIS Türkisches Korn

Zea mays ist das drittwichtigste Getreide der Welt und bildet den amerikanischen Beitrag zur wichtigen Gruppe der griechischen Getreidesorten. Wahrscheinlich stammt er als Wildgewächs aus dem tropischen Amerika. Mais wurde schon von den Indianern Neu-Mexikos 2000 Jahre v. Chr. angebaut. Die Azteken verehrten ihn als heilige Pflanze. Kolumbus brachte den Mais nach Europa, die portugiesischen Seefahrer nach Asien. Je nach Beschaffenheit des Endosperms und Aussehens des Korns unterscheidet man 7 verschiedene Maisarten. Die wichtigsten sind der Mehlmais und der Weichmais, welcher reich an Mylopektinstärke ist. Heutzutage gibt es zahlreiche Kreuzungen. In Mexiko wurde vor kurzem ein mehrjähriger Mais entwickelt. Da Mais ein Windbestäuber ist, wird die Entwicklung von selbstbefruchtenden Arten gefordert. Auch Maisarten, die ihren Stickstoff wieder dem Boden zurückgeben, werden entwickelt.

Mais wächst zwischen dem 58° N und dem 42° S. Hauptanbaugebiete: USA, Kanada, Argentinien, Mexiko, Brasilien, der Balkan, Südeuropa, Türkei, Nordindien, China (Mandschurei), das Niltal und Südafrika. Der beste Boden ist fruchtbares, gut entwässertes Schwemmland, z. B. dunkle Lehmböden an Flussläufen oder trockengelegte Sumpfböden. Die Mittelstaaten der USA, Iowa und Illinois, produzieren die Hälfte des Weltmaisertrages.

100 g trockener Mais enthält: Proteine 11,1 g (arm an Lysin und Tryptophan), Fett 3,6 g, Kohlehydrate 66,2 g, Faserstoffe 2,7 g. Mineralien: Kalzium 10 mg, Phosphor 348 mg, Eisen 2 mg. Vitamine: Karotin 90 μg, Thiamin 0,42 mg, Riboflavin 0,1 mg, Niacin 1,8 mg. Energiewert = 342 kcal. Maiskeime enthalten eine beachtliche Menge Vitamin E. Verglichen mit Weizen ist Mais arm an Mineralien und Vitaminen. Maisöl wird aus den getrockneten Keimen hergestellt. Weitere Fraktionierung ergibt Pulver für die Seifenherstellung.

Ein alkoholischer Absud der seidigen Maiskolbenhülle ist sehr wirksam bei Harnwegerkrankungen. Reine Maisesser leiden an Pellagra, einer Krankheit, die durch Vitamin- und Mineralmangel hervorgerufen wird. Einer solch einseitigen Maisernährung muss der Vitamin-B-Komplex hinzugefügt werden. Mais ist schwer verdaulich, sollte also bei Magen-Darm-Beschwerden oder bei nervösen Störungen nicht gegessen werden. Für fettleibige und zuckerkranke Personen bietet sich Mais als Grundnahrungsmittel an, weil er längere Zeit zur Verdauung braucht und den Appetit mit einer geringen Kohlehydratmenge stillt. Reduziert zu Maizena, ist Mais leicht verdaulich.

Maismehl allein kann nicht für Brotmehl verwendet werden (wegen seines geringen Glutenanteils). Gekochter Mais wird als Polenta gegessen. Mais ist auch Teil von Frühstücksnahrung, z. B. Corn-flakes usw. In Mexiko wird der Mais mit Honig zu einem Alkohol 'chicha' verarbeitet. Dort wird Mais als Grundnahrungsmittel in Salzwasser gekocht, mit verquirlten Eiern gemischt und zu kleinen Brötchen geformt, die mit Butter gegessen werden. In den USA ist süsser Mais als Gemüse beliebt. Aus ungereiftem Mais wird Popcorn hergestellt.

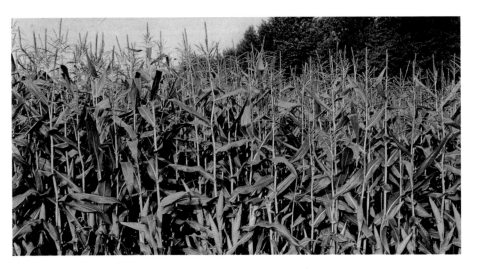

Einjährige, einhäusige Graspflanze, bis 5 m hoch. Stamm: kräftig, gegliedert. Blätter: elliptisch mit paralleler Nervatur, leicht welligem Rand. Blüten: die oberen, männlichen sind ährenartig, in endständigen Rispen angeordnet. Aus diesen werden die Pollenkörner durch den Wind verstreut. Die unteren, achselständigen, weiblichen Blüten bestehen aus Spindeln mit kleinen Vertiefungen, in denen die Fruchtknoten mit langen, fadenartigen Griffeln sitzen, welche an der Spitze aus den Lieschblättern hervorragen, wodurch sie den Pollen auffangen können. Dieser wird auf die Narbe gebracht und reift unter den Hüllblättern. Körner: bestehen aus Hülle, Proteinschicht, Endosperm, Fruchtkeim.

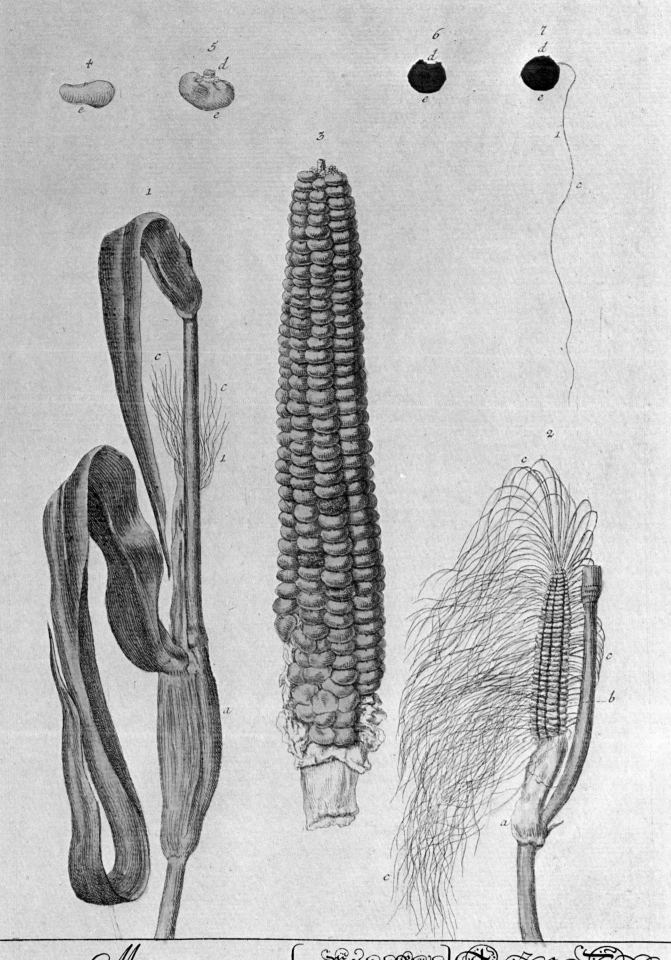

Mays
Frumentum turcicum. { 1.2. Weibliche Bluthe 3. Frucht 4-7. Saame } *Türkisch Korn.*

Die Banane –
Grundnahrung der Tropen

Bananen sind für einige tropische Länder von überragender wirtschaftlicher Bedeutung. Am besten gedeiht die Pflanze in einem feuchten Klima in feuchtem Boden. Botanisch betrachtet ist sie kein Baum, sondern eine der grössten Stauden (siehe Foto). Über 300 Arten werden in den Tropen und in Mittelamerika angebaut. Mehr als 40 davon ordnet man der Gattung *Musa* zu, weil sie Bananenfrüchte hervorbringen. Der Einfachheit halber teilen wir diese in zwei Gruppen ein. Die erste Gruppe liefert die Frucht, die uns als gewöhnliche Fruchtbanane bekannt ist. Diese ist in ihrem rohen, reifen Zustand, so, wie sie vom Baum geerntet wird, essbar. Zu dieser Gruppe gehört *M. sanguinea* (die tropische Banane) und *M. cavendishii* (die Zwergbanane), die in weiten Teilen Chinas, auf den Kanarischen Inseln und auf den Antillen wächst. Die zweite Gruppe, *M × paradisiaca*, liefert die Gemüsebanane (Plantain), die nur gekocht essbar ist. Reif ist sie rötlich, grösser und fleischiger als die gelbe Fruchtbanane. Aus dieser Banane wird ein Mehl gewonnen, das an Ort und Stelle von der einheimischen Bevölkerung konsumiert wird und als Hauptnahrungsmittel zu betrachten ist. Früchtebananen werden in grossen Mengen in Mittelamerika angebaut, und zwar in gerodeten Urwaldgebieten in der Nähe von Flusstälern. Die Staude hat ein unterirdisches Rhizom, das Ausläufer nach allen Seiten sendet, so dass die Vermehrung rasch erfolgt. Im Laufe einiger Monate wächst eine Staude bis zu 6 m Höhe und trägt 5 bis 20 Fruchtstände, auch 'Hände' genannt. Die einzelnen Bananen werden als 'Finger' bezeichnet. Ein Nebenprodukt ist Bananenöl, das zur Lack-, Farben-, Ölkleidung- und Linoleumherstellung verwendet wird. Bananen sind sehr nahrhaft und liefern mehr Kalorien pro 100 g als jede andere Frucht. Die Banane enthält durchschnittlich: 75% Wasser, 1,3% Proteine, 0,6% Fett, 22% Kohlehydrate und 0,8% wertvolle Asche, reich an Alkalisalzen; ferner Kalium, Phosphor, wichtig für alle intellektuellen Arbeiten, genug Eisen, Magnesium, Kupfer, Fluor und Jod (wichtig für die Schilddrüsenfunktion) und die Vitamine A, B_1, B_2, B_6, B_{12}, C, D und E. Somit ist sie eine erstklassige Diätfrucht, bei massvollem Konsum auch geeignet für Schlankheitskuren, da die für den Körper wichtigsten Aufbauelemente alle vorhanden sind.

Der Nährwert der Banane ist dem der Kartoffel vergleichbar, wobei die Banane weniger Proteine, aber mehr Kohlehydrate als die Kartoffel enthält. Zerdrückte Bananen, mit etwas Milch oder Orangensaft vermischt, sind Babies und schwachen, anämischen Personen zu empfehlen. Die Fruchtbanane kann in der Schale wie die Gemüsebanane gegrillt werden und bietet einen delikaten Kartoffelersatz als Beilage zu Fleisch.

Die Gemüsebanane, die in Europa noch schwer erhältlich ist, war in unserer Universitätsklinik Objekt einer experimentellen Studie von Prof. A. K. Sanyal. Patienten, die Gemüsebananenpulver verabreicht bekamen, reagierten mit einer verminderten Magensaft- und Pepsinsekretion; gleichzeitig erhöhte sich die Muzinsekretion, die einen Schutz gegen Magengeschwüre bietet. Diese Wirkungsweise ist wahrscheinlich auf den hohen 5-Hydroxyd-Tryptamin-Anteil der Banane zurückzuführen. Die Blüten kann man in Butter anbraten und Patienten mit Gastritis und hämorrhagischen Erkrankungen verabreichen.

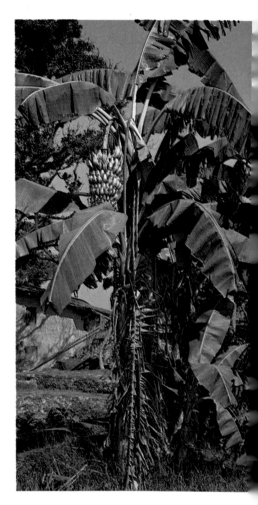

Üppig entwickelte, baumartige Staude, bis 7 m hoch. Die Blattstielscheiden sind spiralförmig in Schichten aufeinander angeordnet und stark genug, als Ganzes die Pflanze aufrecht zu halten. Sie verleihen ihr damit einen Scheinstamm. Mächtige, ganzrandige, bis 3 m lange und 60 cm breite, glänzende Blätter mit stark gezeichneter Mittelrippe bilden die Krone. Blütenstand: entsteht auf dem Rhizom, wächst durch den Scheinstamm und bricht in Trauben aus der Krone hervor. Nur die unteren Zwitterblüten werden befruchtet. Sobald sie zur Entwicklung gelangen, fallen die dazugehörigen, rötlichen, bootähnlichen Tragblätter ab. Frucht: eine Beere, gurkenförmig, dreifächerig, in der Kultur samenlos. Äussere Haut je nach Art gelb bis rot-orange.

Die Rolle der Zellulose

Zellulose ist fast stabiles Kohlehydrat von sehr komplexer Struktur; sie ist in Wasser unlöslich, nur im Pflanzenreich zu finden und niemals in tierischen Organismen. Die Zellwände der Pflanze sind aus Zellulose gebildet. Sie ist diejenige Substanz, die die Pflanzen aufrecht hält. Der Mensch nimmt über pflanzliche Nahrungsmittel Zellulose auf. Die wachsenden Bestrebungen der Nahrungsmittelindustrie, raffinierte und schmackhafte Produkte auf den Markt zu bringen, sind grundsätzlich falsch, weil die wertvolle Zellulose durch Raffinierung verlorengeht. Ursprünglich wurde das Brot aus dem Mehl des Vollkorns gebacken. Dies lieferte den ausreichenden Tagesbedarf an Zellulose, Kohlehydraten, Proteinen, Vitaminen und Mineralstoffen. Der Erfindung der Rotationsmühlen ist es zuzuschreiben, dass die äussere Hülle des Getreidekornes heute entfernt wird: Weissbrot ist gewiss schmackhaft; quantitativ muss man jedoch viel mehr Weissbrot als Vollkornbrot essen, um den Hunger zu stillen. Diese Veränderungen wirken sich nachteilig auf die Gesundheit aus. Tierexperimente haben bewiesen, dass eine Ernährungsweise mit denaturierten Nahrungsmitteln die Tiere fett und zuckerkrank macht. Ihre Blutzuckerwerte kehrten in den Normalbereich zurück, als sie zellulosehaltiges Futter erhielten.

Der Tagesbedarf an reiner Zellulose beträgt 4–8 g. Diese Menge wird durch den Verzehr von ung. 600 g Grundnahrungsmitteln oder Nüsse, Gemüse, frischen oder getrockneten Früchten erreicht. Milch, Eier, Fleisch, Käse sowie raffiniertes Mehl und Zucker sind arm an Faserstoffen. Zellulose ist nicht verdaulich. Sie hat keinen Nährwert. Trotzdem ist sie unersetzbarer Bestandteil einer ausgewogenen Ernährungsweise. Sie liefert die Menge, die den Magen füllt und das Hungergefühl befriedigt, ohne der Nahrung Kalorien hinzuzufügen. Getreidesorten mit höherem Faserstoffanteil wie z.B. Hirse, Sorghum und Gerste, benötigen eine längere Verdauungszeit. Die Spaltung von Zellulose ist nur dann möglich, wenn die faserige Zellulose mit den Verdauungssäften und Enzymen in Kontakt kommt und im Magen zerreisst. Bei diesem Vorgang steigt der Blutzuckerspiegel nur allmählich, und der Blutzuckerhöchstwert ist erheblich niedriger als nach Mahlzeiten mit z.B. Zucker und Reis. Je langsamer die Verdauung von faserigen Stoffen vor sich geht, um so länger hat der Organismus Gelegenheit, Zucker zu assimilieren (wichtig für Diabetiker!).

Um sie verdaulicher zu machen, sollten Zerealien gut gekocht werden. Beim Kochen (z. B. Porridge) platzen die Pflanzenfasern; auf diese Weise wird die Verdauung vorbereitet. Vom Dünndarm gelangen die Reste der breiigen Nahrung in den Dickdarm. Dort entziehen die Polysacchariden eine beachtliche Menge Wasser; in der Folge quellt die Zellulose auf, stimuliert den Dickdarmreflex, um so die Darmperistaltik in Gang zu setzen. Zellulosereiche Nahrung hilft somit, Verstopfungen vorzubeugen und Divertikulose zu verhindern. Personen mit Dickdarmerkrankungen sollten getrocknete Früchte essen. Obwohl Wissenschaftler bis heute die Zellulose nicht genau definieren können, zeigen neueste Untersuchungen ihre vitale Rolle: sie wirkt stabilisierend und neutralisierend beim Essens- und Verdauungsprozess, hilft so das körperliche Gleichgewicht erhalten.

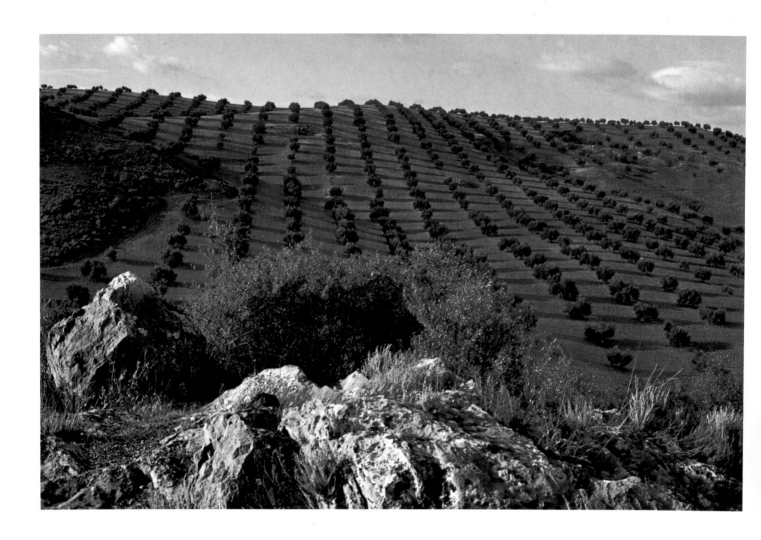

Die Olive ist eines der wichtigsten landwirtschaftlichen Produkte im Mittelmeerraum. In Europa und in Südamerika ist die Pflanzenölgewinnung von primärer Bedeutung, während die Früchtekonservierung eine untergeordnete Rolle spielt. Es sind Olivenbäume bekannt, die 1000 Jahre alt wurden. Oliven wachsen bis 1200 m über dem Meeresspiegel und überstehen Temperaturen bis –8 °C. Das Öl hat medizinischen Nutzen, wird für Parfümeriewaren, zum Kochen und in der Industrie verwendet. Diese Olivenplantage befindet sich im bekannten Olivenanbaugebiet von Ubeda (Spanien).

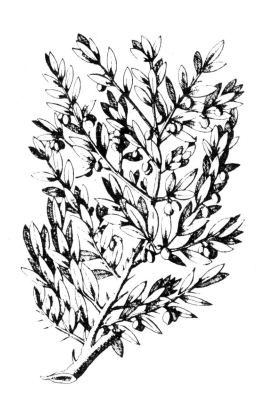

Die Rolle der Öle und Fette

Fette und Öle bilden den energiereichsten Bestandteil (9 kcal/g) unserer Ernährung. Je nach klimatischen Verhältnissen wird der Verbrauch von Ölen variieren. 60% des unter der Haut liegenden Fettes dienen als Isolierschicht, um die Körperwärme, die nach aussen abgegeben wird, konstant zu halten. Neben der Wärme- und Energieabgabe wirken die Öle als Gleitmittel im Darmtrakt, um die Schleimhäute vor schädlichen Substanzen zu schützen. Obwohl Öle und Fette besonders schwer verdaulich sind, steigern sie die Pankreassekretion und den Gallenfluss von Gallenblase und Leber und bereiten so eine gute Verdauung vor. Da die Eingeweide durch Fettgewebe gestützt werden, führt eine plötzliche Gewichtsabnahme (Schlankheitskuren!) zur Eingeweidesenkung. Fette und Öle sind die Trägersubstanzen für die fettlöslichen Vitamine A und K. Fehlen diese in der Ernährung, entwickeln sich entsprechende Mangelkrankheiten wie Rachitis und aufgesprungene Haut. Öle enthalten einige essentielle, für den Stoffwechsel lebensnotwendige Fettsäuren, wie z. B. Linol- und Linolensäure, welche vom Körper nicht synthetisiert werden können. Lipide (fettartige Stoffe) bilden die Hauptbestandteile der Zellmembranen und helfen bei der Aufnahme der Nährstoffe von Blut zu Zelle. Das Fehlen von Lipiden kann auch den Transport von anderen Nährstoffen zu den Zellen beeinträchtigen. Für die richtige Funktion einiger körpereigener Hormone (z. B. Testosteron und Östrogen) ist die Einnahme von Fetten und Ölen absolut erforderlich.

Das Interesse an der Fetternährungsweise und deren Auswirkung auf den Blutcholesterinspiegel lebt wieder auf. Man nimmt an, dass die Rückstände des überschüssigen Cholesterins unter der Endothelschicht der Blutgefässe für die Verdickung, Verhärtung und Verengung der Arterienwände verantwortlich sind. Dies führt zu einer verringerten Blutversorgung der lebenswichtigen Organe. Wird die Koronararterie angegriffen, resultieren Herzerkrankungen; sind die gehirnversorgenden Gefässe betroffen, so kann es zu einem Hirnschlag mit Lähmung kommen. Der Cholesterinspiegel steigt, wenn Fette und Öle mehr als 15% der täglichen Kalorienzufuhr ausmachen. Lipoproteine (d. h. Fettmoleküle zusammen mit Cholesterol und Eiweiss) sind Teile eines wichtigen Transportsystems. Neueste Forschungen zeigen, dass die Lipoproteine von hoher Dichte (HDLs genannt) nicht nur Cholesterin abtransportieren, sondern auch Fettablagerungen vom Arterienwandbelag wegspülen. Zu diesem Zweck werden eine gemüsereiche Diät und pflanzliche Öle empfohlen. Überschüssiges Cholesterin wird normalerweise von diesen Lipoproteinen zwecks Abbau zur Leber transportiert. Das Fehlen dieser Lipoproteine, verbunden mit einem hohen Cholesterinspiegel, ruft Herzerkrankungen hervor. Körperlich schwer arbeitende Menschen können höhere Fettspiegel ohne Ansteigen des Cholesterinspiegels ertragen, sitzende Bürokräfte jedoch nicht. Pflanzliche Öle erhöhen den Cholesterinspiegel nicht, weil sie einen hohen Prozentsatz ungesättigter Fettsäuren enthalten. Diese bewirken, dass das Cholesterin im Blut zu Gallensalzen abgebaut wird, die ausgeschieden werden. Dagegen erhöht sich der Cholesterinspiegel bei Einnahme von Butter, bestimmten Margarinen, Kokosnussöl und hydrogenisierten, pflanzlichen Fetten, weil diese gesättigte Fettsäuren enthalten.

Arachis hypogaea L.   *Leguminosae*

Erdnuss ▶

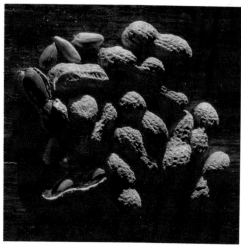

Die Erdnuss gehört nicht zur Familie der Nüsse, sondern zu den Bohnen. Die Pflanze stammt aus Südamerika, wird heute in China, Indien, Westafrika und in den USA angebaut. In den USA allerdings muss die Erdnuss ausgegraben werden, bevor Frost droht, damit die Fettsäureproportionen nicht beeinträchtigt werden. Das Öl gewinnt man durch Auspressen des Samens. Es enthält: 18% gesättigte, 47% einfach gesättigte und 29% mehrfach ungesättigte Fettsäuren. Anbaugebiet, Klima und Erbgut spielen eine grosse Rolle für den prozentualen Proteinanteil der Nüsse. Medizinisch betrachtet sind die Nüsse hochwertig nahrhaft, da sie alle wichtigen Nährstoffe enthalten. Der Anteil der ungesättigten, essentiellen Fettsäuren ist sehr empfehlenswert für Patienten mit Bluthochdruck, Diabetes, ischämischen Herzkrankheiten usw. Schlecht raffiniertes Öl ruft Gastritis, Dyspepsie und Hyperazidität (Übersäuerung) hervor. Das Öl wird grösstenteils zur Margarineherstellung verwendet. Verbreitet in den USA ist die Erdnussbutter.

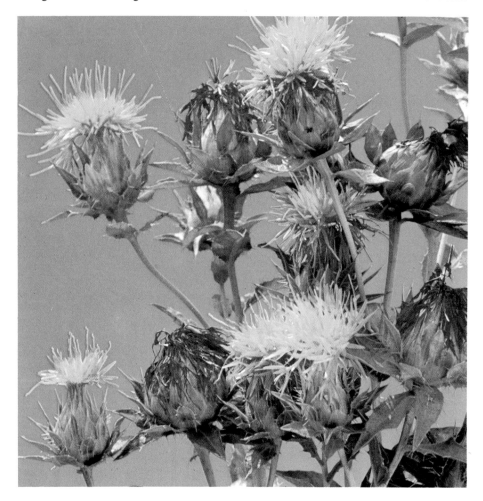

Carthamus tinctorius L.   *Compositae*

◀ **Saflor**

Wie Safran wird auch Saflor zum Färben verwendet. Gewöhnlich sind die Blüten rot, weiss oder gelb. Im allgemeinen ist die Pflanze stachelig. Der Ölanteil der Samen beträgt 26%. Der Rest enthält pro 100 g: Proteine 15 g, Kohlehydrate 18 g, Fasern 5 g, Kalzium und Phosphor. Das Öl ist geniessbar, kann aber Verdauungsschwierigkeiten und andere Beschwerden hervorrufen. Eine Fettanalyse hat ergeben, dass 72% mehrfach ungesättigte und 9% gesättigte Fettsäuren vorhanden sind. Nachdem man die Rolle der ungesättigten Öle bei der Mobilisation des Cholesterins im Blut und im Gewebe erkannt hat, wurde das Interesse am Distelöl wiederentdeckt. Es ist indiziert zur Vorbeugung und Behandlung von Hypercholesterinämie, Hyperlipämie und ischämischen Herzkrankheiten. Indische Wissenschaftler raten zur Vorsicht, weil übermässiger Gebrauch dieses Öls Veränderungen in der Retina des Auges verursachen kann. Ferner wird Blutungsneigung beobachtet. Äusserlich wird das Öl zur Behandlung von Ekzemen, chronischen Geschwüren und Rheuma eingesetzt. Ein Aufguss der Blüten und Blätter empfiehlt sich bei Masern.

Glycine max (L.) Merr.   *Leguminosae*

Soja ▶

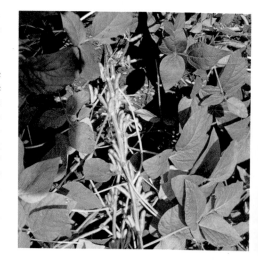

Die Sojabohne enthält die Nährstoffe in idealem Verhältnis für die menschliche Ernährung und wird in China, Japan, Korea und Indonesien täglich in der Küche als Öl, Sauce, Quark oder Gemüse verwendet. Soja enthält hochwertiges Eiweiss (40%), sodann Fett mit hohem Anteil an ungesättigten Fettsäuren sowie die fettlöslichen Vitamine E und F und nur sehr wenig Kohlehydrate, und diese wiederum nicht in Form von Stärke (somit indiziert bei Zuckerkrankheit). Sie enthält Saccharose, Maltose, Galaktan, Pektinstoffe und Vitamin Q, welches bei der Blutgerinnung eine grosse Rolle spielt. Sojaöl wird in Margarinen verwendet. Die rohe Bohne enthält einen Trypsin-Hemmstoff, der den Appetit vermindern und die Verdauung hemmen kann. Sie sollte nur nach gründlichem Kochen oder Erhitzen gegessen werden, weil dieser Stoff nicht hitzebeständig ist. In unserem Labor zeigten Ratten Anzeichen von Bauchspeicheldrüsenentzündung und Unterfunktion der Schilddrüse, wenn sie mit rohen Sojabohnen gefüttert wurden.

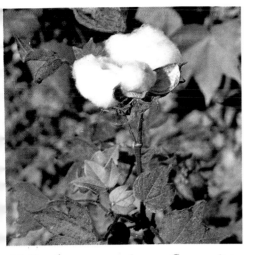

Gossypium L.   *Malvaceae*

◀ Baumwollpflanze

Die Baumwollpflanze liefert ein wichtiges Speiseöl, das in grossen Mengen zur Biskuit-, Pfannkuchen- und Kartoffelchips-Herstellung verwendet wird. Das Samenfleisch wird durch Pressrollen zu Schnipfeln verkleinert. Diese werden dampfgepresst, um das Öl in den Zellen freizulösen. Durch neuere Behandlungstechniken wird heute auch aus den Schnipfeln ein gelbfarbiges Mehl hergestellt, welches aus 0,45% freigesetztem Gossypol besteht und Quercetin enthält. Gossypol ist ein wichtiger Bestandteil von Antifertilitätspillen für Männer, die heute in China gute Resultate zeigen. Durch Verbindung mit Wasserstoff wird die Stabilität des Öls gegen Oxydation verbessert und die Streichfähigkeit erhöht. Personen, die an hohem Blutdruck leiden, sollten Margarine und Öle aus Baumwollsaatöl meiden. Die Samen, seltener auch das Öl, können allergische Symptome hervorrufen. In grossen Dosen kann eine Abkochung der Wurzelrinde einen Abort verursachen. Kleine Dosen (15–20 ml) verbessern die Menstruation.

Helianthus annuus L.   *Compositae*

Sonnenblume ▶

Die Sonnenblume wird zu wirtschaftlichen Zwecken überall angebaut. Maximales Samentrockengewicht, Öl und Triglyzeridinhalte folgen 15 Tage nach der Blütezeit bei einem Samenwasserinhalt von 36%. Dieser Reifepunkt ist zirka 93 Tage nach der Anpflanzung und 4 Wochen vor dem Dehydrieren für die mechanische Ernte erreicht. Der Samen enthält pro 100 g: Proteine 19,2 g, Fett 52,1 g, Kohlehydrate 17,9 g. Mineralien: Kalzium 280 mg, Eisen 5 mg, Phosphor 670 mg. Vitamine: Thiamin 1,86 mg, Riboflavin 0,20 mg, Niacin 4,5 mg, Vitamin C 1 mg. Energiewert = 620 kcal. Sonnenblumenöl findet man in vielen Margarinesorten. Es hilft den Cholesterinspiegel und die Blutfettwerte senken. Samen von Pflanzen, die bei einer Temperatur über 21 °C wachsen, enthalten einen geringeren Anteil von Linolsäure (32–60%). Samen von Pflanzen, die eine niedrige Luftfeuchtigkeit ertragen müssen, zeigen eine höhere Konzentration von losen Fettsäuren als Pflanzen, die 43% Luftfeuchtigkeit ausgesetzt sind. Das Öl besitzt viele ungesättigte Fettsäuren und empfiehlt sich als Kochmittel bei Herzkrankheiten, Hirnschlag, Diabetes mellitus und Fettleibigkeit.

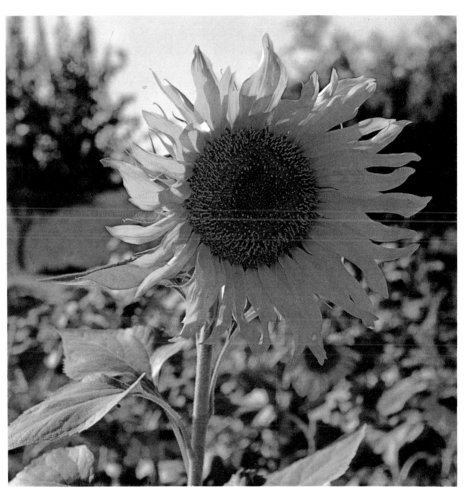

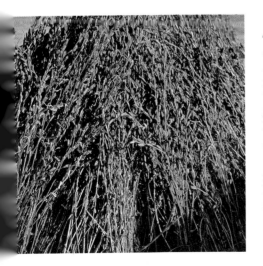

Sesamum indicum L.   *Pedaliaceae*

◀ Sesam

Der Sesam ist als Grundnahrungsmittel im ganzen Orient geschätzt. Sesam ist ein Eiweiss und besitzt 8 essentielle Aminosäuren, Mineralien, Eisen, Phosphor, Magnesium, Kupfer, Kieselsäure, Spurenelemente und Kalk. Linolsäure ist zu 22% vertreten. Der Lezithingehalt wirkt günstig auf das endokrine System und besonders auf die Nerven und Hirnzellen. Durch seinen reichen Gehalt (85%) an ungesättigten Fettsäuren ist kaltgepresstes Sesamöl geeignet bei Krankheiten des Magen-Darm-Systems. Wegen seiner mässig antikoagulierenden Eigenschaften ist Sesamöl zum Kochen für Personen indiziert, die an ischämischen Herzerkrankungen, Hirnschlag, Bluthochdruck, Diabetes oder Fettleibigkeit leiden. Nimmt man 10 g Sesampulver 4x täglich mit Zucker ein, so fördert dies die männliche Potenz und reguliert bei Frauen Menstruationsstörungen. Das Öl ist auch ein gutes Vorbeugemittel gegen Thrombosen. In hohen Dosen kann es jedoch bei Frauen abtreibend wirken. Die Samen werden öfters mit Datteln gegessen.

Brassica rapa (L.) var. silvestris

RAPS

Rapsöl ist ein wichtiges Öl der gemässigten Zonen Europas; Raps wird als Sommer- und Winterpflanze angebaut. Die verwendeten Samen gehören zu verschiedenen Brassica-Arten, hauptsächlich *B. rapa oleifera*, die durch spontane Kreuzung des Wildrübsens, *B. napus silvestris*, mit dem Wildkohl (s. Abb. rechts und auf S.39) entstanden ist. Die Öle, die aus diesen Samen gewonnen werden, sind als Raps- oder Colzaöle bekannt. Raps ist auch mit der Senfpflanze verwandt und hat dieselben grün-bläulichen Blätter und gelben, kreuzförmigen Blüten. Futterraps besitzt mehr Blattwerk und weniger Blüten als Ölraps. Rapsöl wird durch Pressen oder Lösungsmittel gewonnen und dient in einigen Ländern als Ersatz für das Senföl. Letzteres hat einen milderen Geschmack.

Allgemeines

China, Japan, Zentral- und Osteuropa; Futterraps in Nordamerika, Pakistan.

Vorkommen

Der Ölanteil in Rapssamen beträgt 30–40%. Das Öl ist halbtrocknend, und der durchschnittliche Fettsäureanteil pro 100 g beträgt: Palmitinsäure 2,5%, Ölsäure 15%, Linolsäure 12–16%, Linolensäure 8%, Eikosensäure 5%, Erukasäure 48%, gesättigte Fettsäuren 5%. Die Blätter enthalten 180 mg Vitamin C. Die *B. campestris* hat einen hohen Prozentanteil an Erukasäure mit einem niederen Anteil an Glukosinolaten. Charakteristisch für Rapsöl ist der hohe Anteil an Erukasäure; durchschnittlich stellt sie die Hälfte der am Aufbau der Glyzeride beteiligten Fettsäuren. Gesundheitlich betrachtet ist Erukasäure nicht zu empfehlen.

Inhaltsstoffe

Der Verdaulichkeitsgrad des Rapsöls ist oft in Frage gestellt worden. Nach unseren Testversuchen mit Ratten stellten wir einen Verdaulichkeitskoeffizienten von 77% bei unraffiniertem Öl und 82% bei raffiniertem Öl fest. Daher ist nur ersteres als Kochmittel zu empfehlen. Diese schlechte Verdaulichkeit ist dem Trierucinanteil zuzuschreiben. Wir sind jedoch der Meinung, dass die Ergebnisse dieser Versuche nicht ohne weiteres auf den menschlichen Organismus übertragbar sind. Rapsöl ist sehr wirksam gegen einen grossen Teil der Darmparasiten, die allergische Reaktionen, Hautausschläge – ja sogar epileptische Anfälle – hervorrufen können. In kleinen Dosen hemmt Rapsöl Übelkeit und Erbrechen. Das Öl regt die Magen- und Gallensekretion an, besitzt ausserdem wurmabtreibende Eigenschaften. Äusserlich, mit Kampferöl vermischt, wird es als Einreibemittel bei Verstauchungen, Bronchitis und Rheumatismus appliziert. In Indien verordnet man Dengue-Patienten Rapsöl. In Indonesien wird ein Teelöffel Samenpulver bei Koliken mit heftigen Schmerzen verschrieben. Der Wurzelsaft, in einer Dosis von 2–4 Teelöffeln pro Tag, kann bei Bronchialkatarrh und chronischem Husten verabreicht werden. Blätterabgüsse werden bei Ruhr verschrieben.

Medizinisches

Das Qualitätsöl wird als Kochmittel benützt. Die minderen Öle dienen als Schmiermittel in der Feinmechanik. Die jungen Knospen, wie Broccoli gebraten, sind schmackhaft als Gemüse. Die Blätter kann man frischem Salat beigeben. Eine eng verwandte Art, die *B. carinata* aus Äthiopien, ist reich an Lysin, Kalzium und essentiellen Aminosäuren und wird in den USA als Spinat-Ersatz angebaut.

Verwendung

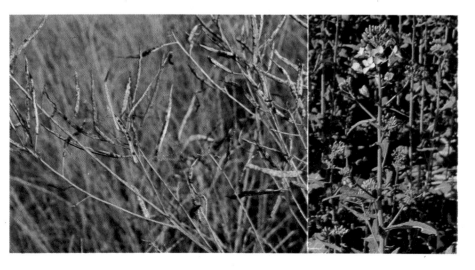

Ein- bis zweijährige Pflanze, 1,5 m hoch. Dünne Pfahlwurzel, manchmal rübenförmig verdickt. Stengel: ästig, krautig, am Grunde mit wenigen, nicht auffälligen Blattnarben besetzt. Untere Laubblätter gestielt, leierförmig-fiederschnittig, mit gut ausgebildeten gezähnten Seitenlappen, meist unbehaart. Mittlere und obere Stengelblätter sitzend ungeteilt, bläulich, oft ganzrandig, fast oder völlig kahl, mit tief herzförmigem Grunde den Stengel umfassend. Blüten: kreuzförmig gelb, in Doldentrauben. Die geöffneten Blüten sind von den jungen Knospen überragt. Hülsen: länglich, mit abgeflachter Lippe; sie enthalten 15–25 winzige rötlich-schwarze Samen.

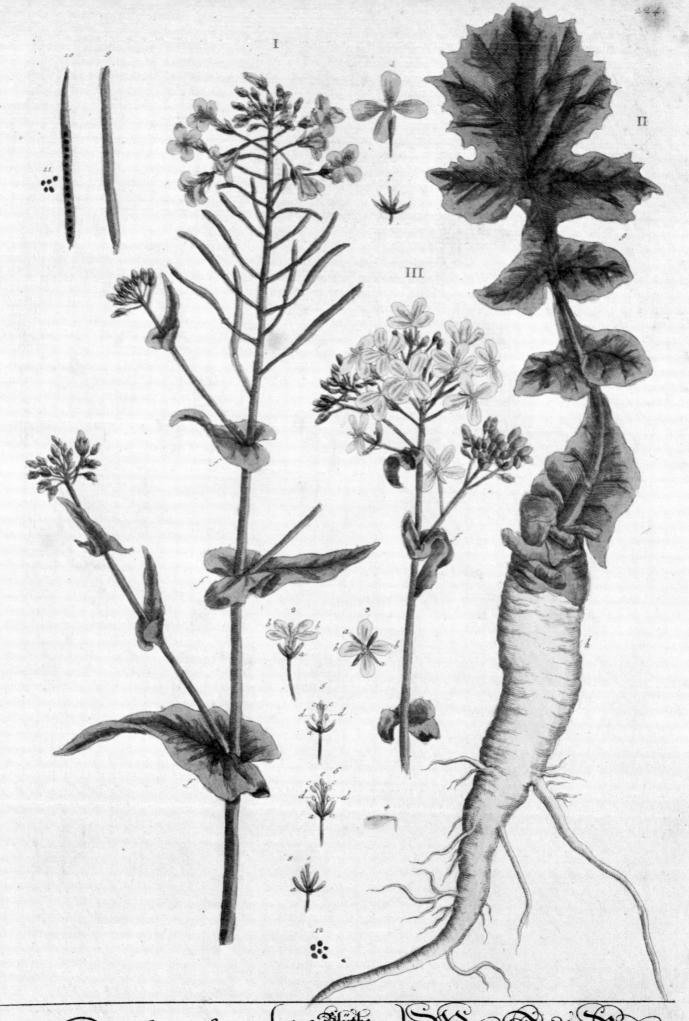

Napus sylvestris { 1-8. Blüthe 9.10. Frucht 11.12. Saame } Wilde Steck-Rübe.

Cocos nucifera L.   *Palmae*

KOKOSPALME

Kokospalmen wachsen an tropischen und subtropischen Meeresküsten. Die
Früchte fallen ins Wasser, werden von den Wellen weggetrieben, was zur Vermehrung entlang den Küstenstreifen führt. Die Kokosnuss liefert 8% der Fett-
und Ölversorgung der Welt. Das Öl gewinnt man aus dem getrockneten Endosperm des Samens (Kopra/Kokosfleisch). Diese wird meist in Heissluftöfen getrocknet, dann wird das Öl ausgepresst. Man gewinnt etwa 65–70% farbloses
oder blassgelbes Öl, welches bei Zimmertemperatur fest wird und sich deshalb
zur Margarineherstellung eignet. Essbarer Teil der Frucht ist das Endosperm.

Ursprünglich Malaiische Inselgruppe und Afrika; heute ist die Palme an allen
tropischen Küsten zu finden. Hauptlieferanten der Nüsse: Indien, Sri Lanka, die
Philippinen, Indonesien. Führend in der Ölverarbeitung: Europa, Japan, USA.

Der frische Kern enthält stickstoffhaltige Substanzen, Fett, Zucker und Mineralien. Das Kokosfleisch enthält 40% Wasser, 40% Öl, 4% Proteine, 7% Kohlehydrate und eine kleine Menge des Vitamin-B-Komplexes. Das Öl besitzt hochge-
sättigte Glyzeride der Laurin-, Palmitin- und Stearinsäure. Frische Kokosmilch
enthält Zucker, Albumin, Weinsteinsäure, Mineralien und Wasser.

Kokosmilch wirkt kühlend, abführend, harntreibend und hilft gegen Magenübersäuerung. Sie ist bei Gastritis, Magengeschwüren und Sodbrennen ratsam. In
Anbetracht des Nährwertes und der harntreibenden Wirkung wird Kokosmilch
bei Nierenerkrankungen verschrieben. Sie ist auch indiziert in Diäten von Patienten mit Hautwassersucht (da flüssigkeitsentziehend), Fieber, Erbrechen und
Herzinsuffizienz (Stauungsgefühl in der Brust). Das Fruchtfleisch ist wirksam
gegen Bandwürmer (Dosis: 20–30 g in Verbindung mit einem Abführmittel).
Kokosöl kann Lebertran ersetzen. Das Öl, das aus der Schale gewonnen wird,
wirkt bei Hautreizungen lindernd, antiseptisch und pilztötend. In Experimenten
an Meerschweinchen wurde deutlich, dass die Kokosmilch und der weiche Ko-
koskern vor Histamin-induzierten Magengeschwüren schützen.
Das aus Kokosmilch isolierte Polysaccharid zeigt im Experiment eine Erhöhung
der Widerstandskraft gegen Tuberkulose. Kokosmilch kann auch als Plasma-Ex-
pander verwendet werden. Das Öl aus der Schale und deren Fasern, durch Pyro-
lyse (zw. 130–160° C) extrahiert, zeigt antibakterielle und pilzhemmende Wirkung (Soor, Trichophytie-Anreger). Wegen der vielen gesättigten Fettsäuren ist
Kokosöl bei koronaren Herzerkrankungen kontraindiziert.

Das Kokosöl kommt in den westlichen Ländern meist in Form von Margarine auf
den Markt. Vergorene Kokosmilch ist sehr alkoholhaltig: ein Zuviel ruft Vergiftungserscheinungen hervor. Eine grosse Industrie hat sich aus der Kopraherstel-
lung entwickelt. Die Blätter werden zu Flechtwerk sowie zum Decken der Dächer
benutzt, die Stämme zum Hausbau. Schliesslich liefert die Pflanze auch Zucker
(Blutungssaft), welcher zu Rohzucker eingedampft wird. Kokosöl findet Verwendung in der Kosmetika- und Seifenherstellung. Neben dem Endokarp werden
alle Teile der Pflanze in irgendeiner Weise verarbeitet.

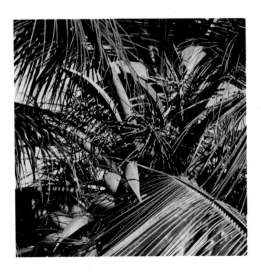

18–30 m hoher, biegsamer, narbenmarkierter,
gräulicher Baumstamm von 40–70 cm
Durchmesser, welcher an der Krone ungefähr
30, bis 6 m lange gefiederte Blätter trägt.
Blütenstände: sie entspringen den Blattachseln, von grossen, bootähnlichen Scheide-
blättern eingehüllt, sind polygam, blassgelb;
nur 1 oder 2 weibliche Blüten, grösser als die
männlichen; sie öffnen sich erst, wenn die
darüberliegenden männlichen Blüten abge-
blüht sind. Frucht: Steinfrucht, grün-gelb,
kopfgross, einsamig, aussen mit lederiger,
wasserdichter Haut, darunter faserige
Fruchthülle und hartes Endokarp, genannt
'Nuss'. Innere Nährgewebe und trübe Flüssigkeit im inneren Hohlraum geniessbar.

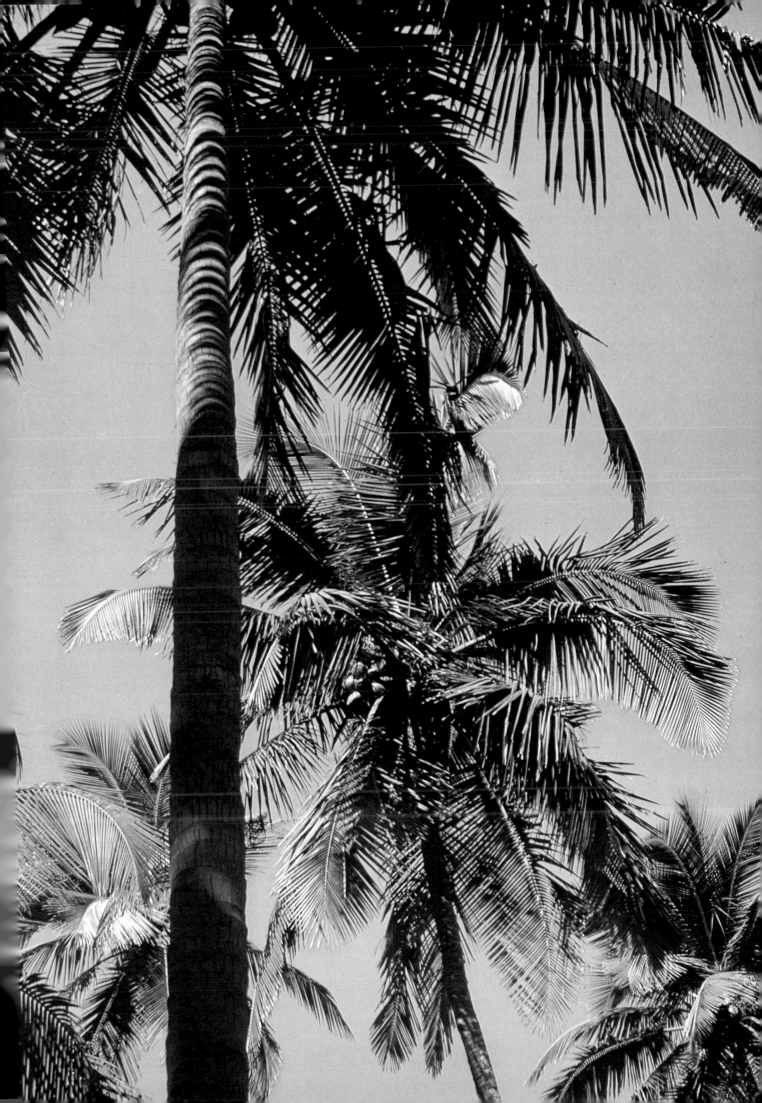

Elaeis guineensis Jacq.

Palmae

ÖLPALME

Vor dem Ersten Weltkrieg gewann man das Palmöl ausschliesslich von der Westafrikanischen Ölpalme. Später wurden einheimische Arten in Brasilien angebaut, u. a. die Babassu-, Cohune-, Tucum- und Murmurpalmen. Das weisslich-gelbliche Öl wird bei Zimmertemperatur fest und ist als 'Pflanzenfett' bekannt. Die Palme trägt die ersten Früchte im Alter von 5–6 Jahren. Mit 15 Jahren erreicht sie die volle Tragfähigkeit, die bis etwa zum 70. Lebensjahr beibehalten wird. Die Früchte entstehen in Büscheln zu 200 Einzelfrüchten. Ein ausgewachsener Baum bringt 10 oder mehr Büschel pro Jahr hervor. Die Früchte der verschiedenen Arten unterscheiden sich voneinander, wie auch die Beschaffenheit des Kerns und ihr Fettgehalt. Alle sind pflaumenförmig und haben eine faserige äussere Schicht.

Vorkommen

Ausschliesslich tropische Pflanze, die in den Tropen in grosser Zahl wild wächst. Zu wirtschaftlichen Zwecken wird sie in Westafrika, Brasilien, Haiti, Honduras, Indonesien und Malaysia angebaut.

Inhaltsstoffe

Vom afrikanischen Baum gewinnt man zwei verschiedene Arten Öl: das eine aus dem Fruchtfleisch, das andere aus dem Kern. Das faserige Fruchtfleisch der afrikanischen Palme enthält 30–70% Fett, das eine Zusammensetzung ähnlich dem tierischen Fett hat. Dieses Öl ist gelblich-orange und nur gereinigt und entfärbt geniessbar. Das Palmöl, das als 'Kernöl' bekannt ist, wird hauptsächlich in den USA und Europa durch Hydraulikpressen oder durch Lösungsmittel gewonnen. Dieses Öl ähnelt sehr stark dem Kokosöl, das aus Kopra hergestellt wird. Jeder Kern enthält ungefähr 50% Öl, 8% Proteine, 26% nichtstickstoffhaltige Substanzen, 6% Faserstoffe, 2% Asche und 10% Wasser, jedoch variiert die Ölzusammensetzung von Art zu Art. Der prozentuale Anteil der Fettsäure bei den afrikanischen Arten beträgt: Palmitinsäure 41,6, Oleinsäure 39, Linolsäure 9,5, Stearinsäure 6,3, Hexadecenoidsäure 1,8, Myristinsäure 2,4, Linolensäure 0,4.

Medizinisches

Wegen des hohen Anteils an gesättigten Fettsäuren ist das Palmöl für Patienten mit Magengeschwüren und Hyperazidität indiziert. Wenn es in grossen Mengen eingenommen wird, kann sich der Blutcholesterinspiegel erhöhen. Deshalb sollte dieses Öl bei Bluthochdruck, Herzschwierigkeiten und Diabetes nicht eingenommen werden. Durch das Einnehmen von Palmöl werden die Fortpflanzungsorgane gestärkt; ausserdem ist es gut für die Haare und die Haut. Palmöl ist ein besserer Vitamin-A-Lieferant als Lebertran.

Verwendung

Als Speiseöl dient nur das Palmöl, das aus dem 45–50% Öl enthaltenden Fruchtfleisch gewonnen wird. Nachdem es entfärbt und gereinigt worden ist, dient Palmöl als Grundstoff für die Margarineherstellung oder die Kosmetikindustrie. Die besseren Qualitäten dienen auch als Ersatz für Kokosöl. Es kann jedoch vorkommen, dass ungeniessbares Palmöl versehentlich als 'Kokosöl' auf den Markt kommt. Das Kernöl, das intensiv nach Nüssen riecht, ist für die Seifenherstellung begehrt. Die getrockneten Samen werden wie Nüsse verzehrt. Die Blütenstände ergeben einen zuckerreichen Saft, der zu Wein vergoren wird.

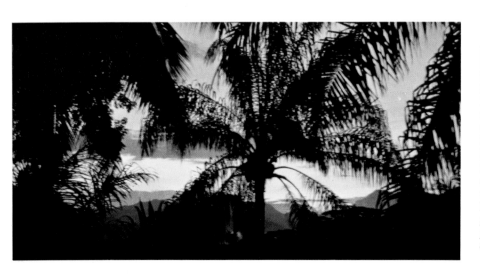

10–15 m hoher, stattlicher Baum; am oberen Ende des Stammes ung. 50 grosse, gefiederte Blätter. Beim Abfallen hinterlassen diese ihre Blattblasen am Stamm. Ein Blatt setzt sich aus 100–160 gefiederten Blattstreifen zusammen, die am unteren Blattstiel zu spitzigen Dornen werden. Blüten: Blütenstände in rhythmischer Folge. (Männliche Phase 3 Monate; weibliche Phase 6 Monate). Männlicher Blütenstand mit bis zu 140 000 Blüten. Weibliche Blütenstände bringen bis zu 6000 Blüten hervor. Nur ung. 200 orangegelbe Früchte entfalten sich. Frucht: Steinfrucht, eiförmig, von der Gestalt grosser Pflaumen. Dünne äussere Hülle, fasriges Mesokarp. Im Innern 1–3 Samen, welche das Kernöl liefern. Einige Arten ohne Samen.

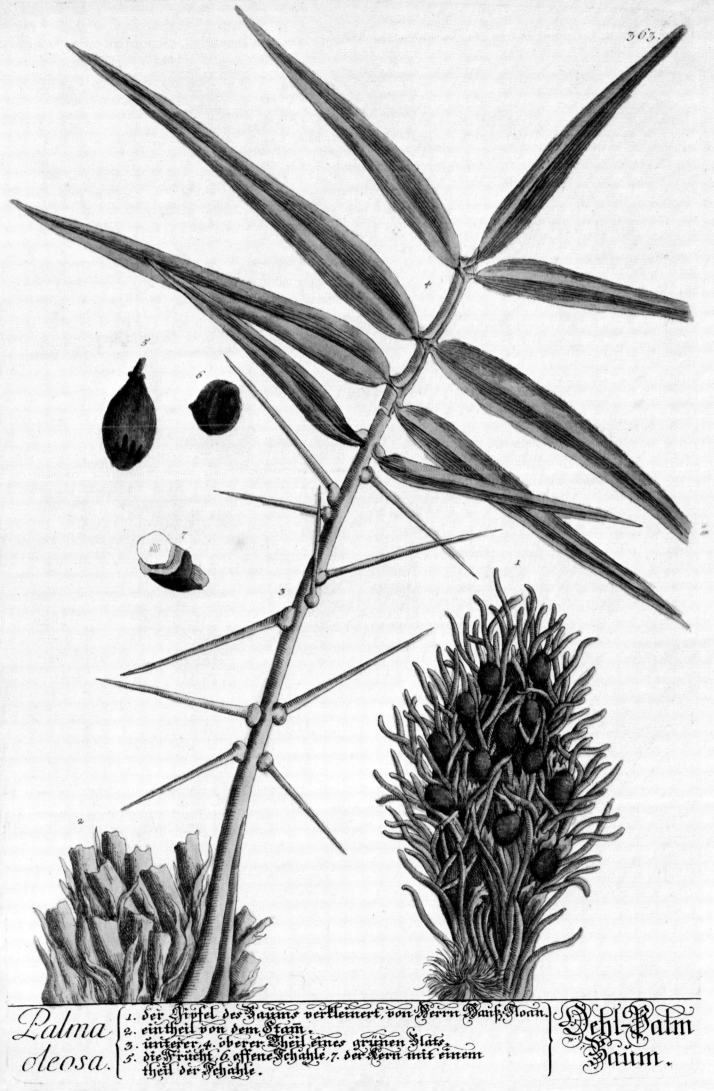

363.

Palma oleosa.

1. der Gipfel des Baums verkleinert, von Herrn Dauk. Sloan.
2. eintheil von dem Stam.
3. unterer 4. oberer Theil eines grünen Blats,
5. die Frücht, 6. offene Schahle, 7. der Kern mit einem theil der Schahle.

Oehl-Palm Baum.

Olea europaea L.

OLIVE

Der Olivenbaum wächst bis auf 1200 m (in Nordafrika); er liebt trockenes Klima mit Nachttau. Seit prähistorischen Zeiten wird der Baum wegen seiner Frucht und seines Öls angebaut. Er verlangt umsichtige Pflege und Belüftung des Bodens. Erstmals nach 4 Jahren liefert er Früchte und nach 12 Jahren den maximalen Ertrag. Zur Ölgewinnung werden nur vollständig gereifte Oliven geerntet. Grüne Oliven müssen erst bearbeitet werden, bevor sie geniessbar sind. Man erreicht dies durch Einlegen der Früchte in eine Natriumhydroxidlösung. Nach Entfernung der Lauge wird die Frucht 6–12 Monate gelagert, um eine Gärung zu erreichen und um die Glyzeride der Ölsäuren zu neutralisieren. Schwarze Oliven, im Winter gesammelt, haben keinen bitteren Geschmack und können sofort gegessen werden. Sie sind nahrhafter als die Grünoliven. Olivenöl ist das teuerste unter den Ölen. Bei Temperaturen von 20–25 °C wird durch normalen Druck das *oleum virgineum* gewonnen. Durch weiteres Zentrifugieren erhält man das gelbliche, qualitativ noch bessere *oleum optimum*. Unter hohen Temperaturen wird *oleum commune* gewonnen, das als Schmieröl verwendet wird. Die Früchte werden im Oktober geerntet, Oliven für die Ölgewinnung im Winter.

Allgemeines

Die grössten Olivenproduzenten der Welt sind: Spanien, Italien und Griechenland. Von primärer Bedeutung ist die Ölgewinnung, danach die Früchtekonservierung. Oliven benötigen Durchschnittstemperaturen von 20 °C und eine Minimaltemperatur von nicht unter –7 °C. Abgesehen vom Mittelmeerraum, wachsen Oliven in Kalifornien, Südafrika, Australien, Chile, Argentinien und Mexiko.

Vorkommen

Olivenöl enthält 19% gesättigte und 76% ungesättigte Fettsäuren (Ölsäure, Linolsäure). Energiewert = 884 kcal. Grüne Oliven in der Flasche enthalten pro 100 g: Protein 1,4 g, Fett 12,7 g, Kohlehydrate 1,3 g. Vitamine: hauptsächlich Karotin. Energiewert der Olive = 116 kcal.

Inhaltsstoffe

Olivenöl regt die Gallensekretion an, wird daher bei Gallensteinpatienten empfohlen. Da es viele ungesättigte Fettsäuren enthält, ist es zur Verhütung von Hypercholesterinämie und Hyperlipämie indiziert. Die hohe Vitamin-A-Konzentration beugt gegen Vitamin-A-Mangelerkrankungen vor (Schleimhautaustrocknung, Nachtblindheit, Rachitis usw.). Eine Mixtur aus Olivenöl und Rotwein, in gleichen Mengen gemischt, äusserlich appliziert, beschleunigt die Narbenbildung. Ausser bei phosphorhaltigen Giften wird ein Glas Olivenöl mit lauwarmem Wasser als Brechmittel bei versehentlichem Einnehmen von Gift verabreicht. Gegen hohen Blutdruck koche man 30 g Olivenblätter in 1 l Wasser, bis die Flüssigkeit auf 0,5 l reduziert ist. Morgens und abends trinken, während 2 Wochen, dann 1 Woche aussetzen, wiederholen (Dr. O. Feijão, Portugal).

Medizinisches

Die beste Qualität Olivenöl ist goldfarbig und als Kochmittel geeignet. Schlechte Qualitäten weisen eine grünliche Färbung auf; diese werden in der Seifenindustrie oder als Schmiermittel gebraucht. Olivenöl hat hervorragende Konservierungseigenschaften. Es wird nur ranzig, wenn es mit Luft in Kontakt gekommen ist.

Verwendung

3 bis 10 m hoher, dichtverzweigter, manchmal knorriger Baum, oft mit gedrehtem Stamm. Rinde: glatt, gräulich-braun bei jungen Bäumen, abblätternd bei alten. Blätter: kreuzgegenständig, schmal-lanzettlich, auf der Oberseite grau-grün, Unterseite weisslich schimmernd, lederig, einfach, ganzrandig. Sie werden abgeworfen, wenn sich im Frühjahr die neuen Blätter entfaltet haben. Blüten: klein, weiss, in blattachselständigen, traubigen Rispen. 4 Blütenblätter, 2 Staubblätter, 2-fächriger Fruchtknoten, grünliche Kelchblätter. Frucht: Steinfrucht, pflaumenähnlich, glatt, kahl, anfangs grün, dann rötlich, bei Reife schwarz-blau. Steinkern hart. Samen: länglich-zusammengedrückt, 9–11 mm lang.

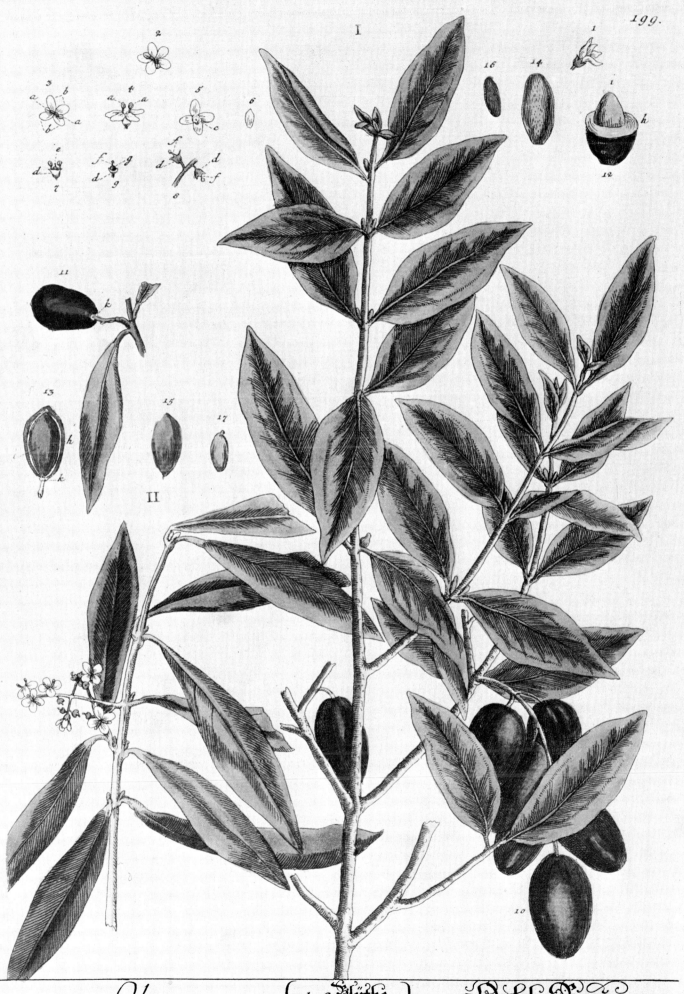

Olea

Olea sativa

{ 1–9. Blüthe
10.11. Frucht
12–15. Nuß
16.17. Kern }

Oehl-Baum
Oliven-Baum.

Die Lebenskraft der Nüsse

In Gesellschaften, weit von Marktzentren entfernt, boten Nussbäume eine willkommene und leicht greifbare Quelle an Proteinen. Sie lieferten Nüsse, geniessbare und ungeniessbare Öle, Tierfutter und Schmuck und wurden auch zu medizinischen Zwecken verwendet.

Botanisch definiert man eine echte Nuss als eine nicht aufspringende, einsamige Frucht, die aus einem oder mehreren Fruchtblättern entsteht und im reifen Zustand eine harte, trockene Schale besitzt. Zur Familie der echten Nüsse gehören die Walnuss, die Pekannuss, die Eichel, die Kastanie, die Hickorynuss und die Haselnuss. Die Mandel und die Pistazie sind Steinfrüchte. Die Paranuss ist eine Kapselfrucht und die Piniennuss ein Samen. Weiter teilt man die Nüsse in drei Gruppen ein: a) Nüsse mit hohem Fettgehalt, b) Nüsse mit hohem Proteingehalt, c) Nüsse mit hohem Kohlehydrateanteil. Die meisten Nüsse enthalten 50–60% Fett, 12–15% Proteine und ein wenig Zucker und Stärke. Mandeln, Wal-, Pekan- und Paranüsse liefern pro 100 g einen Energieertrag von 600–700 kcal.

Verglichen mit Getreideprodukten enthalten Nüsse einen hohen Anteil an Mineralrückständen, hauptsächlich aus Kalium, Kalzium und Phosphor (häufig in der Form von Phytin) bestehend. Aus unbekannten Gründen wurden die Nüsse lange Zeit für unverdaulich gehalten. Richtig ist das Gegenteil. In den Tropen benützen viele Eingeborenenvölker die Nuss als Fleischersatz. Nüsse sind ein konzentriertes Nahrungsmittel, handlich und im ganzen lagerbeständig. Die wichtigsten essbaren Nüsse sind Mandel, Walnuss, Kastanie, Kaschiunuss, Haselnuss, Pistazie und Paranuss. Rein medizinisch spielt die Brechnuss, *Nux vomica*, die wichtigste Rolle. Man wendet sie häufig in der Homöopathie an. Die Sassafrasnuss liefert Aromastoffe. Zur Waschtintenherstellung nimmt man die Malakkanuss, *Semicarpus anacardium.* Sie hat sich auch nach neueren indischen Forschungen bei bestimmten Krebserkrankungen als nützlich erwiesen. Die Kolanuss wirkt als Stimulans. Essbare Nüsse verleihen den Muskeln Spannkraft; sie stärken die Knochen, regen die endokrinen Drüsen an und regulieren den Stoffwechsel. Die Pistazie wird gewöhnlich als Aromastoff in Eiscrème, Bonbons und Süsswaren verwendet. Wegen ihres hohen Eisen- und Proteingehalts ist sie bei der Blutbildung hilfreich, ferner wird sie Personen, die an nervösen Störungen leiden, und Geistesschwachen empfohlen. Die Brasilnuss, *Bertholletia excelsa,* ist sehr reich an Barium, Magnesium und enthält auch Spuren von Strontium. Diese Nuss spielt eine wichtige Rolle im Metabolismus von Kalzium und Phosphor.

Die meisten Nüsse, ausser der Kastanie, wirken entscheidend am Säure-Basen-Haushalt des Körpers mit. Da eine Übersäuerung vergiftend wirkt, ist die systematisch ausgleichende und alkalische Wirkung der Nüsse unschätzbar für die Regulierung des Körperstoffwechsels. Neben dem täglichen Gebrauch werden die Nüsse auch während der Schwangerschaft und Stillzeit empfohlen. Nüsse sind hervorragend für Diabetiker geeignet wegen ihres niedrigen Kohlehydrategehaltes. Nussöle sind meist mehrfach gesättigt, so dass sie von Herzkranken konsumiert werden können. Nusskerne werden zerstossen, um das Öl mit all seinen spezifischen Eigenschaften zu gewinnen. In der Küche finden Walnuss- und Erdnussöl Verwendung.

Die Walnuss

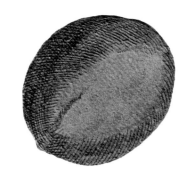

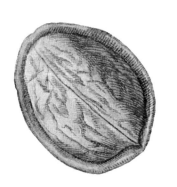

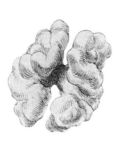

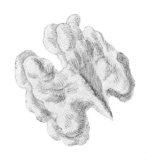

D ie Walnüsse stammen von 20 verschiedenen Arten der Juglans-Gattung ab, die in gemässigten Klimazonen wachsen. Am meisten verbreitet ist der schwarze Walnussbaum, *J. nigra.* Er liefert ein wertvolles Hartholz. Die wichtigste essbare Walnuss stammt von der *J. regia.* Obwohl diese Art auch als «Englische Walnuss» bekannt ist, stammt der Baum ursprünglich aus dem Iran. Heute wird er in ganz Europa, in den USA, in China, Tibet, Afghanistan und Kashmir angebaut. Weitere 11 Arten wachsen vom Mittelmeer bis zu den Anden, sogar auf den Antillen. Die Nuss der *J. regia* ist sehr nahrhaft. Ihr Nährwert ist viermal höher als der des Fleisches. Sie ist beinahe ein Vollnahrungsmittel. Der Energieertrag pro 100 g ist 687 kcal. Sie enthält viele Mineralstoffe wie Eisen 4,8 g, Kalzium 100 mg, Phosphor 380 mg sowie Zink, Kobalt, Magnesium, Schwefel, Jod und ganz wenig Arsen. Sie hat einen Proteinanteil von 15,6 g und viele Vitamine.

Die Walnuss dient als Stärkungsmittel für Rekonvaleszenten. Personen, die an Neuritis, Rheuma, Rachitis oder Lungentuberkulose leiden, sollten Walnüsse in ihren Ernährungsplan aufnehmen. Auch der Urogenitaltrakt wird durch den Verzehr von Walnüssen günstig beeinflusst, z. B. wirken sie heilend bei Frauen, die an Weissfluss leiden. Die Sehkraft, hauptsächlich Nachtblindheit, verbessert sich nach regelmässigem Einnehmen von Walnüssen. Vitamin C ist reichlich im Perikarp vorhanden. Ein Dekokt aus Blättern und Rinde, innerlich eingenommen, bremst die Milchsekretion; als Gurgelwasser lindert es Halsweh und als Spülmittel verwendet, kann man Wunden und Geschwüre behandeln. Das Öl wirkt als sanftes Abführmittel und fördert die Gallensekretion. In einer Dosis von 15–20 ml, oral verabreicht, dient es als Bandwurmmittel. Ein Aufguss der Rinde ist bei der Behandlung von Hauterkrankungen nützlich. Der ausgepresste Saft der grünen Hüllen, mit Honig erwärmt, dient als Gurgelwasser bei Angina. Die pulverisierte Rinde wird in einigen Zahnpulvern verwendet. Für Kinder im Wachstumsalter ist die Walnuss hervorragend geeignet. Sie wirkt der Akne entgegen und reguliert die Drüsentätigkeit. Am besten sollte man sie den Kindern in regelmässigen Abständen während des gesamten Wachstums geben. Viele skrofulöse Kinder mit Neigung zu chronischen Katarrhen des Nasen-Rachenraums und der Atemwege, mit Hautkrankheiten wie Ekzemen, Akne usw. und mit Lymphdrüsenproblemen reagieren gut auf Walnüsse. Regelmässiges Trinken von Walnussblättertee während 2–6 Monaten ist äusserst hilfreich in solchen Fällen.

Das aus Walnüssen gewonnene frische, kaltgepresste Öl kann zum Braten oder kalt als eine Art Butter verwendet werden. Unreife Walnüsse werden besonders für eingemachte Gemüse gesammelt. In diesem unreifen Stadium enthalten sie am meisten Vitamin C. Setzt man die Walnüsse dem Sonnenlicht und Dampf aus, so wird das Vitamin C zerstört. Walnussblätter sollten im Juni, frühmorgens, wenn der Tau getrocknet ist, gesammelt und im Schatten getrocknet werden. Verbraucht werden sie, bevor die Blätter braun werden.

Die Walnuss und ihr Öl sind kontraindiziert für Personen, die irgendwelche Blutungsneigung aufweisen. Abgesehen von dieser Ausnahme kann der Wert dieser Nuss kaum überschätzt werden.

Anacardium occidentale L.   *Anacardiaceae*

KASCHUNUSS   Cashewnuss

Allgemeines

Die Kaschunuss ist erst seit kurzem populär. Die Frucht besteht aus zwei Teilen (siehe Abb.): dem Kaschuapfel und der Kaschunuss, die mit dem Apfel verbunden ist. 'Apfel' genannt wird der verdickte Stiel und das Blumenlager, das entweder rot oder gelb vorkommt. Die dünne Haut des Apfels sondert einen schmackhaften, trinkbaren Saft ab. Die Nuss entsteht in der nierenförmigen echten Frucht, welche mit dem Apfel verbunden ist. Die Fruchtschale der echten Frucht enthält ein ätzendes Öl, so dass während des Röstens der Nüsse Schutzmassnahmen getroffen werden müssen. Die austretenden Dämpfe können Entzündungen hervorrufen. Dies ist der Grund, warum die Kaschunuss früher nicht verbreitet im Handel zu finden war. Heute werden spezielle Techniken angewandt.

Vorkommen

Der Baum stammt aus Brasilien. Heute wird er in Indien, Moçambique, Mexiko, Südafrika, Peru, Tansania und auf den Ost- und Westindischen Inseln angebaut.

Inhaltsstoffe

Der Kern enthält pro 100 g: Proteine 18,4 g, Fett 46,9 g, Kohlehydrate 28,7 g. Mineralien: Kalzium 28 mg. Eisen 4 mg. Phosphor 462 mg. Vitamine: Karotin 60 μg, Thiamin 0,43 mg. Riboflavin 0,34 mg. Niacin 2,4 mg. Vit. C 1 mg. Die Fruchtschale der Nuss enthält ein schwarzes Öl, das aus Anakardsäure und Kardol besteht. Diese Stoffe haben medizinische Bedeutung. Energiewert=568kcal.

Medizinisches

Die Kaschunuss ist eine reiche Quelle für Proteine, Fette, Kohlehydrate und Vitamine. Die Inhaltsstoffe sind wohltuend für die Magenschleimhaut. Die Nuss wird Patienten mit Magengeschwüren und Gastritis verordnet. Kaschunüsse steigern die gesamte Energie und Vitalität des Organismus. Sie haben eine besondere Beziehung zum Nervensystem. Die ganze Frucht (Apfel und Fortsatz), einschliesslich des ätzenden Öles, kann in Milch aufgekocht und dann äusserlich als Mittel gegen rheumatische Arthritis, Ischiasbeschwerden, Hexenschuss, Lepra und Schuppenflechte appliziert werden. Das schwarze Öl aus der Nussschale kann mit äusserster Vorsicht und grösster Genauigkeit auf Warzen, Krebsgeschwüre, Hühneraugen und auf von Fadenpilz befallene Hautstellen (Trichophytie) getupft werden. Das aus dem Kern gewonnene Öl ist als äusserliches Antidot gegen saure und alkalische, ätzende Gifte sowie gegen allergische Reaktionen auf Insektenstiche verwendbar. Der Kaschuapfel ist essbar, schmeckt sauer und ist reich an Vitamin C, deshalb bei Skorbut indiziert. Wegen seiner stark harntreibenden Wirkung wird der Saft des Kaschuapfels bei Hautwassersucht verabreicht; auch ist er bei Uterusblutungen und schmerzhafter Menstruation hilfreich.

Verwendung

Kaschuäpfel werden von den Einheimischen als Früchte gegessen. Die Kerne werden geröstet und gesalzen. Rohe Kerne werden in grossem Mass bei der Süsswarenherstellung gebraucht. Kaschunüsse bieten eine delikate Bereicherung für die Schokoladenherstellung, wenn sie mit Kokosnuss und Kakaopulver vermischt werden. Das aus den Kernen gewonnene Öl ist bemerkenswert süss und wird ähnlich verwendet wie Mandelöl. Der Saft des Apfels wird zu hervorragendem Wein vergoren. In unserer Klinik wird die verwandte Art *Semicarpus anacardium* ihrer krebshemmenden Eigenschaften wegen erforscht.

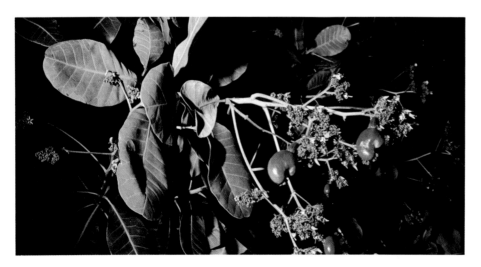

Kleiner oder mittelgrosser, einhäusiger Baum. Blätter: dick, lederig, glatt, wechselständig, oval und gestielt, 10–15 cm. Blüten: fünfteilig, polygam, in gipfelständigen, rosafarbenen Doldenrispen, stark duftend. Frucht: dickhäutige, birnenförmige, gelbrötliche, saftige, sogenannte 'Frucht', die aus dem verdickten Fruchtstiel besteht, als 'Kaschuapfel' bekannt. Die echte Frucht ist ein kleines, nierenförmiges Gebilde – eine Steinfrucht –, die als Fortsatz des Apfels den zweikeimblättrigen Samen einschliesst. Äussere Schale dieses Fortsatzes ist glatt, aschfarben; innere Schale hart. Zwischen diesen ist ein dickflüssiges, ätzendes Öl gelagert.

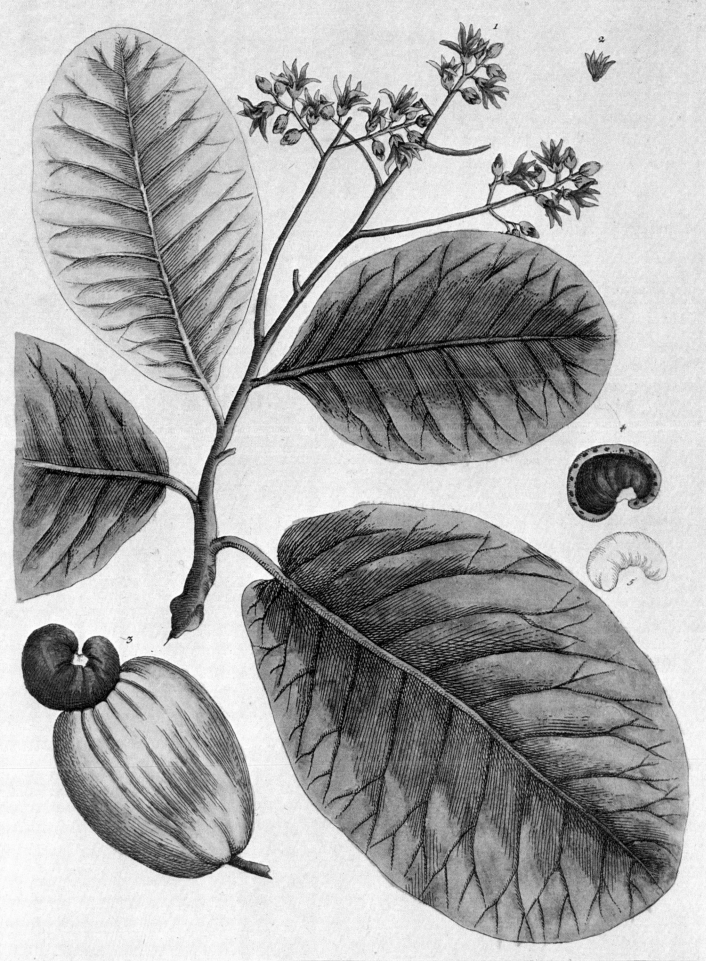

Anacardium Occidentale. { 1.2. Blüthe 3. Apfel mit der Nuß 4. eine geöfnete Nuß 5. der Kern } Westindische Elephanten Lauß.

Areca catechu L.   *Palmae*

BETELNUSS

Allgemeines

Die Arecapalme stammt aus Malaysia, ist aber eng mit der indischen Religion verbunden. Die Nüsse der verschiedenen Arecaarten variieren stark in Grösse und Form. Sie ist die meistgekaufte Nuss des Fernen Ostens. Die zerstossene Nuss wird allein oder mit anderen Gewürzen in einem Blatt der Pfefferfamilie, *Piper betle*, eingewickelt und so gekaut: deswegen der Name 'Betelnuss'. Im Handel ist die Betelnuss als Frucht, als getrockneter, roher Samen oder in pulverisierter Form erhältlich. Die rohe Nuss ist leicht toxisch; um die toxische Wirkung herabzumindern, wird sie vor Verkauf gekocht und getrocknet.

Vorkommen

Überall in den Tropen

Inhaltsstoffe

Die Nuss enthält 15% Gallensäure, 14% festes Öl, etwas Gummi, ätherische Öle, Lignin, Mineralstoffe und Alkaloide wie Arecolin, Arecadin, Guvacin und Guvacolin, welche als die aktiven Bestandteile angesehen werden. Arecolin ähnelt dem Pilocarpin in seiner Wirkungsweise auf den Organismus. Bei neueren Analysen wurden verschiedene Aminosäuren, im besonderen Prolin, Tyrosin, Phenylamin und Arginin vorgefunden, deren Konzentration von Art zu Art, je nach Reifegrad der Früchte, variiert. Energiewert des essbaren Teils = 394 kcal.

Medizinisches

Die Betelnuss wirkt zusammenziehend, appetitanregend und geruchhemmend. Vor allem die rohen, grünen Nüsse in kleiner Dosis beruhigen das Nervensystem. Bei Überdosis treten Vergiftungserscheinungen und Schwindelgefühle auf. Die Alkaloide besitzen teilweise amöbentötende Eigenschaften und sind als Wurmmittel besonders gegen Bandwürmer wirksam. Zu diesem Zweck werden 1–2 Löffel Arecanusspulver eingenommen. Das flüssige Extrakt soll in einer Dosis von 1 Teelöffel verabreicht werden. Eine stärkere Dosis dieses Extraktes fördert die Darmtätigkeit, kann jedoch zu Durchfall führen. Die Nuss, ihr alkoholisches Extrakt oder das Nusspulver, in Milch aufgekocht, beschleunigt die Zusammenziehung der Gebärmutter nach der Entbindung, reguliert Menorrhagie und bremst Weissfluss bei Frauen. Die Nuss hat leicht blutzuckersenkende Eigenschaften, deshalb ist sie bei Diabetes im Frühstadium nützlich. Arecolin hat sich bis zu einem gewissen Grad als MAO-Hemmer (Mono-Amino-Oxidase) bei Tier- und Laborversuchen erwiesen und kann aus diesem Grund als stimmungsaufhellendes Mittel empfohlen werden. Das Kauen der Nuss hilft Stress ertragen. Sowohl der alkoholische als auch der wässrige Extrakt hemmen die Vermehrung verschiedener krankheitserregender Bakterien; dies beweist ihre antibakteriellen Eigenschaften. Wird die Nuss dauernd gekaut, wie in Indien üblich, kann dies Mundkrebs auslösen. Arecolin-hydrobromid stimuliert die Speicheldrüsen mehr als Pilokarpin und wirkt als Abführmittel stärker als Esserin.

Verwendung

Pulverisierte Betelnuss wird mit Kalksteinpulver und schwarzem Katechu zu 'panbira' vermischt und im Fernen Osten nach Mahlzeiten regelmässig gekaut, um die Zähne zu reinigen und den Atem zu erfrischen. Nachträglich muss der Mund ausgespült werden, da er sich rot färbt. Das zu Holzkohle verarbeitete Pulver der Nuss dient als wirksames Zahnpulver und beugt Pyorrhoe vor.

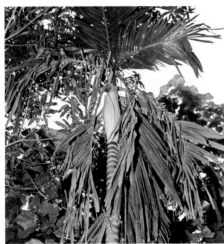 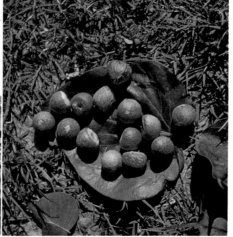

12–30 m hohe Palme mit schlankem Stamm und dunkelgrüner Krone. Blätter: aus vielen endständigen, 1–4 m langen, gefiederten Wedeln bestehend; die kahle Blattspindel umfasst den Stamm (nach dem Abfallen bleibt ein Ring zurück.) Blüten: männliche Blüten zahlreich im oberen Teil der Rispen. Weibliche Blüten mit 3-blättrigem, bleibendem Perigon. Fruchtknoten oberständig, 3-fächerig. Frucht: 3–7,5 cm lang, Steinfrucht mit Perikarp zuerst fleischig, dann faserig. Nuss einfächerig. Same: eikegelförmig. Netzig-geaderte Samenschale, braun marmoriert. Samenhaut strahlenförmig, in das Nussfleisch eingedrungen. In der Mitte, oft mit einer kleinen Höhle.

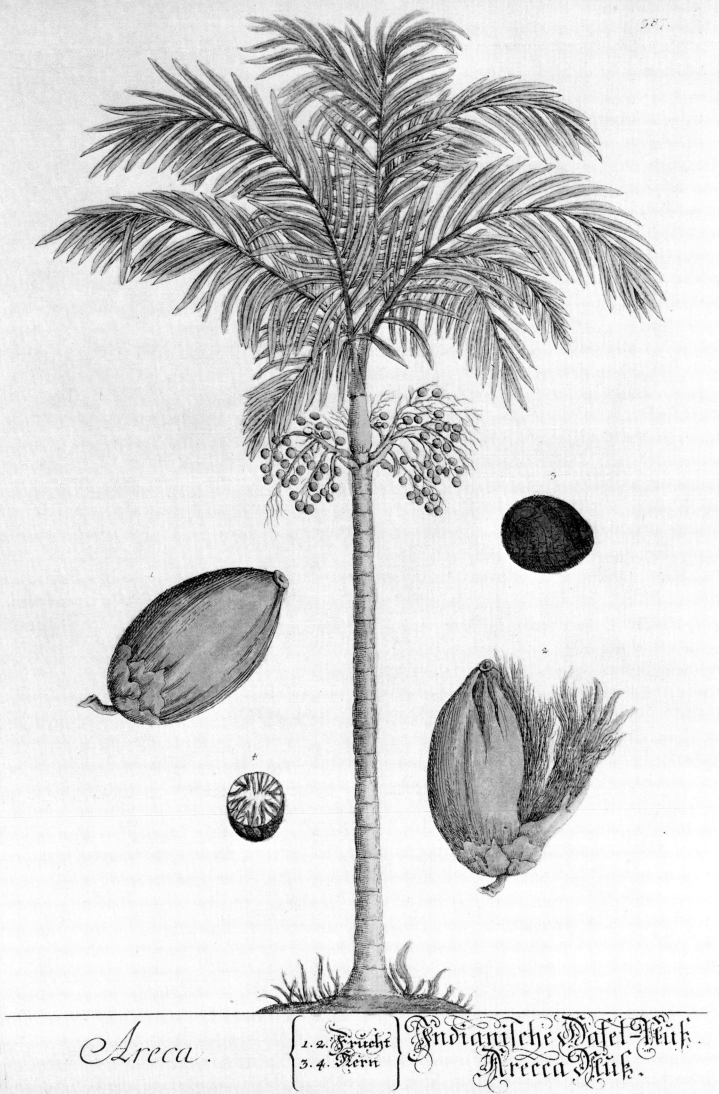

587.

Areca. { 1.2. Frucht } Indianische Hasel-Nuß.
{ 3.4. Kern } Arecca Nuß.

Castanea sativa Mill.

Fagaceae

EDELKASTANIE

Der Kastanienbaum stammt aus der Stadt Castanis in Thessalien. Der grösste Kastanienbaum mit einem Stammumfang von 26 m steht am Berg Ätna. Die Esskastanie gehört zur Gattung der Kastanien, die der Familie der Buchen zugeordnet wird; nur bevorzugt die Edelkastanie kalkarmen, stark sauren, steinigen bis sandigen Boden. Die amerikanische Kastanie, *C. dentata,* einst in Nordamerika verbreitet, starb grösstenteils durch Mehltaubefall aus. Die spanischen, chinesischen und japanischen Arten sind winterfest und heute am meisten verbreitet. In einer Urkunde aus dem Kanton Luzern, Schweiz, wird die Edelkastanie im Jahre 1387 als zinspflichtig erwähnt. Lang als Grundnahrungsmittel in Europa verbreitct, wurde die Kastanienkultur im 17. Jh. durch die Kartoffel verdrängt und geriet ausser Mode. Die Esskastanie sollte nicht mit der Rosskastanie verwechselt werden. Diese gehört zur Gattung *Hippocastanaceae* und wird zu medizinischen Zwecken verwendet.

In Europa, von den Pyrenäen bis zur Krim. Kleinasien, Nordpersien bis zum Himalaja. China, Korea, Japan, meist von 300 bis 1500 m.

Frische, rohe Kastanien enthalten pro 100 g: Wasser 52 g, Proteine 2,9 g, Fett 1,5 g, Kohlehydrate 42,1 g. Mineralien: hauptsächlich 454 mg Kalium und 88 mg Phosphor in der Form von Phytin. Wenig Vitamine der B Gruppe und Vitamin C. Kein Vitamin A. Der Zucker kommt in Form von Glukose und Dextrin vor. Blätter und Rinde enthalten Tannin. Energiewert = 194 kcal.

Ein Infus der Blätter ist ein Hausmittel gegen Fieber, Husten und Atmungserkrankungen. Dosis: 2 Esslöffel drei- bis viermal täglich. Ein Absud der Rinde und der Blätter ist behilflich bei Durchfall, als Gurgelwasser hilft dieser gegen Mundschleimhautentzündungen. Äusserliches Auflegen dieses Absuds auf chronische Geschwüre und Wunden beschleunigt den Heilungsprozess. Das Pulver der Rinde, mit Honig verabreicht, lindert Husten mit blutigem Auswurf. Die Samen gehören in Diäten von Personen mit schwacher Verdauung. Da die Kohlehydrate in Form von Hexosen vorkommen, können auch Diabetiker Kastanien essen. Kastaniennüsse sind hervorragend, um den Säure-Basen-Haushalt der Verdauung zu gewährleisten. Die Rosskastanie, *Aesculus hippocastanum,* wird als Mittel gegen Krampfadern, Hämorrhoiden usw. verordnet.

Edelkastanien sind nahrhaft und sättigend. Als 'Maronen' werden sie im Herbst öfters in Strassenkiosken verkauft. Je nach Zubereitung finden sie vielfältige Verwendung, z. B. als Mehl, Gemüse, Süssigkeiten, Puddings, Keks oder als Füllung für Fasane und Wild. Zerstösst man Kastanien in einem Mörser und kocht sie dann mit gebratenen Zwiebeln auf, so erhält man eine nahrhafte Suppe. In der Schweiz werden Kastanien mit Rotkohl, etwas Braunzucker, Äpfeln und Essig im Dampfkochtopf gekocht und als vollwertige Mahlzeit serviert. Als Süsswaren werden die Nüsse zu 'Marrons glacés' verarbeitet. Da Kastanienholz wegen starker Gerbesäureeinlagerung widerstandsfähig gegen Fäulnis ist, werden Äste als Weinbergstöcke gebraucht, das Holz in der Möbelindustrie verwendet.

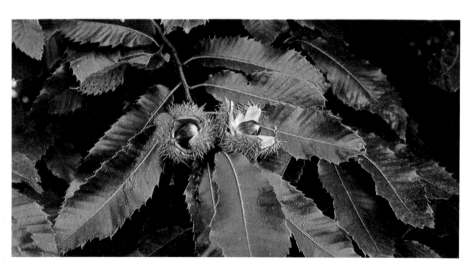

Bis 35 m hoher Baum mit breiter Krone. Rinde glatt, in bräunlich-graue Borke übergehend. Laubblätter lanzettlich, kurz zugespitzt, gestielt, mit stark hervortretenden Seitennerven, stachelspitzig gezähnt, lederig, oberseits glänzend, unterseits blassgrün. Blüten: einhäusig oder polygam. Männliche Blüten in Knäueln vereinigt; diese zu 10 bis 20 cm langen, aufrechten Kätzchen angeordnet. Weibliche Blüten einzeln oder zu 2 bis 3 am Grunde der männlichen. Fruchtknoten meist 6-fächerig, in jedem Fache 2 hängende Samenanlagen. Frucht: abgeflachte Nuss, dunkelbraun. Meist 3 Früchte von einem stacheligen Fruchtbecher umschlossen; im Herbst öffnet er sich vierklappig.

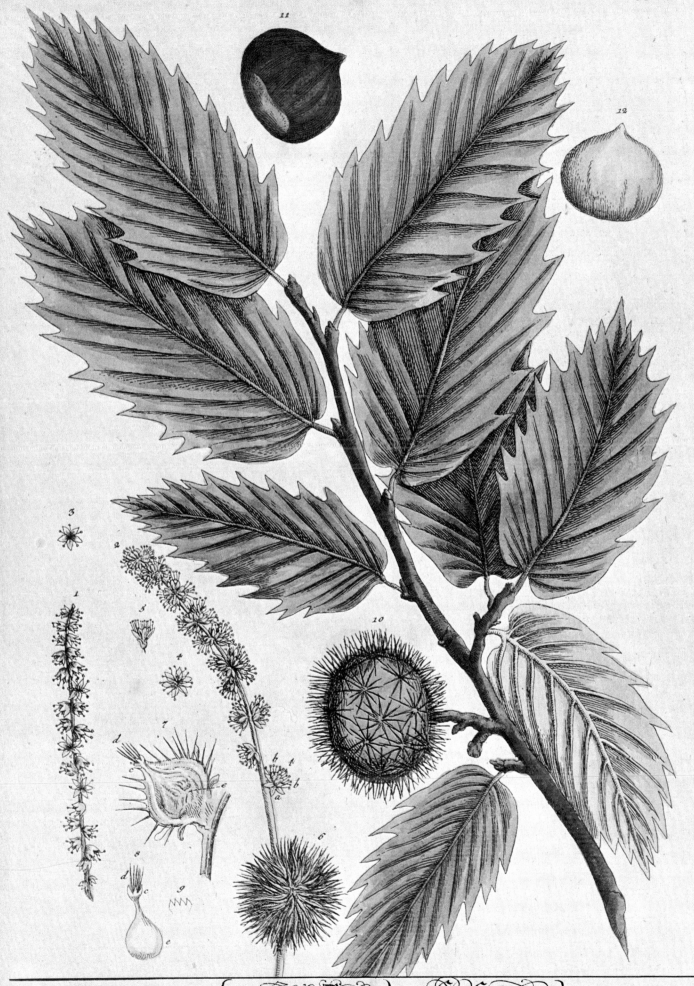

Caſtanea. { 1–5. mänliche Blüthe
6–9. weiblihe Blüthe
10. Frucht
11.12. Nuß } Caſtanien
Käſten } Baum.

Corylus avellana L.   *Betulaceae*

HASELNUSS

Allgemeines

Der Haselstrauch hat in der nacheiszeitlichen Vegetationsgeschichte der nördlichen Hemisphäre eine wichtige Rolle gespielt. Durch Pollenanalyse konnte geklärt werden, dass der Haselstrauch im Mitteleuropa der Nacheiszeit sich früh, rasch und kräftig ausgebreitet hat. Er leitete zu einer eigenen Waldperiode der borealen Haselzeit über. 'Hasel' stammt vom althochdeutschen Wort 'hasala'. Der Strauch gehört zu den im heidnischen Kultus der Germanen verwendeten Hölzern. Er war dem Himmelsgott Donar (Thor) heilig. Daraus lassen sich die Verwendungen des Haselholzes zur Wahrung des Friedens, zur Segnung und Heilung, zum Auffinden von Wasseradern (Wünschelrute) und in der Magie erklären. Der botanische Name stammt von der süditalienischen Stadt Avellino, wo schon im Altertum Haselnüsse exportiert wurden. Man kennt 8 Hauptarten Corylus, die alle nur in der nördlichen Hemisphäre vorkommen. Die baumartige Hasel, *C. colurna* (bis 20 m hoch), wächst von der Türkei bis zum Himalaja, eine Abart bis nach Zentralchina. Die Fruchthüllen sind hier besonders mächtig und haben lange, gezähnte Fransen. Die Lambertshasel, *C. maxima*, stammt aus dem südöstlichen Europa. Die Nüsse sind länger als breit; der Strauch ist nicht winterhart. Heute sind Nusskulturen in Spanien, Anatolien und Oregon, USA, verbreitet. Die Nüsse heissen in Amerika 'Filberts'.

Vorkommen

C. avellana im Mittelmeergebiet, meist in den Gebirgen bis zur Baumgrenze der Buchen. In Zentral- und Nordeuropa bis zu den Orkneyinseln, östlich bis zum Ural. Vereinzelt im Puschlav, Schweiz, bis 1800 m. *C. colurna* bis zum Himalaja. *C. americana*, wild, hauptsächlich im atlantischen Nordamerika.

Inhaltsstoffe

Per 100 g enthalten Haselnüsse 60% Öl, bis zu 88% Glyzeride, hauptsächlich Oleinsäure, Proteine (Phytosterin) 14,19 g, Fett 61,8 g, Kohlehydrate 12,6 g; dazu Amide. Mineralien: kleine Mengen Kalium, Kalzium, Phosphor, Magnesium, Eisen. Vitamine B und C. Saccharose 5%. Energiewert = 634 kcal.

Medizinisches

Haselnüsse sind blutstillend, adstringierend und gefässverengend. Sie sind sehr nahrhaft und leichter verdaulich als die Walnuss. In Spanien, wo die Nüsse häufig vorkommen, empfiehlt man Kindern und alten Personen 12 Nüsse vor dem Zubettgehen gegen nächtliches Bettnässen. Anderseits provozieren die gekochten und als Aufguss getrunkenen Nussschalen das Urinieren. Haselnüsse sollten nicht von Personen mit hohem Blutdruck gegessen werden; dagegen sind sie sehr zu empfehlen für junge, bleichsüchtige Personen von schwacher Konstitution. Die grosse Keimkraft der Samen fördert die natürliche Verjüngung der menschlichen Ei- und Samenbildungskraft.

Anwendung

Das Holz des Haselstrauches ist weich und gut spaltbar; es findet Verwendung in Drechslereien und Tischlereien, ferner wird es für Fassreifen, Fischruten, Pflanzenstäbchen und Flechtwerk gebraucht. Die Holzkohle der Hasel liefert die Zeichenkohle, das Öl ein wohlschmeckendes, fettes Speiseöl. Auch in der Kosmetikbranche wird es geschätzt, da es die Eigenheit besitzt, aromatische Essenzen zu binden und zu konservieren. In der Küche ist Haselnuss ein Surrogat der Mandel.

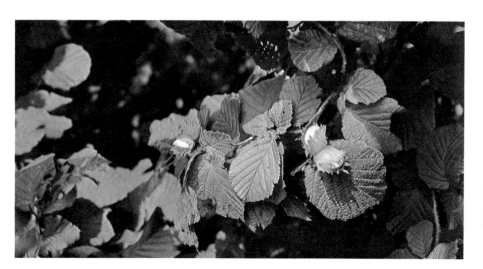

C. avellana ist ein 2–5 m hoher Strauch oder kleiner Baum mit flexiblen Zweigen.. Blätter: verkehrt eiförmig, kurz gestielt, grob doppelgesägt, zugespitzt. Nervatur auf der Unterseite sehr prominent. Blüten: auf seitlichen Kurztrieben überwintern die männlichen Blütenkätzchen. Winzige weibliche Blüten in Gruppen von 2–5 überwintern in Laubknospen eingeschlossen. Im Frühjahr strecken diese zwei rote Narben pro Blüte hervor. Frucht: 2 cm, runde Nuss, hart, einsamig, grün, später braun mit zerrissenfransiger Fruchthülle, je nach Art, gleich lang oder länger als die Frucht. 2–5 Nüsse werden nebeneinander angelegt.

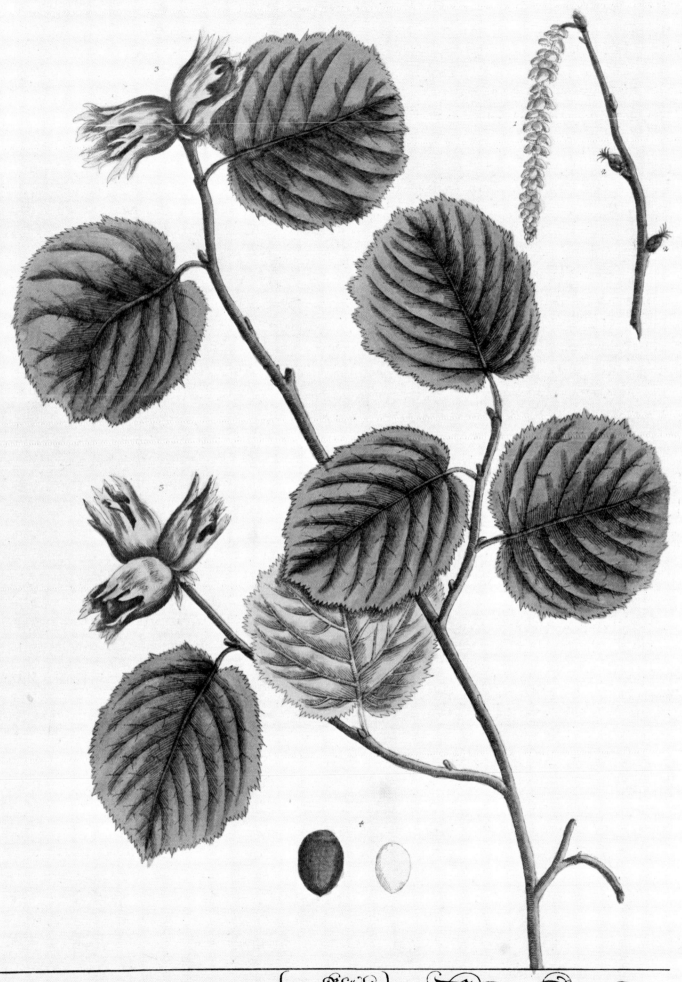

Corylus.

1.2. Blüthe
3. Frucht
4. Kern

Hasel Staude.

Prunus communis var. dulcis (Mill.) D.A. Webb   *Rosaceae*

MANDEL

Im Welthandel der Nüsse stehen die Mandeln an erster Stelle. Sie wachsen auf einem kleinen Baum, der mit dem Pfirsichbaum verwandt ist und ihm auch in der Blüte und den Früchten ähnelt. Die Mandeln teilt man in 'süsse' und 'bittere' Mandeln ein. Die süssen Mandeln bilden 2 Gruppen: a) Mandeln mit steiniger, harter Schale und b) Mandeln mit dünner, schwacher Schale. Die zweite Gruppe erachtet man als wertvoller. Bittere Mandeln enthalten giftige Bláusäure und werden hauptsächlich in Form von Ölen oder Destillaten medizinisch gebraucht.

Der Mandelbaum stammt aus Westasien, wird heute im Iran, in Afghanistan, Kalifornien, Südafrika, Australien, in den Mittelmeerländern Europas und in den gemässigten Gegenden Indiens und Mexikos angebaut. Die Bittermandeln kommen aus Sizilien und Südeuropa. Die Blüten des süssen Mandelbaumes sind rosarot mit einer Spur Weiss, die des bitteren Mandelbaumes etwas grösser mit weisslichen, an der Basis leicht rosaroten Blütenblättern.

Die süsse Mandel enthält pro 100 g: festes Öl 59,9 g, Proteine 20,8 g, Fett 54 g, Kohlehydrate19,5 g, Faserstoff 2,7g. Mineralien: Kalzium 230 mg, Phosphor 490 mg, Eisen 4,5 mg. Vitamine: Thiamin 0,24 mg, Riboflavin 0,57 mg, Niacin 4,4 mg, Vit. C 0,8mg. Energiewert = 655 kcal. Süsses Mandelöl besteht hauptsächlich aus Olein, ist dem Olivenöl ähnlich, enthält kein Chlorophyll, aber kleine Mengen Linolsäure, Glyzeride, Saccharose, Asparagin, Cholesterin.
Die bittere Mandel enthält das Ferment Emulsin, das mit Wasser zu dem löslichen Bitterglykosid Amygdalin reagiert. Dies liefert 8% Blausäure, Glukose und das Öl.

Zerkaut man Mandeln schlecht, so werden sie wieder unverdaut ausgeschieden. Süsse Mandeln sind für Diabetiker geeignet, da sie nur wenig Zucker, dagegen viele Proteine und Fette enthalten. Am besten verabreicht man sie in Form von Mandelpaste oder Emulsion. Mandeln verleihen Energie und Lebenskraft, besonders dem Nervensystem, den Augen und den Fortpflanzungsorganen. Die Emulsion in Milch oder Wasser ist leicht harntreibend und bei Infektionen der Niere und des Harntraktes zu empfehlen. Die Paste, mit Honig vermischt, 2–3x täglich eingenommen, schafft Erleichterung bei Halsweh und Bronchitis. Süsse Mandeln gehören in die Diät von Personen mit Entzündungen im Beckenbereich, Rückenschmerzen und von Frauen mit Weissfluss. Frauen wird auch angeraten, direkt nach der Geburt Mandeln zu essen. Die warme Paste von Bittermandelöl, äusserlich verwendet, schafft Erleichterung bei neuralgischen Schmerzen. Mandeln sind kontraindiziert bei Blutungsneigung.

Zerstossene Mandeln werden häufig in Bäckereien, Konditoreien und in der Süsswarenherstellung verwendet. Süsses Mandelöl ist ein hervorragendes Körperpflegemittel und bei Hautunreinheiten und Verbrennungen nützlich. Das Öl der Mandeln verbindet sich mit Wasser zur Mandelmilch; diese wird häufig in Spanien als «Horchata» getrunken. Die Holzkohle, aus der Schale hergestellt, ist Bestandteil von Zahnpulvern. Vorsicht bei Bittermandeln! Nie mehr als 6 aufs Mal essen. Bei 12 bis 20 besteht Todesgefahr!

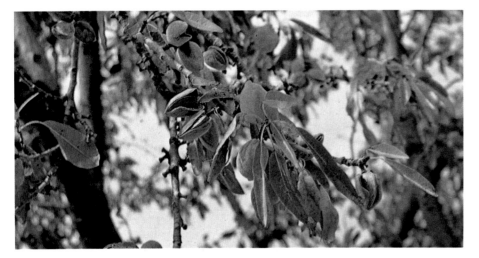

Mittelgrosser, sommergrüner Strauch oder Baum mit roher Baumrinde und aufrechten Ästen. Blätter: lanzettlich bis elliptisch, drüsig, gezähnt, oft etwas eingerollt. Blüten: erscheinen vor den Blättern aus schuppigen Knospen, die auf dem letztjährigen Holz entstehen, in Europa im Januar. 5 weisse oder rosa Blütenblätter. Blütenstiel kürzer als der tassenförmige Kelch. Frucht: Steinfrucht, mit samtweicher Rinde, die die Schale und den Samen umgibt. Fasrig-fleischige Fruchthülle, die bei der Reife in zwei Hälften aufplatzt. Steinkern mit winzigen Löchern perforiert. Samen: flach, oval, von einer braunen, dünnen Haut umgeben, leicht gerillt.

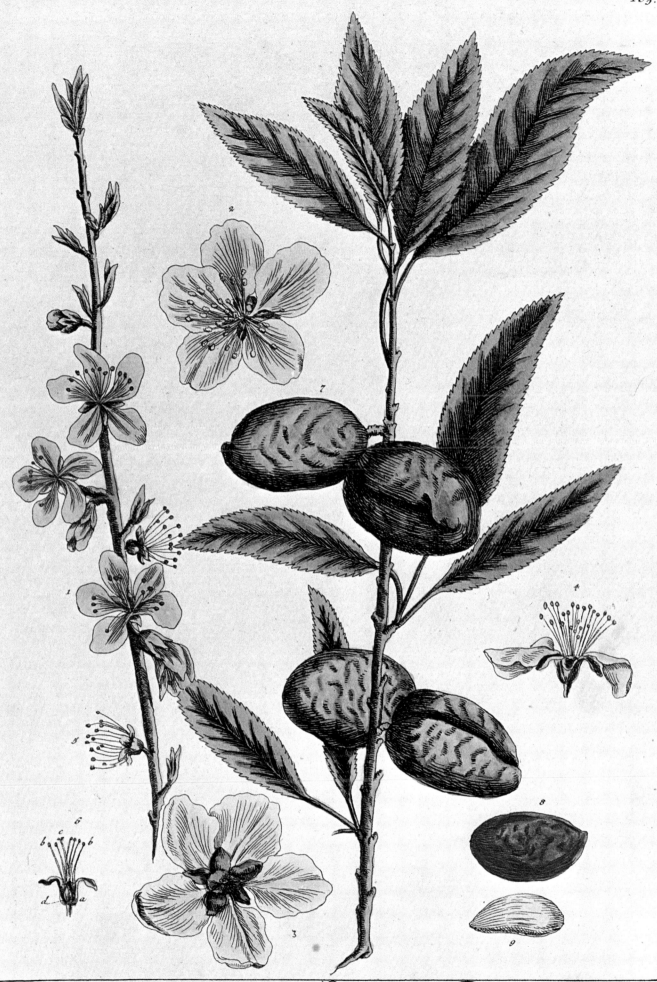

Amygdalus. { 1-6. Blüthe.
7. Frucht.
8. Stein.
9. Kern. } *Mandel-Baum.*

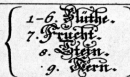

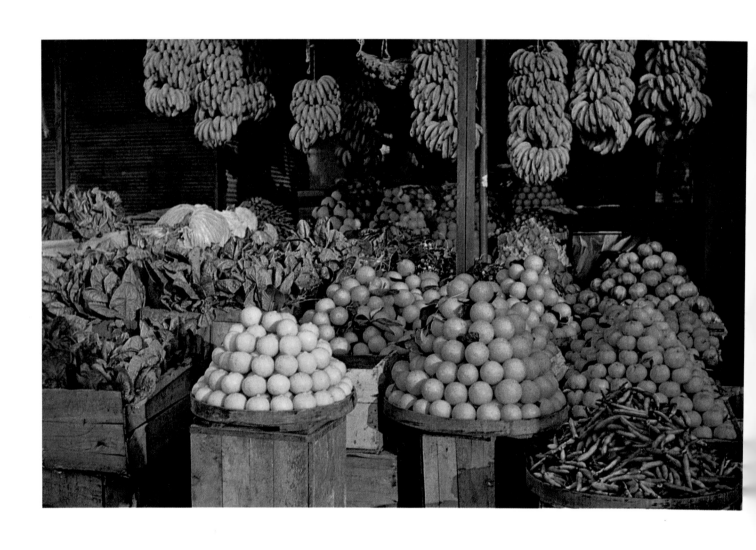

Früchte als Basenspender

Früchte sind die ältesten Nahrungsmittel des Menschen. In der Frühzeit, als der Mensch nichts von Anbau und Zubereitung von Nahrungsmitteln wusste, war er hauptsächlich auf Früchte und Nüsse angewiesen. Die meisten Kulturen lassen sich in ein Gebiet um das Karakorumgebirge in Zentralasien zurückverfolgen, und es ist interessant, dass die meisten Früchte ebenfalls ursprünglich dort beheimatet waren. Dies gilt besonders für die Familie der Rosengewächse, die zahlreiche der uns am besten vertrauten Fruchtpflanzen umfasst, wie den Apfel, die Birne, Kirsche, Pflaume, Aprikose, Himbeere, Brombeere und Erdbeere. Wenn wir den Nährwert der Früchte betrachten, so zeigt sich, dass tropische Früchte wie Bananen, Feigen, Datteln, Kokosnüsse, Brotfrüchte usw. einen hohen Prozentsatz an Kohlehydraten haben und als Hauptnahrung dienen, während der grösste Teil der Früchte aus den gemässigten Klimazonen wie Kirschen, Pfirsiche, Pflaumen, Quitten usw. vorwiegend aus Wasser, Zucker, Mineralstoffen und Vitaminen bestehen, so dass sie nur als Zusatz zur täglichen Nahrung genutzt werden können. Insgesamt sind Früchte reich an Zucker (Kohlehydraten), Mineralstoffen und Vitaminen, enthalten jedoch nur geringfügige Mengen Eiweiss und Fett. Durch ihren Zuckergehalt, sind Früchte schnellwirkende Kraftspender.

Abgesehen von den nährstoffhaltigen Bestandteilen kommt der Versorgung mit Elektrolyten und Mineralstoffen durch Früchte eine immense Bedeutung zu. Die Beförderung von Flüssigkeit und Nährstoffen und ihre Erhaltung im Körper wird durch Natrium- und Kaliumsalze reguliert, die man als 'Elektrolyte' bezeichnet. Ein Mangel an diesen Salzen würde die Zellfunktionen allmählich zerstören, was zu Schwerfälligkeit, Schwäche und in extremen Fällen zum Tod führen würde. Der normale tägliche Verlust von Körpersalzen durch Harn- und Schweissausscheidung macht einen ständigen Ersatz notwendig, und Früchte sind dafür die beste Quelle. Im normal funktionierenden Stoffwechsel entstehen bestimmte Stoffwechselprodukte, die von Natur aus 'sauer' wirken und die Tendenz haben, den ph-Wert des Körpers zu säuern. Normalerweise werden diese Stoffwechselprodukte täglich durch den Darm ausgeschieden. Blieben sie im Körper, so würden sie eine Vergiftung herbeiführen; deshalb ist ein regelmässiger Stuhlgang von grösster Bedeutung. Die Nahrung muss den Säuregehalt des Körpers genügend neutralisieren, damit er alkalische Eigenschaften erhält, besonders wenn der Verdauungsprozess zu schnell vor sich geht und der Ausscheidungsvorgang nicht funktioniert, wie im Fall von Gicht, Verstopfung, Diabetes usw. Die Früchte, die organische Säuren – besonders Zitronensäure – enthalten, kann man allgemein 'alkalisierende Nahrungsmittel' nennen und sie als solche verwerten. Früchte sind im allgemeinen reich an den Vitaminen A, B und C. Vitamin-A-Mangel kann zu Augenproblemen führen sowie zu Haut- und Schleimhautkrankheiten. Die Vitamine der B-Komplex-Gruppe sind unerlässlich für gesundes Wachstum und den Stoffwechsel, normale Struktur und Funktion des Nervensystems und die Bildung roter Blutkörperchen. Ebenso wird Vit. C gebraucht zur Aufrechterhaltung der Gesundheit der Adern und Kapillaren, für den Gerinnungsprozess, zur Blutbildung, Regeneration von Zellen und Geweben.

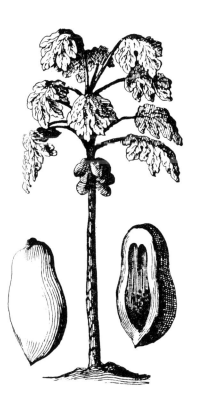

Annona squamosa L.   *Annonaceae*

Zuckerapfel ▶

Die tropische Squamosa ist sehr süss, deshalb als 'Zuckerapfel' bekannt. Die Früchte ähneln zusammengepressten Artischocken, sind 6 cm im Durchmesser, gelb-grünlich, knotig, mit auseinanderfallenden Fruchtblättern. Sie haben weisses, süsses, etwas schwammiges Fruchtfleisch, mit schwarzen, glänzenden Samen darin eingebettet. Die Frucht enthält pro 100 g: Wasser 70,5 g, Proteine 1,6 g, Fett 0,4 g, Kohlehydrate 23,5 g. Fasern 3,1 g. Mineralien: 0,9 g. Vitamine: Thiamin 0,13 mg, Riboflavin 0,14 mg, Niacin 1,3 mg, Vit. C 37 mg. Energiewert = 104 kcal. Sie ist indiziert bei Blutungen, Altersbeschwerden und bei chronischer Verstopfung. 2–3 Früchte decken den täglichen Vit. C-Bedarf. Die Blätter werden örtlich für Packungen bei Abszessen genutzt. Die Wurzelrinde hat abführende Wirkung. Eine Dosis von 10 g pulverisierten Samen wirkt abtreibend, kann Kontraktionen des Uterus bei Schwangerschaften hervorrufen. Der hohe Eiweiss- und Mineralstoffgehalt fördert gesundes Wachstum bei Kindern.

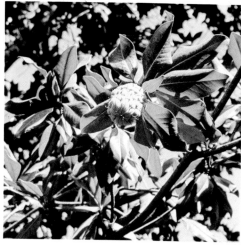

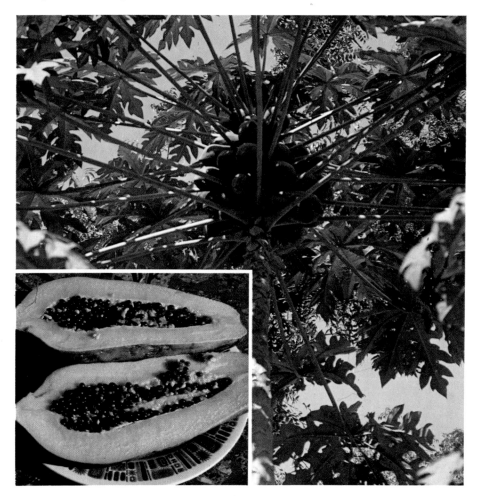

Carica papaya L.   *Caricaceae*

◀ Papaya Melonenbaum

Der tropische Papayabaum (Indien, Sri Lanka, Malaysia, Hawaii, Südflorida) wächst sehr schnell und bringt melonenähnliche Früchte hervor. In das süsse, orange Fruchtfleisch sind zahlreiche schwarze Samen eingebettet. Schon im ersten Jahr kann ein Baum 50 kg Frucht hervorbringen. Papayas werden zum Frühstück gereicht, da sie sich günstig auf die Darmtätigkeit auswirken. Die reife Frucht enthält pro 100 g: Wasser 90,8 g, Proteine 0,6 g, Fett 0,1 g, Fasern 0,8 g, Kohlehydrate 10 g. Mineralien: 0,5 g. Vitamine: Karotin 666 μg, Thiamin 0,04 mg, Niacin 0,2 mg, Vit. C 57 mg. Energiewert = 32 kcal. Früchte, Samen und Blätter enthalten einen Milchsaft, 'Latex' – wichtiger Bestandteil von Kaugummi. Latex enthält das stark eiweissabbauende Enzym 'Papain'. Dieses ist in medizinischen Mitteln für Dyspepsien bei dekompensierten Herzerkrankungen, Störung der Fettverdauung, Pankreopathien, Störungen der Magen-Darmsekretion und in Wurmmitteln enthalten. Der milchige Saft wirkt ausgezeichnet gegen Darmparasiten. Äusserlich wird Papain auf Warzen, chronische Geschwüre und Brandwunden appliziert, um totes Gewebe zu entfernen.

Actinidia chinensis Planch   *Actinidiaceae*

Kiwi ▶

Kiwis aus Neuseeland mit ihrer braunen, haarigen Haut und ihrem süssen, grünen Fruchtfleisch werden immer beliebter. Der Kiwi ist ein Rebengewächs, das hohe Feuchtigkeit, gleichmässig verteilten Niederschlag und 2500 Stunden Sonnenschein braucht. Männliche und weibliche Blüten sind getrennt, so dass die Befruchtung durch Bienen geschieht. Die Pflanze wird 40–50 Jahre alt. Eine Kiwi enthält pro 100 g: 12 g Kohlehydrate, 1 g Proteine, kein Fett. Mineralien: Kalium 340 mg, Phosphor 23 mg, Natrium 9,5 mg, Kalzium 37 mg, Magnesium 20 mg, Eisen 0,9 mg. Vit. C 105 mg. Energiewert = 55,5 kcal. Kiwis werden serviert mit Hüttenkäse und Radieschenscheiben, als eisgekühltes Getränk oder als Nachtisch in Rum oder Cognac gebacken. Man kann sie mit Meeresfrüchten mischen oder als Dekor zu überbackenen Muscheln benutzen. Die Kiwi ist eine der Früchte mit dem höchsten Gehalt an Mineralstoffen und Vit. C. Bekanntlich ist Vit. C wirkungsvoll gegen Infektionskrankheiten, Grippe und Zahnfleischbluten.

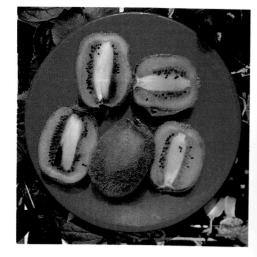

Diospyros kaki Thbg.   *Ebenaceae*

Kaki ▶

Der bis 8 m hohe, subtropische Kakibaum liefert jährlich bis 100 kg rote, tomatenartige, süsse Früchte. In Nordafrika werden sie für den Winterverbrauch getrocknet. Die Früchte sind reich an Mineralsalzen und Vit. C. Ihr Zuckergehalt liegt zwischen 15% und 20%, doch müssen sie wegen ihres hohen Gerbstoffgehalts voll ausreifen, um wohlschmeckend zu sein. Kakis werden im November geerntet und bieten eine wertvolle Quelle der Widerstandskraft gegen grippenartige Krankheiten.

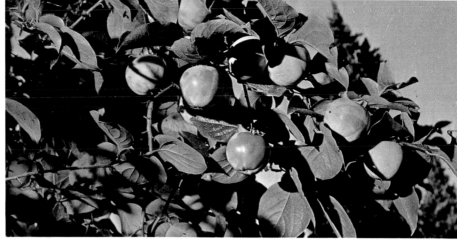

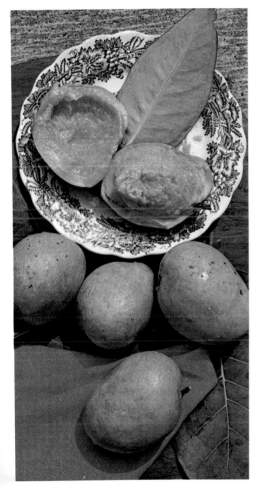

Mangifera indica L.   *Anacardiaceae*

◀ Mango

Es gibt mehr als 500 Anbauvarietäten des Mangobaumes, einer der ältesten und wichtigsten Fruchtpflanzen der Tropen, aber nur wenige davon schmecken wirklich gut. Die bekannteste Varietät ist der «Alfonso» (Foto), benannt nach Alfonso de Albuquerque, einem früheren portugiesischen Vizekönig von Goa, heute ein Staat Indiens. Sie ist das Resultat von 200 Jahren Züchtung und Kreuzung durch katholische Mönche in Goa. Der schattenspendende, immergrüne Baum wird bis 30 m hoch. Im Frühling trägt er cremefarbene, duftende Blütenrispen. Die Mango ist eine Steinfrucht, unreif grün, später gelb bis orange. Das Fruchtfleisch schmeckt angenehm süsslich-sauer. In der Mitte des Fruchtfleisches liegt ein sehr grosser Samen eingebettet, der den Embryo umschliesst. 100 g Mango enthalten: Proteine 0,6 g, Fett 0,4 g, Kohlehydrate 16,9 g. Mineralien: Kalzium 14 mg, Phosphor 16 mg, Kalium 205 mg, Magnesium 27 mg, Kupfer 2 mg. Vitamine: Karotin 1743 μg, Thiamin 0,08 mg, Riboflavin 0,09 mg, Niacin 0,9 mg. Vit. C 36 mg. In den Tropen dienen die Früchte als Hauptnahrungsmittel. Mangos sind nahrhaft und blutbildend. Sie eignen sich für alte Personen mit schwacher Konstitution und können in Milch zerdrückt gegessen werden. Mangos lindern Dickdarmentzündungen; ferner verbessern sie den Teint. Unreife Früchte werden zur Herstellung von Mango Chutneys gekocht. Mangos, gebacken mit Zucker und mit etwas Salz nachträglich dazugegeben, bieten ein ausgezeichnetes Heilmittel gegen Sonnenstich. Die pulverisierten Samenkerne werden bei chronischem Durchfall verordnet. Ein Absud der Baumrinde (2 Teelöffel 2–3x täglich) wirkt als Adstringens und Styptikum, um Darmblutungen mit flüssigem Stuhl zu hemmen. Reife, süsse Mangos, hauptsächlich die indischen Sorten, isst man frisch oder verwendet sie für Fruchtgetränke. Die afrikanischen Sorten eignen sich für die Eiscremeherstellung. Ein erfrischender Dessert ist Mangocreme: Mangos zerkleinern, im Mixer mit Rahm pürieren und durch ein Sieb streichen (um die Fasern auszuscheiden); mit einigen Tropfen Zitronensaft abschmecken und in hohen Gläsern kühl servieren. Will man das Fruchtfleisch servieren, schneide man Tranchen in Längsrichtung am Stein vorbei (siehe Foto links).

Mahonia aquifolium (Purs.) Nutt.

Berberidaceae   **Mahonie** ▶

Dieser kleine immergrüne Strauch wird etwa 2 m hoch, wächst sehr schnell in warmen, trockenen Gegenden. Die Blätter erinnern an die der Stechpalme. Die kleinen Beerentrauben ähneln Weintrauben, sind aber kleiner, glanzlos und haben dickere Haut. Die Mahonien werden in Mittelmeerländern zu Landwein verarbeitet. Hauptbestandteile sind Berberin und etwas Oxycanthin. Die Beeren helfen bei chronischem Dickdarmkatarrh, Verdauungsstörungen und sind ein Bluttonikum.

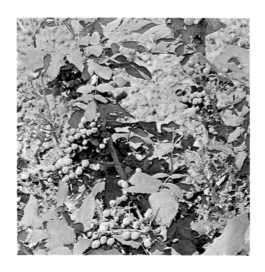

Passiflora edulis L.   *Passifloraceae*

Passionsfrucht ▶

Die 23 Arten dieser tropischen Blume haben alle exotische Blüten mit 5 Kelchblättern, 5 Blütenblättern und zahlreichen Staubfäden, die Auswüchse aus dem Perianth sind. Über dem Perianth wachsen gewöhnlich 5 Staubblätter und über diesen ein Stempel mit den Narben und ein Fruchtknoten, der zahlreiche Samenanlagen auf 3 seitlichen Samenleisten trägt. Wegen ihrer Ähnlichkeit mit der Dornenkrone, die Christus auf dem Kreuzweg trug, gaben Jesuiten ihr den Namen 'Passiflora'. Ihre Früchte sind essbar, tiefschwarz-rötlich bis purpur, rund und leicht eingekerbt. Die Frucht enthält pro 100 g: Wasser 75 g, Proteine 2,2 g, Fett 0,7 g, Kohlehydrate 21,2 g. Mineralien: Hauptsächlich Kalium 348 mg. Vitamine: Hauptsächlich Vitamin C 30 mg. Energiewert, roh, inklusiv Samen = 90 kcal. Die Wurzel enthält Passiflorin, das dem Morphium ähnelt. Es ist hoch giftig, ein Narkotikum, das als Mittel bei Epilepsie sowie gegen Ruhr und Dysmenorrhoe verabreicht wird. Die Passionsfrucht hat allgemein eine beruhigende Wirkung.

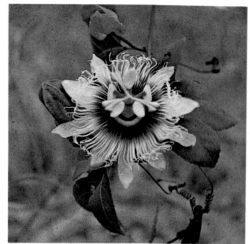

Opuntia ficus indica (L.) Mill.

▼ Feigenkaktus   *Cactaceae*

Der Feigenkaktus wächst häufig in Mittelamerika, kommt aber auch in den Mittelmeerländern vor. Die ovalen, mit haarigen Stacheln bedeckten Früchte müssen sorgfältig mit einem Tuch in der Hand halbiert und gegessen werden, damit die feinen Stacheln nicht auf die Finger und damit in den Mund geraten. Homöopathisch stellt man aus Blüte und Kaktus eine Tinktur her gegen Milzstörungen und Durchfall. Die Frucht wirkt schleimlösend, galletreibend und ist ein wirksames Erleichterungsmittel bei Asthma, Keuch- und Krampfhusten und hepatitischem Blutstau und dient bei Gonorrhoe als nützlicher Demulcens. Sie muss allerdings ganz reif sein.

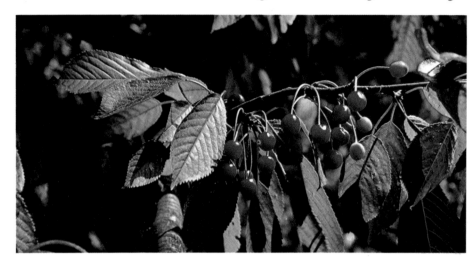

Prunus avium L.   *Rosaceae*

▲ Kirsche

Kirschbäume sind von unterschiedlichem Wuchs, gerade oder gekrümmt, strauchartig bis hochstämmig. Einige der besten Kirschenarten stammen aus der Gegend um das Kaspische Meer, wo sie seit Tausenden von Jahren kultiviert werden. Einige Kirschenarten sind auch in Europa und Amerika beheimatet. Grob eingeteilt gibt es Süss- und Sauerkirschen. Von diesen wird *P. serotina* wegen ihres wertvollen Holzes zum Möbelbau verwendet. Die Sauerkirsche, *P. cerasus,* wird zum grössten Teil zu Marmelade, Gelee und Torten verarbeitet. Sogar die Süsskirsche, *P. avium,* hat einen leicht stechenden, sauren Geschmack. Die Süsskirsche braucht viele Jahre, bis sie Früchte trägt. Da die Bäume nicht selbstbefruchtend sind, sind sie in der Regel für die Kreuzung untauglich. Die Sauerkirsche befruchtet sich mit ihren eigenen Pollen. Die zahlreichen Sorten der Sauerkirschen umfassen die Amarellen mit ihren durchscheinenden Früchten (var. *cerasus*) und die Cocktail-Kirschen (var. *marasca*), die eine Kreuzung von Sauerkirschen und Schattenmorellen sind. Diese Kirschen werden in Italien und Dalmatien zu Maraschinolikör verarbeitet. Kreuzungen zwischen Süss- und Sauerkirschen haben die «Dukes» genannte Kirsche hervorgebracht. Kirschen werden gemäss ihren charakteristischen Merkmalen als Tafelobst, Konserven oder destilliert zu Likören wie Cherry Brandy, Kirschlikör usw. genossen. Im Durchschnitt enthalten Kirschen pro 100 g: Wasser 83,5 g, Proteine 1,1 g, Fett 0,5 g, Kohlehydrate 13,8 g, Mineralien: 0,8 g. Vitamine: Thiamin 0,08 mg, Riboflavin 0,08 mg, Niacin 0,3 mg, Vit. C 7 mg. Ferner Salizylaldehyd, Pektin, Tannin, Quercetin, Apfel-, Zitronen-, Bernstein- und Milchsäure. Saure Kirschen enthalten mehrfach organische Säuren. Energiewert = 64 kcal. Kirschbaumrinde enthält Stärke, Harz, Tannin, Gallussäure, Lignin, ein ätherisches Öl und Blausäure. Sie wird medizinisch genutzt. Unechte Rinde, die zu Kirschrinde verfälscht wurde, kann man durch das Fehlen von Blausäure identifizieren. Echte Kirschrinde wird zu Tinkturen, Sirups, Aufgüssen und flüssigen Extrakten verarbeitet, welche adstringierend, beruhigend und schleimlösend wirken und häufig zur Behandlung von Husten, Erkältung, Katarrh und chronischer Bronchitis eingesetzt werden; ferner bei Dyspepsie, um Verdauung und Resorption zu fördern. Kirschen werden in der Erntezeit gern als Obstkuchen, Marmelade oder überzuckert zubereitet.

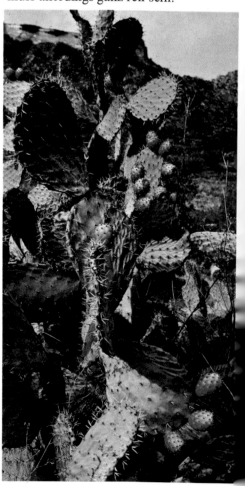

Persea americana Mill.   *Lauraceae*

▼ **Avocado**

Der tropische Avocadobaum ist stark verzweigt und wird bis 18 m hoch. Die Blätter sind lederig, die Blüten gelblich-grün. Die warzige Frucht (botanisch eine Beere) ist lang gestielt. Das Fruchtfleisch ist reich an Fett, den Vitaminen A, B_1, B_2, C und E und wird als Brotaufstrich, Gemüse und in Desserts verwendet. Avocados eignen sich bei Menstruationsstörungen, Sterilität, Magengeschwüren und Untergewicht. Pro 100 g enthalten sie: Proteine 2,1 g, Fett 16,4 g, Kohlehydrate 6,3 g. Energiewert 167 kcal.

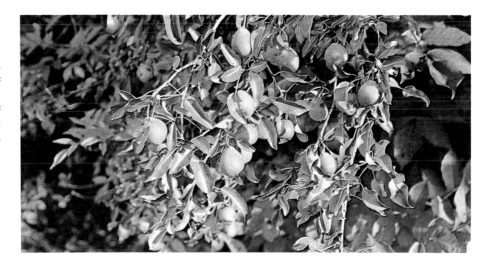

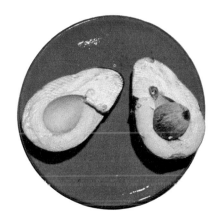

Pyrus communis L.   *Rosaceae*

▲ **Birne**

Birnen vermehren sich nicht durch ihre Kerne und müssen deshalb auf Sämlinge oder Wurzelstöcke okuliert oder aufgepfropft werden, wobei die Erbanlage der Trägerpflanze eine entscheidende Rolle im Hinblick auf Grösse, Geschmack, Härte usw. der Frucht spielt. Birnen brauchen tiefen, gut entwässerten, fruchtbaren und leichten Mutterboden; sie gedeihen aber auch auf Böden, die für andere zweihäusige Bäume zu schwer sind. Wenn der ph-Wert des Bodens über 7 beträgt, kann Eisen- und Manganmangel auftreten, der eine Gelbfärbung der Blattränder und zwischen den Adern verursacht. Bormangel im Boden bewirkt Aufplatzen der Früchte und eine unebene Fruchtschale. Zinkmangel macht sich dadurch bemerkbar, dass die Blätter in kleinen Rosetten wachsen und ihre normale grüne Farbe verlieren. Die bekannteste Birne ist die amerikanische 'Bartlett', ein Abkömmling der 'William's' (lagerfähig 4–6 Wochen). 'Packhams Triumph', eine australische Birne, ist zitronengelb und hält sich gelagert sogar 5 Monate. 'Anjou' ist eine beliebte französische Tafelbirne zum sofortigen Verbrauch (12 Wochen lagerfähig). Von den englischen Birnen ist die 'Conference' die bekannteste. Die asiatischen Birnen haben bisweilen eine rauhe Haut, festeres Fruchtfleisch und sind aromatisch-säuerlich. Bekannt als 'Apfel-Birnen', werden sie zum Klonen verwendet. Die chinesische Sorte 'Tsu-li' kann man 5 Monate bei Temperaturen über dem Nullpunkt lagern. Birnen können nicht als normal ausgereift angesehen werden, wenn sie nicht voll aromatisch, weich und saftig sind. Ihre Möglichkeit, beim Lagern nachzureifen, ist begrenzt. Sie reifen nicht nach, wenn man sie höheren Temperaturen aussetzt. Birnen sind leicht verdaulich und fördern die Darmbewegungen. Harte Birnen können allerdings Blähungen hervorrufen, wenn sie in grossen Mengen gegessen werden. Birnen enthalten pro 100 g: Wasser 86 g, Proteine 0,6 g, Kohlenhydrate 11,9 g, Fett 0,4 g. Mineralien: 0,3 g. Vitamine: Karotin 28 μg, Thiamin 0,06 mg, Riboflavin 0,03 mg. Niacin 0,2 mg, Energiewert = 50 kcal.

Vaccinium myrtillus L.   *Ericaceae*

Heidelbeere ▶

Die Heidelbeere wächst bis zu 2700 m. Wie ihre Verwandten Moorbeere, Preiselbeere, Blaubeere und Kronsbeere wirkt sie appetitanregend, hemmt Durchfall und Weissfluss bei Frauen. Ein Tee aus den Blättern, während längerer Zeit eingenommen, ist für Diabetiker zu empfehlen. Ein Absud der Rinde oder Blätter beschleunigt den Heilprozess von Geschwüren. Die Beeren werden in Saucen für Wildrezepte verwendet. Der Saft wird für Wein und Sirup als Farbstoff genutzt.

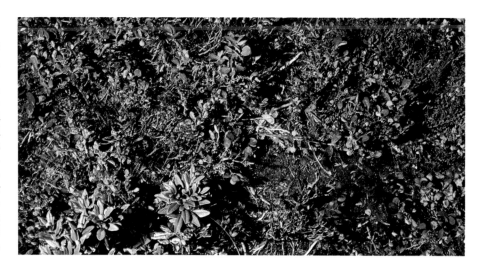

Ananas comosus (L.) Merr. *Bromeliaceae*

ANANAS

Allgemeines

Die Ananas ist ein tropisches, ausdauerndes Gewächs, das durch den weitverbreiteten Export der Früchte heute in aller Welt bekannt ist. Seine Heimat ist Brasilien. Die kaktusähnliche Pflanze bildet eine dichte Rosette aus zugespitzten, randstacheligen Blättern, aus deren Mitte sich ein verlängerter Schaft erhebt, der mit der Ananas besetzt ist. Die Vermehrung geschieht durch Einpflanzung der Krone. Ananas gedeiht nur in einem frostfreien, feuchten und warmen Klima. Wegen des weiten Transportwegs werden die Früchte gewöhnlich vor der Reife gepflückt, dadurch können sie weder ihren vollen Geschmack noch ihren Vit.-C Gehalt entwickeln.

Vorkommen

Bevorzugte Anbaugebiete: Hawaii, Westafrika, Australien, Polynesien, Mittel- und Südamerika, die Westindischen Inseln und die Azoren. Im gesamten Tropengürtel in zahllosen Kulturrassen angebaut.

Inhaltsstoffe

Frische Ananas enthält pro 100 g: Wasser 87 g, Proteine 0.7 g, Fett 0.3 g, Kohlehydrate 11.6 g, Fasern 0.5 g. Mineralien: Kalzium 17 mg, Phosphor 12 mg, Eisen 0.5 mg, Kalium 125 mg. Vitamine: Karotin 35 μg, Thiamin 0.06 mg, Riboflavin 0.03 mg, Niacin 0.3 mg. Vit. C 22 mg. Energiewert = 47 kcal. Die Konzentration der Bestandteile ändert je nachdem, wie lange die Frucht an der Pflanze verbleibt. Ferner das wertvolle Verdauungsferment Bromelin.

Medizinisches

Der Saft wirkt schweisstreibend bei Fieber und Gelbsucht und verschiebt den ph-Wert des Organismus vom Sauren zum Alkalischen. Er beruhigt den Magen, regt den Appetit an, fördert die Verdauung und beschleunigt die Harnausscheidung. In grösseren Mengen wirkt er abführend. Wegen seines hohen Vit.-C-Gehalts wird er bei Zahnfleischbluten, Skorbut und anderen Vit.-C-Mangelkrankheiten empfohlen. Der Saft der unreifen Frucht mit seinem beissenden Geschmack wirkt sehr stark harntreibend und abführend. Ferner ist er ein wirkungsvolles Wurmmittel. Er fördert den Menstruationsfluss, kann aber in sehr hohen Dosen eine Fehlgeburt auslösen. Laborversuche mit Ratten zeigten eine vielversprechende fruchtbarkeitshemmende Wirkung des Safts, indem er die Einnistung des befruchteten Eis im Uterus verhindert. Frischer Saft aus den Blättern mit Honig wird zur Hustenlinderung eingenommen. Während der Schwangerschaft vermeide man Ananassaft.

Verwendung

Konservierungsmittel vermindern die Qualität der Frucht. Über frische Ananas giesse man ein wenig Rum. Exotisch wirkt sie, der Länge nach aufgeschnitten samt Blattwerk aufgetischt. Ananasscheiben sind köstlich zu gegrilltem Beefsteak. Die Scheiben werden mit dem Fleisch gegrillt. Ausser der Frucht werden von der Kulturananas Blattfasern gewonnen. Man bereitet aus ihnen ein feines, fast durchscheinendes Batistgewebe. Die Fasern, vermischt mit Hanf, werden zu Stricken verarbeitet. Ananasfasern sind elastisch und wasserbeständig.

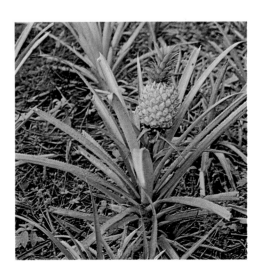

2jähriges Kraut, Stamm z. T. im Boden. Ein von der Stammbasis sich ausbreitendes Wurzelnetz nützt auch das von den Blättern gesammelte Wasser. Blätter: 1 m lang, graugrün, steif mit Randstacheln, rosettenförmig angeordnet. Blütenstiel 30 cm lang. Blüten: zu Hunderten, grünlich-weiss, zwischen rosafarbenen Deckblättern sitzend, selbststeril. Frucht: Synkarp, d. h. Scheinfrucht, welche sich aus der verdickten, fleischigen Blütenachse und den aus jeder Blüte gebildeten, miteinander verwachsenen Beeren zusammensetzt. Ananas: zylindrisch, trägt an ihrer Spitze stachelige Krone (als Pflanzengut geeignet).

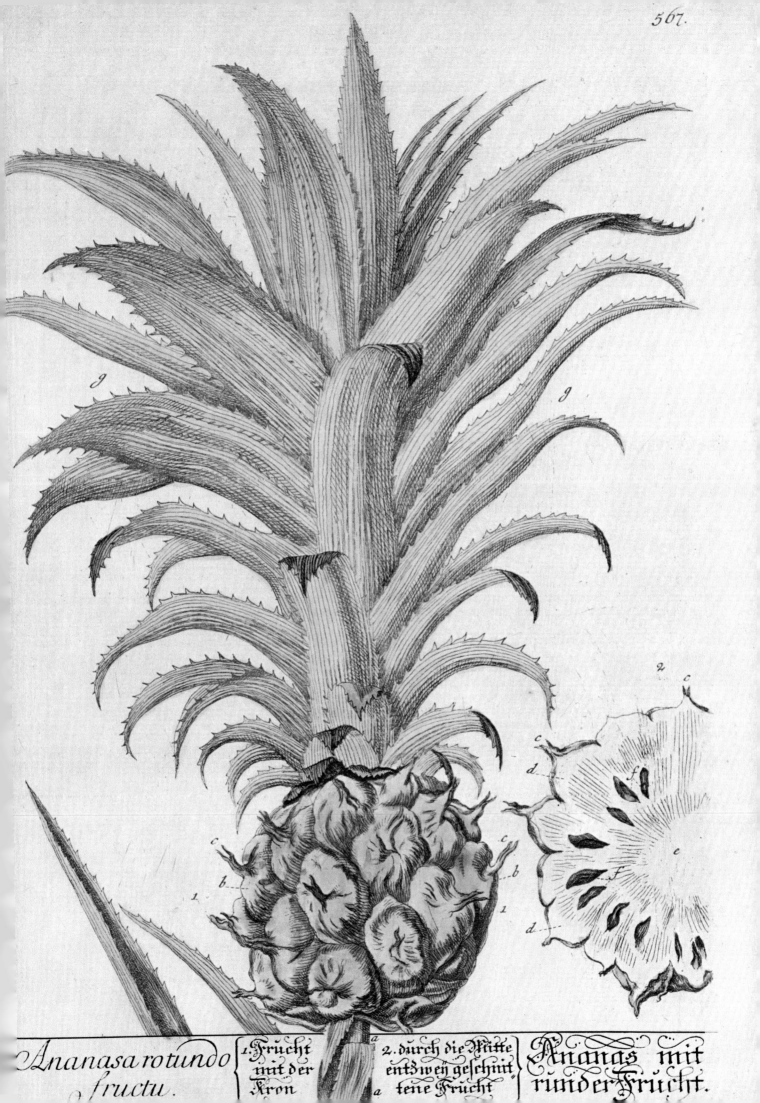

Ananasa rotundo fructu. { 1. Frücht mit der Kron   2. durch die Mitte entzwey geschnitene Frücht } *Ananas mit runder Frucht.*

Citrullus lanatus (Thunb.) Matsun et Nakai   *Cucurbitaceae*

WASSERMELONE

Die Wassermelone, in den Steppengebieten Süd- und Zentralafrikas beheimatet, dient den Eingeborenen, besonders in der Karroowüste Südafrikas, als kühlende Nahrung. Wie die Sanskritliteratur beweist, kam sie lange vor Christus nach Südeuropa und Asien. Die ersten Amerikasiedler beobachteten, dass die Rotindianer im Mississippibecken Wassermelonen anbauten. Die Pflanze breitet sich rasch aus. Innerhalb kurzer Zeit können 1 oder 2 Pflanzen ein Feld bedecken. Für ihre 3–4monatige Wachstumsperiode braucht die Wassermelone hohe Temperaturen. Wilde Wassermelonen gedeihen auf fruchtbarem, sandigem, etwas saurem Boden, in Flussnähe. Im Anbau brauchen sie 120 frostfreie Tage mit sehr hohen Temperaturen, sind jedoch gegen Feuchtigkeit weniger empfindlich als andere Melonen. Die bis zu 25 kg schweren Früchte haben wässriges, rosarötliches Fruchtfleisch mit schwarzen oder weissen Kernen. Der Reifegrad lässt sich weder an der Farbe noch an der Grösse feststellen.

Allgemeines

Extensiver Anbau in tropischen und subtropischen Gebieten und in Wüsten.

Vorkommen

Die Frucht (rotfleischige Sorte) enthält pro 100 g: Wasser 93,2 g, Proteine 0,6 g, Fett 0,2 g, Kohlehydrate 4,9 g, Fasern 0,2 g. Mineralien: Kalzium 8 mg, Phosphor 10 mg, Eisen 0,2 mg, Natrium 5 mg, Kalium 102 mg. Vitamine: Karotin 140 μg, Thiamin 0,03 mg, Riboflavin 0,03 mg, Niacin 0,2 mg Vit. C 6 mg. Energiewert = 21 kcal. Die Kerne enthalten: Proteine 22,7 g, Fett 41,2 g, Kohlehydrate 27,5 g. Mineralien: hauptsächlich, Phosphor und Kalium.

Inhaltsstoffe

Die Melone ist erfrischend und hilft dem Körper, seinen Elektrolythaushalt auszugleichen. Den Fruchtsaft verabreicht man bei Fieber, Harnröhrenkrankheiten sowie Leber- und Nierenbeschwerden. Der Kaliumgehalt beträgt 160 mg/100 g. Der Pektingehalt besonders der unreifen Frucht ist sehr hoch; sie wirkt aus diesem Grund adstringierend und verdauungsfördernd. Die russischen Bauern reiben die Kerne zu einer Paste, mischen sie mit Wasser oder Milch und nehmen sie gegen Wassersucht, Leberandrang und Darmkatarrh ein. Durch den Genuss unreifer Früchte über einen längeren Zeitraum kann die Augennetzhaut angegriffen und die männliche Samenproduktion vermindert werden. In der griechischen *Materia Medica* wurden die Melonenkerne zusammen mit Kürbis-, Flaschenkürbis- und Gurkenkernen als «Die Vier Grösseren, Kalten Kerne» bezeichnet und in Form von Emulsion gegen katarrhalische Infektionen, Darm- und Harnröhrenstörungen verschrieben. Die Kerne enthalten ein saures Harz mit wurmabtreibender Wirkung. Die Dosis: 50 g geschälte Kerne, zu einer Paste verarbeitet, 2- bis 3x täglich mit Milch eingenommen, zusätzlich eine Dosis Rhizinusöl.

Medizinisches

Eine reizende Idee für heisse Sommertage: Die vorgekühlte Wassermelone (am besten ovale Melonen) in Hälften teilen. Mit einem Löffel drei Stellen aushöhlen. Die Höhlen mit kleingeschnittenen Erdbeeren, Litchis und Pistach-Eis füllen. Auf einem grossen Servierbrett voll Eissplitter servieren. Auf das Eis als Dekor Erdbeeren und einige gelbe Rosen legen. Die schwarzen Kerne werden geschält, geröstet und wie Nüsse gegessen. Unreife Melonen werden wie Gemüse zubereitet.

Verwendung

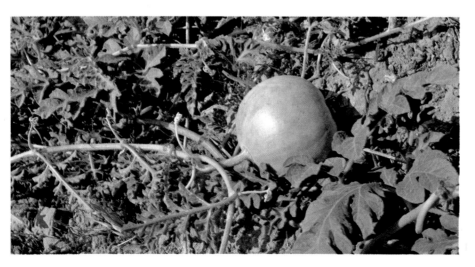

Einjährige, kriechende Pflanze mit verzweigten Stengeln. Junge Triebe zottig, an den Spitzen wollig. Ranken kräftig. Blätter: 10–20 cm lang, tief eingeschnitten, meist 5-lappig, leicht behaart. Blüten: auf ein- und zweihäusigen Pflanzen. Bei letzteren entstehen erst die männlichen, dann die weiblichen in den Blattachseln, auf dem Hauptspross angeordnet. Kelchlappen schmal-lanzettlich, Krone gelb. Frucht: Kürbisgewächs, kugelig oder ellipsoid. Schale: glatt, gestreift oder marmoriert, grün oder blau-grün, wachsartig. Fruchtfleisch: rot und gelb-weiss, in 2 Schichten. Kerne: 30–100, schwarz oder gelb, meist 2-keimblättrig.

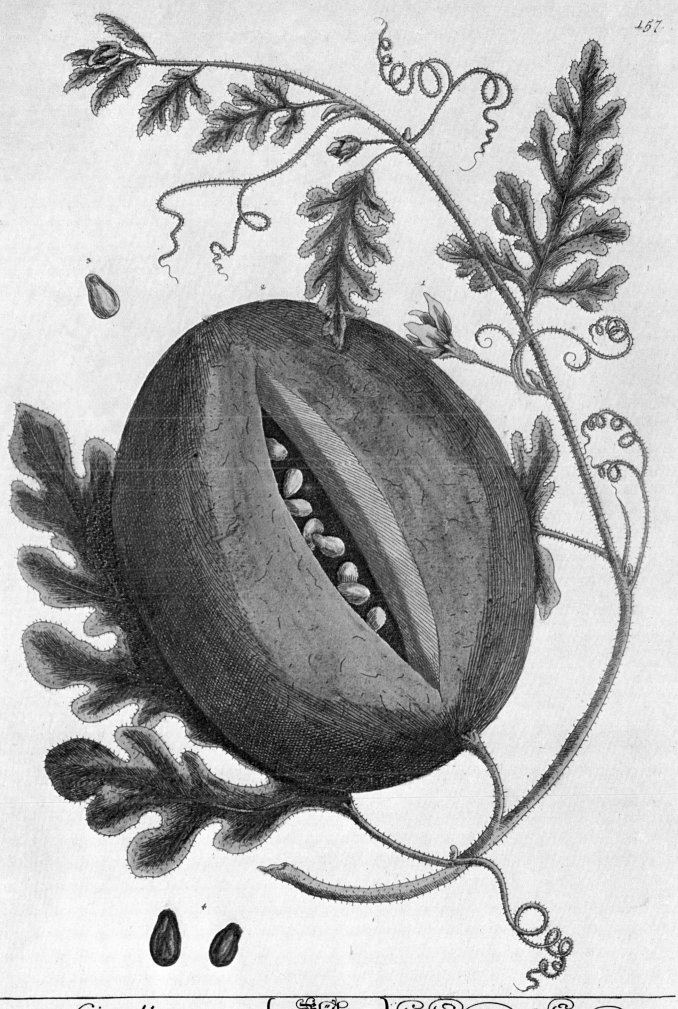

Citrullus.
Anguria.

{ 1. Blüthe
2. Frucht
3.4. Saame }

Waſſer Melonen.

Citrus aurantium L.   **Citrus sinensis (L.) Pers.**   *Rutaceae*

POMERANZE ORANGE Apfelsine

Die süsse Orange, *C. sinensis,* stammt aus China und wurde schon 1000 v. Chr. angebaut. Nach Europa kam sie erst 1400 und wurde von den spanischen Eroberern nach Florida mitgenommen. 100 Jahre später wurde sie in Südafrika angepflanzt, und 1788 erreichte sie Australien. Die Pomeranze oder bittere Orange, *C. aurantium,* erreichte Europa im 10. Jh. über Nordafrika und wurde von den Mauren nach Spanien gebracht. Kolumbus nahm Orangensamen dieser Art nach Haiti. Zu der süssen Orangenkategorie gehören die Navel-, Valencia- und Washington-Orangen. Die bekannteste bittere Orange ist die Sevilla-Orange, die medizinisch und in gekochtem Zustand verwendet wird. Satsumas, Tangerinen und Tangelos gehören zu *C. nobilis;* ihre Schale ist locker. Okulierte Orangenbäume tragen erst nach 3–5 Jahren Frucht, ausgesäte Bäume sogar erst nach 10 Jahren. Pestkontrolle und Pflege sind äusserst wichtig. Die Bäume ertragen keinen Frost, benötigen kühle Nächte, gute Belüftung, vorzugsweise rote Erde und Wassernähe.

Spanien, Italien und Sizilien, USA, Marokko, Israel, Südafrika, Libanon.

Die süsse Orange enthält pro 100 g: Wasser 88,6 g, Proteine 0,8 g, Fett 0,2 g, Kohlehydrate 9,9 g (inkl. Fasern). Mineralien: Kalzium 21 mg, Phosphor 20 mg, Eisen 0,3 mg, Kalium 162 mg. Vitamine: Hauptsächlich Vit. C 43 mg. Dazu u.a. Zitronensäure. Energiewert = 40–51 kcal je nach Sorte.

Orangensaft ist reich an Vit. C, leicht verdaulich und fördert Heilprozesse aller Art. Er ist zu empfehlen in der Rekonvaleszenz nach Diarrhoe, Dehydratation und Fieber. Bei Gelbsucht sind Orangen zusammen mit Zitronen die beste Nahrung, die man empfehlen kann. Orangen sind verdauungsfördernd und darmregulierend. Sie erhalten Gaumen und Schleimhaut gesund, versorgen das Gewebe mit Nährstoffen und beugen Skorbut vor. Bittere Orangen, *C. aurantium,* sind schwer zu verdauen. Das ätherische Öl aus deren Schale und Knospen nutzt man als Einreibungsmittel bei Rheumatismus. Eine Packung aus den Blättern trägt man bei Geschwüren und Karbunkeln auf. Die Tinktur und Lösung der *C. aurantium* ist als Mittel gegen Darmblähungen in das amtliche indische Arzneimittelregister aufgenommen. (Zuhause kann man 30 g geriebene Schale mit 5 dl Wasser 15 Min. kochen, erkalten lassen und 2x nach den Mahlzeiten einnehmen.) Das destillierte Wasser der *C. aurantium*-Blüten wirkt krampflösend.

Das Blütenöl der *C. aurantium* ist der Grundstoff des 'Öls von Neroli', das vielen Parfümerieartikeln zugrunde liegt. Das Öl der Schale wird zur Herstellung von Curaçao und anderen Likören genutzt. Bittere Orangen eignen sich als Zusatz zu Orangenmarmelade. In China trocknet man die Blüten und verwendet sie zur Teeherstellung. In Japan und China werden bittere Orangen zu Getränkesirup verarbeitet. Süsse Orangen werden meist roh gegessen oder als Konzentrat für die Getränkeindustrie eingefroren. Das neue Getränk 'Orangenmilch' vereint das wertvolle Eiweiss und die Mineralstoffe der Milch mit den Vitaminen der süssen Orange. In den USA wird als Getränk 'Orange-ho' aus Schale, Fruchtfleisch und Saft verkauft. Dies ist ein homogenisierter Brei, verdünnt und gesüsst.

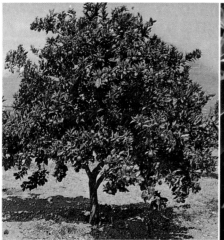
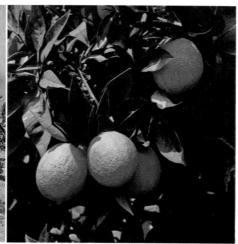

Baum, 5 m hoch, mit kompakter Krone, reiches Blattwerk. Stamm kürzer als Krone. Blätter: auf kurzen, meist breit geflügelten Stielen, wechselständig, elliptisch, oberseits glänzend, unterseits blasser. Blüten: stark duftend, weiss, einzeln und in achselständigen Büscheln. Fruchtblätter verwachsen. 5 fleischige Kronblätter, 10–30 Staubblätter. Frucht: Hesperidium, d.h. Zitrusfrucht, durch Scheidewände in Fruchtfächer geteilt, apfelgross, orange bis dunkelrot. Schale lose oder festhaftend, porig mit Öldrüsen. Samen, in Saftschläuche eingebettet, mit mehreren Keimlingen. Fruchtfleisch süss, saftig, bei der Pomeranze bitterschmeckend.

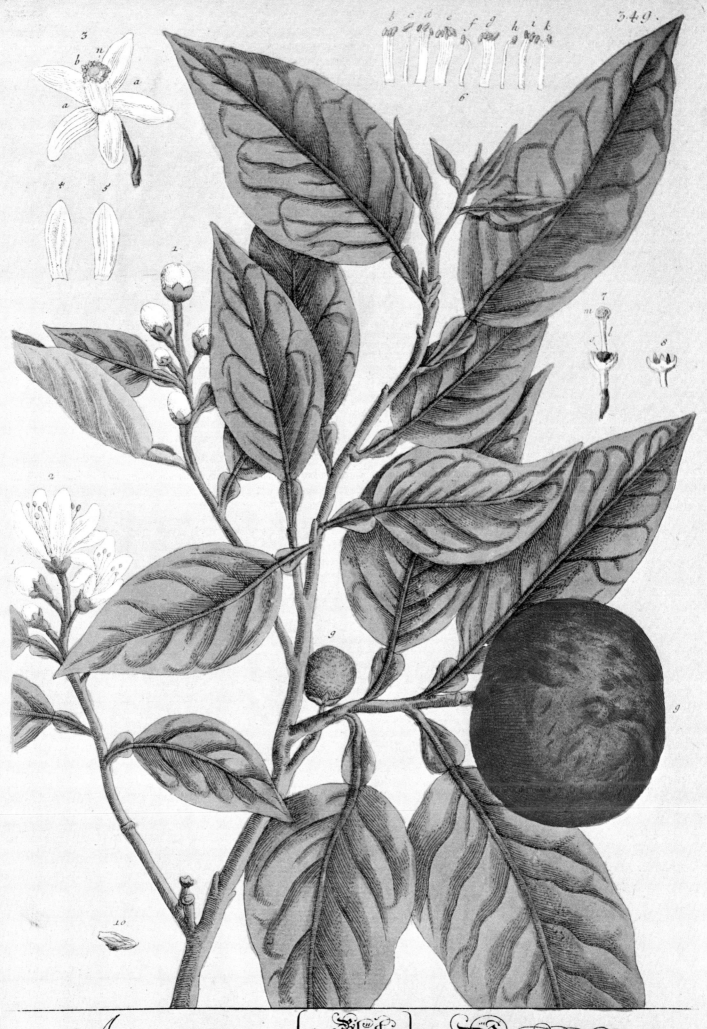

Aurantia. { 1–8. Blüthe 9. Frucht 10. Saame } Pomranzen.

Citrus limon (L.) Burm.

ZITRONE

Die Zitrone kam über Persien und Medien nach Europa. Zuerst wurde sie in Griechenland, dann im 2. Jh. n. Chr. auch in Italien angebaut. Von den vielen Zitronenarten sind die wichtigsten: die Limone, die gemeine Zitrone und die Limonelle. Von den sauren Zitronenarten wird in den wärmeren Regionen vor allem die *C. limon* gewerblich angebaut. Die Frucht wird gepflückt, sobald sie einen bestimmten Durchmesser erreicht hat; dabei ist sie aussen noch grün, während das Fruchtfleisch innen schon geniessbar ist. Manchmal lagert man die Zitrone so lange, bis ihre Schale sich zusammenzieht und hellgelb wird, ehe sie auf den Markt kommt. Ihr Anbau erfordert einen leichten, sandigen bis schweren, lehmigen Boden. Die Bäume verlangen eine unermüdliche Pflege und müssen gegen zahlreiche Insekten und Pilzkrankheiten zurückgeschnitten werden.

Allgemeines

Mittelmeerraum, USA (Kalifornien), Südafrika, südliche Sowjetrepubliken, Australien, Südostasien, Argentinien und Chile.

Vorkommen

Die Zitrone enthält pro 100 g: Wasser 90 g, Proteine 0,7 g, Fett 0,8 g, Kohlehydrate 7,6 g, Fasern 0,7 g, Mineralien: Kalzium 32 mg, Phosphor 13 mg, Natrium 4 mg. Vitamine: Vitamin C 50 mg. Energiewert = 27 kcal. Der Saft enthält bis zu 8% Zitronensäure, die Schale ätherisches Öl und einen Bitterstoff.

Inhaltsstoffe

Zitronensaft fördert Speichel- und Magensekretion und hilft bei Blähungen, Brechreiz und Krämpfen. Dank seines hohen Vit. C-Gehalts ist er auch ein geeignetes Mittel gegen Skorbut, Zahnfleischbluten und aufgelockertes Zahnfleisch. In unseren Kliniken werden Patienten mit infektiöser Hepatitis ausschliesslich mit Zitronensaft und Glukose erfolgreich behandelt. Der Saft erfrischt bei Fieber und Sonnenstich und bringt auch chronische Diarrhoe unter Kontrolle. Mit etwas Salz und Zucker ist er ein bewährtes Hausmittel gegen Übelkeit, Erbrechen und Verdauungsstörungen. Mit schwarzem Pfeffer und Honig mildert er Schluckauf und durch Darmgasbildung verursachte Herzbeklemmung. Bei einer heftigen, schmerzhaften Magenkolik empfiehlt es sich, zuerst den Saft einer Zitrone in einem Viertelglas Wasser und gleich danach ein Viertelglase Wasser mit ½ Teelöffel doppeltkohlensaurem Natron zu nehmen. Bei Halsentzündung betupfe man die entzündeten Stellen mit einem in Zitronensaft getränktem Wattebausch. Das Öl aus der Schale, das auch pharmazeutisch verwertet wird, ist stark windtreibend. Ein Dekokt der Baumrinde in Dosen von 2 Esslöffeln 2–3x täglich senkt das Fieber und hilft bei Malaria. Eine Paste aus den Blättern wirkt äusserlich aufgetragen bei Geschwüren und Furunkeln lindernd.

Medizinisches

Zitronensaft eignet sich als Essigersatz in Salatsaucen. Man benutzt Zitronen für Pickles. In der Limonadenindustrie stellt man gefrorene Zitronenkonzentrate her; die aus dem Saft gewonnene Zitronensäure wird als Aromaessenz für Konfekt und Parfums weiterverwendet. Das aus dem weissen Teil der Schale gewonnene Pektin dient zur Herstellung von Marmeladen und Gelees. Seit kurzem wird in den USA die aus der Rinde gewonnene Verbindung *Neo-Hesperidin Dihydrochalkon* als Süssstoff für Getränke genutzt.

Verwendung

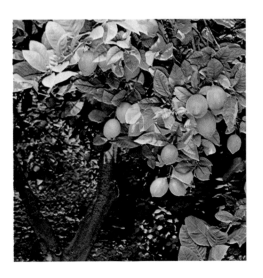

3,5 bis 7 m hoher, immergrüner, kompakter Baum mit unregelmässigen Ästen und manchmal dornigen Zweigen. Blätter: eiförmig-elliptisch auf schmal geflügelten Blattstielen, durchscheinend punktiert; scharfe Dornen in den Blattachseln. Blüten: einzeln oder in achselständigen Trauben, innen weisslich, aussen rosa, wenig wohlriechend. 5 elliptische Blumenblätter, leicht nach hinten entfaltet, prominente Narbe und Staubfäden. Frucht: Zitrusfrucht, oval, verjüngt sich am freien Ende zu einer warzenförmigen Spitze, ca. 5–8 cm lang. Schale warzig oder glatt, gelb, mit Öldrüsen perforiert. Fruchtfleisch durch dünne Scheidewände in 8–10 Fruchtbeutel geteilt, mit saurem Saft gefüllt.

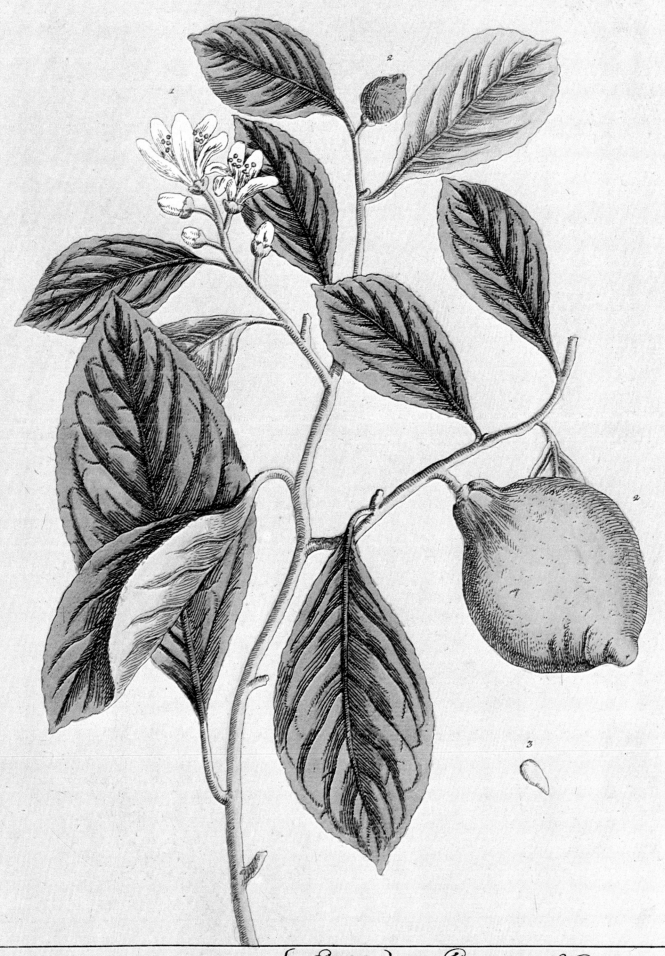

Limonia Malus.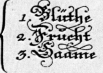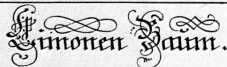

Cucumis melo L.

Cucurbitaceae

GARTENMELONE

Melonen stammen ursprünglich aus Südasien. Sie waren schon den Ägyptern und Römern bekannt («Naturalis Historia» des Plinius). Wildformen sind in wüstenartigen Klimazonen beheimatet, wie z. B. in der Kalahari. Marco Polo (1254–1324) schrieb aus dem afghanischen Turkestan: «Hier wachsen die besten Melonen der Welt. Sie werden in Scheiben geschnitten, in der Sonne getrocknet und sind süsser als Honig.» Der Anbau von Melonen wurde in Spanien von den Mauren angeregt; vermutlich führten spanische Kolonisten sie in Amerika ein. Melonen gedeihen auf fruchtbarem, vorzugsweise nicht saurem, gut entwässertem Boden und am besten in halbtrockenem Klima. Ein höherer Grad an Feuchtigkeit oder 8 Stunden Tau bringen die Gefahr einer Blattkrankheit mit sich. Die zahlreichen Melonensorten unterscheiden sich nach Geschmack, Grösse, Farbe und Hautbeschaffenheit. Die beliebteste Sorte in den USA ist die Moschusmelone, mit einer netzartigen Markierung der Haut, die schnell reift und so den Geschmack und die Süsse intensiviert. Die europäischen Melonen sind hauptsächlich Warzenmelonen mit dunkelgelbem bis orangefarbenem Fruchtfleisch. Von den Dessertmelonen sind die Kantalupen mit ihrem aromatischen Fleisch beliebt. Dessertmelonen werden in grosser Mannigfaltigkeit in der UdSSR, in den USA und in Mittelasien angebaut. Moschusmelonen werden zusammen mit sogenannten «Schutzpflanzen» wie z. B. Weizen angebaut; diese Methode ergibt grössere Erträge mit minimalster Pestizidgefahr.

Im Durchschnitt enthält eine Cantaloupmelone pro 100 g: Wasser 93,2 g, Proteine 0,3 g, Fett 0,2 g, Kohlehydrate 5,8 g, Fasern 0,4 mg. Mineralien: Kalzium 8 mg, Phosphor 19 mg, Eisen 0,3 mg, Natrium 12 mg, Kalium 251 mg. Vitamine: Karotin 1,705 μg, Thiamin 0,04 mg, Riboflavin 0,02 mg, Niacin 0,7 mg Vit. C 38 mg. Energiewert = 24 kcal.

Die Frucht wirkt erfrischend und belebend. Aufgrund ihres hohen Kalium- und Natriumgehalts tragen Melonen zur Wiederherstellung des Elektrolytgleichgewichtes im Körper bei. Früchte und Kerne haben eine harntreibende Wirkung und werden bei Erkrankungen des Harntrakts und in frühen Stadien von Nierenversagen empfohlen. Die Frucht ist mild abführend, kann aber, im Übermass genossen, schwer verdaulich sein. Melonen werden – wahrscheinlich wegen ihres hohen Schwefelgehalts – gegen Hautkrankheiten wie Ekzeme und Skabies empfohlen. Die entschälten Kerne enthalten ein sehr nahrhaftes Öl, das vor allem bei Dysurie und Infektionen des Harntrakts verordnet wird. (Die Reaktion ist unspezifisch.) Allerdings sind Melonen mit saurem Geschmack schädlich für Patienten mit Dysurie und Blutungen, weil sie die Symptome verschlimmern können. Der Saft dieser bitteren Melonen enthält einige Wirkstoffe, die Erbrechen verursachen und abführend wirken.

Reife Melonen verwendet man mit Zucker und Zitronensaft als Tafelobst. Die Hälften kann man mit Portwein oder Rum füllen. Geschälte Melonenkerne, gesalzen und geröstet, werden wie Nüsse gegessen.

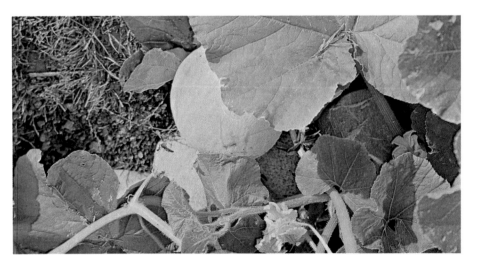

Einjährige Pflanze, Stengel kriechend, kantig. Blätter: etwa 7,5 cm im Durchmesser, stumpf gelappt, rauh auf beiden Seiten. Blattstiel: 5 cm, behaart oder unbehaart. Blüten: 5 gelbe Blumenblätter, glockenförmig, entweder männlich oder weiblich. Männliche Blüten haben 3 Staubblätter. Der Fruchtknoten der weiblichen Blüte ist 3-kammrig. Frucht: Kürbisgewächs, von Olivengrösse bis Kürbisgrösse. Je nach Art äussere Haut netzartig gemustert, geriffelt oder gefurcht, blassgelb bis grün. Fruchtfleisch: weiss, grün oder orangefarben, wenn reif, duftend oder nichtduftend. Kerne: süss oder fade, flach, eckig, mit nussartigem Inneren.

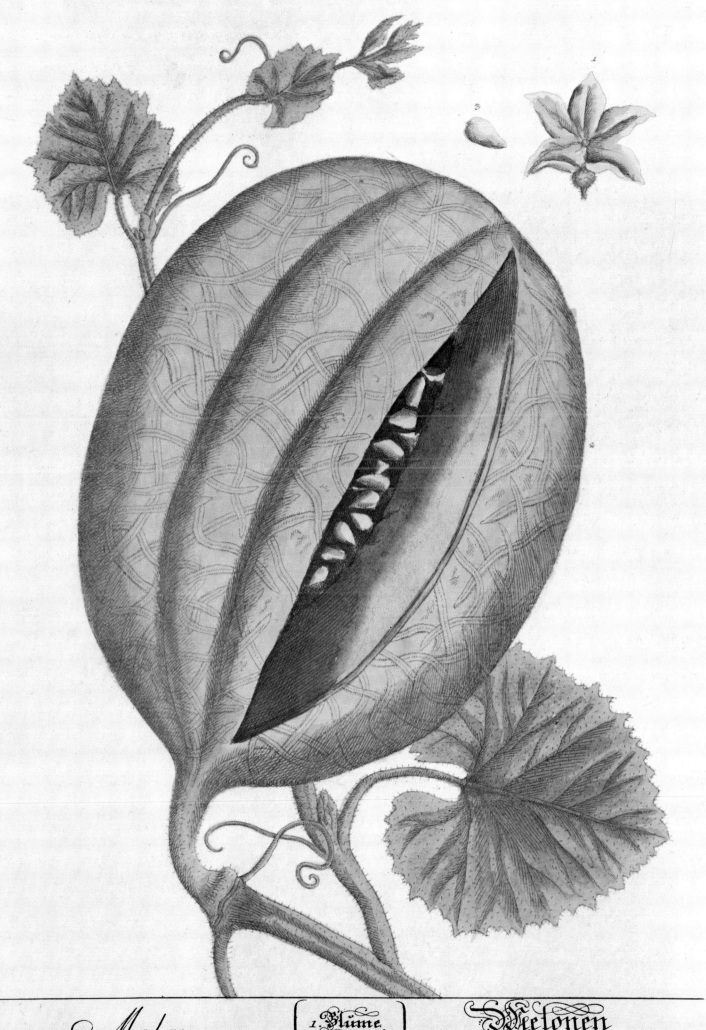

Melo.
{ 1. Blume.
2. Frucht.
3. Saame. }
Melonen
Pföben.

Cydonia oblonga Mill.

Rosaceae

QUITTE

Die Quitte ist in Westasien beheimatet, wächst in ihrer wilden Form jedoch auch im Iran und in der Türkei. Ihr Anbau begann schon zur Zeit der alten Griechen. Im Altertum Symbol für Liebe und Glück, galt sie als heilige Frucht der Venus, die oft mit einer Quitte, einem Geschenk des Paris, in ihrer rechten Hand abgebildet wurde. Auch die «Goldenen Äpfel» Vergils sollen Quitten gewesen sein. Es gibt 3 Hauptarten: die 'Portugal', die 'apfelförmige' und die 'birnenförmige' Quitte. Der Baum der 'Portugal' ist höher, kräftiger und zudem ertragreicher; er trägt grössere, schönere Früchte, die auch unter weniger günstigen Bedingungen reifen; die 'apfelförmige' Quitte hat hingegen das bessere Aroma. In kälteren Klimazonen werden die Früchte schöner in Form und Farbe, können jedoch nur gekocht genutzt werden; ihre Schale ist rauh und flaumig und das harte Fruchtfleisch wegen seines ätzend-sauren Geschmacks ungeniessbar. Die Quitte der wärmeren Regionen, deren Schale nicht flaumig ist, kann auch roh gegessen werden. Die Früchte können nicht so lange gelagert werden wie z. B. Äpfel.

Allgemeines

In gemässigten Klimazonen. Angebaut in Ontario, New York, Südeuropa, in der Türkei, in Nordindien, Tasmanien, der südlichen Sowjetunion und in China.

Vorkommen

Quitten enthalten pro 100 g: Wasser 82,4 g, Proteine 0,6 g, Fett 0,3 g, Kohlehydrate 16,3 g, Fasern 2,2 g. Mineralien: Kalzium 6 mg, Phosphor 15 mg, Eisen 0,6 mg. Vitamine: Hauptsächlich Vit. C 17 mg. Die Samendeckschicht enthält 10% Pflanzenschleim: das Fruchtfleisch u.a. 9% Lävulose, 4% Apfelsäure. Energiewert = 63 kcal.

Inhaltsstoffe

Quittensirup ist adstringierend und wirkt einer Erschlaffung der Darmmuskulatur entgegen. Die Samen können in Wasser eingeweicht werden; sie quellen dann auf und ergeben eine schleimartige Masse, die den Magen-Darm-Trakt beruhigt (gegen ruhrartigen Durchfall). Pulverisierte Samen in Dosen von 6–10 g helfen bei Harnblasen- und Harnröhrenentzündung und Gonorrhoe. Die schleimige Substanz kann auch lokal angewendet werden bei Verbrennungen und Verbrühungen. Die Araber nutzen die Baumrinde ihrer adstringierenden und blutstillenden Eigenschaften wegen. Ein Dekokt von Quittensamen wird auch als Adstringens bei der Herstellung von Hautlotionen, Cremen und Augentropfen verwendet. Trockene Extrakte werden durch Verdunstung des Samenabsuds gewonnen; der Puderrückstand (in Wasser im Verhältnis 1:1000) ergibt eine siruppartige Flüssigkeit mit lindernden Eigenschaften. Der Pflanzenschleim der Quittensamen ist im britischen Arzneimittelverzeichnis registriert und dient zur Herstellung von Emulsionen.

Medizinisches

Nur die süsse Quitte ist roh geniessbar. Die Frucht wird hauptsächlich zu Quittengelee und Marmelade verarbeitet (mit Wasser im Verhältnis 1:1 gekocht). Wenn sie durchgeseiht sind, fügt man dem Saft Zucker hinzu und kocht die Mischung 10–20 Min. unter fortwährendem Rühren.

Verwendung

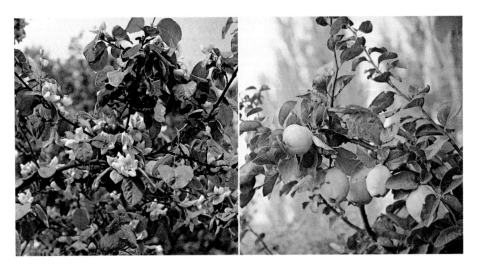

Kleiner Laubbaum von 2–8 m, langsam wachsend, mit sich ausbreitenden, flachen Wurzeln. Blätter: versetzt, einfach, gestielt, eiförmig bis länglich, 10–12 cm. Blüten: weiss oder blassrosa, meist einzeln an den Seitensprossen. 5 weisse Blütenblätter, 5 Kelchblätter, mit derben Drüsen besetzt, Staubfäden violett, Staubbeutel gelb, 5 Griffel am Grunde filzigbehaart, 5 Fruchtblätter mit dem Kelchbecher vollständig. Frucht: Kernfrucht, in reifem Zustand goldgelb. Schale rauh, flaumig, Fruchtfleisch hart. Im Innern der Frucht 5 Kammern mit 2 Reihen von Samen, in deren Mitte ein bitterer Kern sitzt. Samen: keilförmig, abgeplattet, fast dreiseitig, rotbraun bis violett.

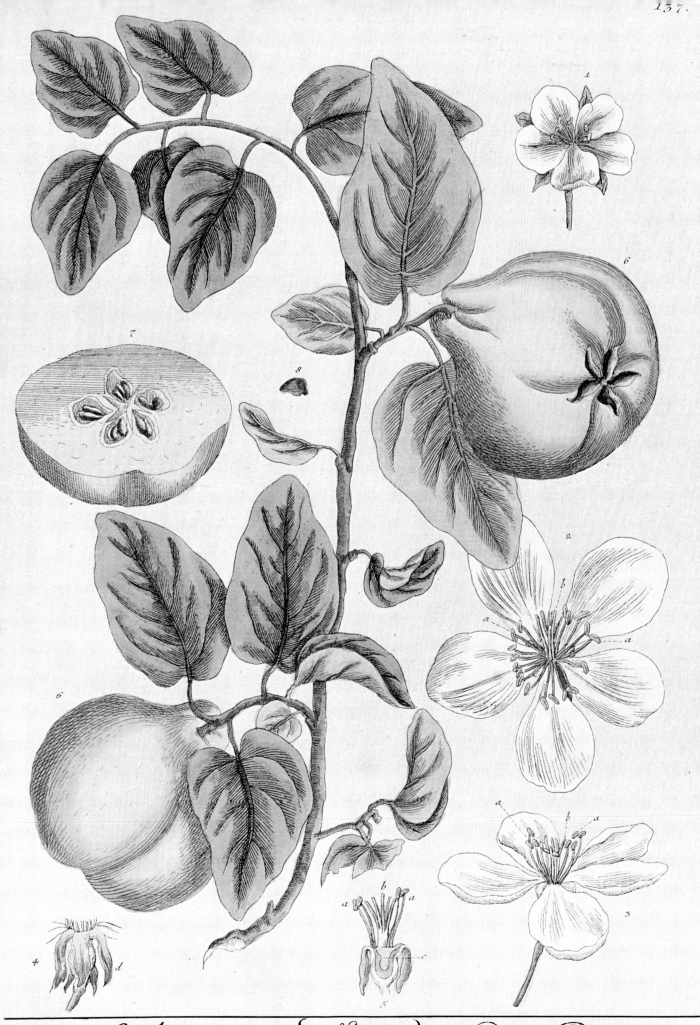

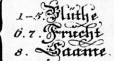

1–5. Blüthe
6.7. Frucht
8. Saame.

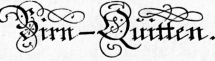

Birn-Quitten.

Ficus carica L.   *Moraceae*

FEIGE

Ein 4500 Jahre altes Gemälde in Beni-Hassan zeigt eine Feigenernte. Die Römer betrachteten den Feigenbaum als Wohlstandssymbol; er war dem Bacchus heilig. Zusammen mit der Olive, der Weintraube und dem Weizen war die Feige das wichtigste Nahrungsmittel des Altertums. Die Feige stammt aus Eritrea. Botanisch betrachtet man sie als 'Sammelfruchtstand'. Die Bestäubung wird durch eine Gallwespe vollzogen, die ihre Eier in die Fruchtknoten der weiblichen Blüten legt. Nun finden sich aber in den Feigenrezeptakeln zweierlei weibliche Blüten: 1.) 'Samenblüten' mit langem Griffel und 2.) 'Gallenblüten' mit kurzem Griffel. Die Wespe vermag ihre Eier nur in den Fruchtknoten der Gallenblüten zu legen. Hierauf schwillt der Fruchtknoten an und gewährt der jungen Brut Nahrung. (Siehe bot. Beschreibung.) Die weiblichen Feigenstöcke der *F. carica*, welche einzig Samenblüten erzeugen, liefern die essbaren Feigen. Die Ziegenfeige spielt nur eine Rolle bei dem Bestäubungsvorgang. Bei den berühmten Smyrna-Feigen, mit ihrem nussartigen Geschmack, handelt es sich um Früchte des weiblichen Stockes. Heute gibt es Sorten, die zur Entwicklung ihrer Fruchtstände keiner Bestäubung mehr bedürfen und bis drei Ernten jährlich liefern.

Ursprünglich einheimisch in Arabien und Kleinasien, jetzt angebaut im Mittelmeerraum, in Afrika, den Subtropen und den USA (Kalifornien).

Frische Feigen enthalten pro 100 g: Wasser 83,6 g, Proteine 1,0 g, Fett 0,4 g, Kohlehydrate 14,5 g, Fasern 1,5 g. Mineralien: Kalzium 41 mg, Phosphor 29 mg, Eisen 0,5 mg, Kalium 177 mg. Vitamine: Karotin 140 μg, Thiamin 0,03 mg, Riboflavin 0,03 mg, Niacin 0,4 mg, Vit. C 2 mg. Bei frischen Feigen gibt es bis 20% Zucker, Pentosan, Apfel- und Zitronensäure, Schleim, Gummi. Getrocknete Feigen: Energiewert = 278 kcal. Frische Feigen = 59–80 kcal.

Feigen sind leicht verdaulich und nahrhaft. Sie helfen gegen Verstopfung, Dickdarmkatarrh und Hämorrhoiden. Für diesen Zweck werden sie am besten am Abend mit Milch eingenommen. Sie werden empfohlen in Fällen von Leberstörungen, besonders bei Kindern. Kleinkindern wird am zweckmässigsten Feigensirup verabreicht. Dieser Sirup hilft auch bei Harngriess oder Nierensteinen. Gegen schwere Verstopfungen hilft ein Gemisch aus Sennesblättern und Feigen. Frische Feigen fördern die Heilung von Mundhöhlenentzündung, aufgesprungenen Lippen und Zahnfleischentzündungen; sie werden üblicherweise bei Bronchialasthma verordnet. Der Latex der unreifen Frucht, den man gewinnen kann, indem man die zarten Äste und Blätter aufbricht, wird örtlich angewendet bei verschorfenden Geschwüren, Verbrennungen und Verbrühungen, sobald das tote Gewebe abfällt. Ein Verdauungsenzym 'Cardina' konnte isoliert werden; in seiner Wirkung auf Eiweiss ähnelt es den Enzymen Pepsin und Papain, hat die Besonderheit, dass es in alkalischem und in saurem Milieu wirkt. Berührung von Feigenblättern kann bei manchen Menschen Allergien hervorrufen.

Feigen werden roh gegessen, aber der grösste Teil wird getrocknet. Viele medizinische Stärkungsmittel und Laxative enthalten Feigenextrakt.

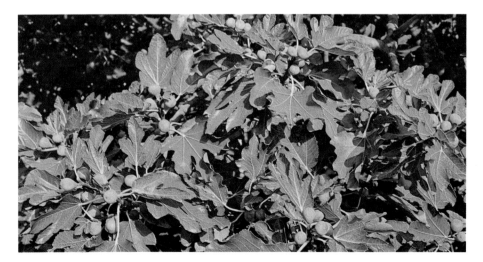

Baum, 7–10 m hoch, mit umfangreicher Krone. Blätter: abwechselnd mit runden Buchten, grobgekerbten Abschnitten, oberseits dunkelgrün, unterseits heller. Blüten: 1-häusig, in Rezeptakel eingeschlossen, oben die männlichen, unten die weiblichen (letztere von zweierlei Gestalt; siehe Allgemeines). Blütenhülle der weiblichen Blüte 5-teilig. Staubblätter 3–5, frei. Griffel 1, mit 2 Narben. Frucht: Scheinfrucht (Syconium), grün bis violett, kahl; süsses Fleisch, im Innern die nussigen, echten Einzelfrüchte beherbergend. Bei *F. carica* kommen weibliche Stöcke mit nur Samenblüten, und Ziegenstöcke mit Gallen und männlichen Blüten in ihren Rezeptakeln vor.

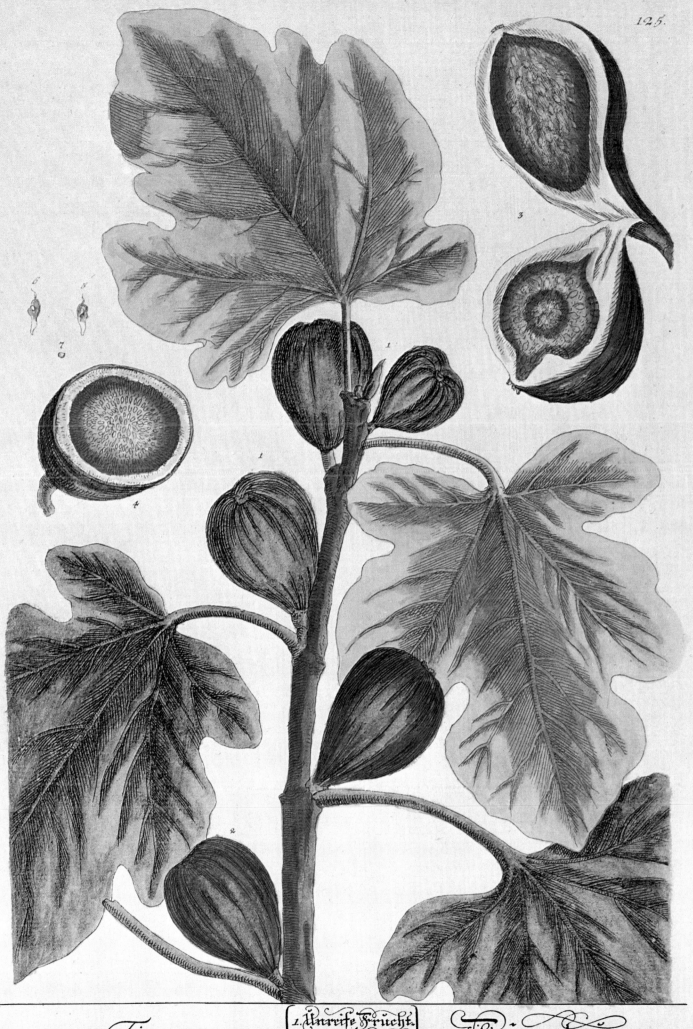

Ficus. 1. Unreife Frucht.
2-4. reife Frucht.
5-7. Saame. *Feigenbaum.*

Fragaria vesca L.

Rosaceae

ERDBEERE

Allgemeines

Botanisch betrachtet ist die Erdbeere keine echte Beere, sondern eine Sammelnussfrucht (siehe bot. Beschreibung), bestehend aus einer Anzahl kleiner, trockener Achänen (Nüsschenfrüchte), die auf der Oberfläche des fleischigen Blütenbodens sitzen, den wir gewöhnlich 'Beere' nennen. Erdbeeren wurden in Europa seit dem 14. Jh. und in Amerika seit der Kolonialzeit angebaut. Grob eingeteilt gibt es 3 Hauptarten: die wilde, europäische Erdbeere, *F. vesca* (s. Bild), die nordwestamerikanische Wiesenerdbeere, *F. virginiana,* und die Stranderdbeere, *F. chiloensis,* die an der Küste von Chile bis Alaska wächst und die von Siedlern nach Europa zurückgebracht wurde. Noch widerstandsfähigere Varietäten hat man durch Kreuzungen mit der amerikanischen *F. ovalis* erzielt. Die in Europa heimische, wildwachsende Erdbeere ist weitverbreitet in Wäldern und wächst auch noch relativ hoch in den Bergen. Sie ist eine Schattenpflanze mit reichem, konzentriertem Aroma. Die Vermehrung geschieht durch Ausläufer, die in der Wachstumszeit überreichlich entstehen. Erdbeeren entwickeln sich am besten auf sandigem Boden, obwohl manche Varietäten auch schweren Schlick und Lehmböden mögen. In kälteren Regionen werden die Pflanzen am Boden durch Stroh geschützt. Auf Böden mit einem ph-Wert von 7 und mehr verlieren die Beeren ihre Farbe.

In gemässigten und subtropischen Zonen beider Hemisphären, bis 70 Grad Breite.

Vorkommen

Erdbeeren enthalten pro 100 g: Wasser 87,5 g, Proteine 0,7 g, Fett 0,2 g, Kohlehydrate 7,5 g. Fasern 1,1 g. Mineralien: Kalzium 30 mg, Phosphor 30 mg, Eisen 1,8 mg. Vitamine: Karotin 18 µg, Thiamin 0,02 mg, Riboflavin 0,02 mg, Niacin 0,2 mg. Vitamin C 52 mg. Dazu Invertzucker und verschiedene Säuren. Energiewert = 37–44 kcal.

Inhaltsstoffe

Erdbeeren enthalten ausser den oben erwähnten Nährstoffen Apfel- und Zitronensäure, ätherische Öle, Schleim und Pektin. Aufgrund dieser Bestandteile sind sie appetitanregend, verdauungsfördernd, mild abführend und adstringierend. Obwohl sie Säuren enthalten, unterliegen sie der Säuregärung nicht und werden vom Magen sehr gut vertragen. Die Früchte werden bei Fieber, leichter Verstopfung, chronischem Durchfall und Malabsorptionssyndrom empfohlen, ferner bei Rheumatismus und Gicht, weil sie einen hohen Vit. C-Gehalt und allgemein alkalisierende Wirkung haben. Die Früchte wirken schwammigem Zahnfleisch entgegen. Sie werden als harntreibendes Mittel eingesetzt, um die Ausscheidung von Harngriess und Nierensteinen zu fördern. Frische Erdbeeren lassen sich zum Zähneputzen verwenden, indem man die Zähne damit einreibt und hinterher mit warmem Wasser und Speisesoda nachspült. Eine Lösung der Wurzeln wie auch der Tee der Blätter sind als Adstringens bei Durchfall geeignet. Der im Sommer konservierte Saft, auf die Hände gerieben, beugt Frostbeulen im Winter vor.

Medizinisches

Erdbeeren eignen sich zum Einfrieren und werden oft zu Aromaessenzen verarbeitet. Köstlich schmecken die wilden Erdbeeren mit frischen Ananaswürfeln, Zitronensaft und etwas Honig. Das Ganze berieselt man mit etwas Orangensaft.

Verwendung

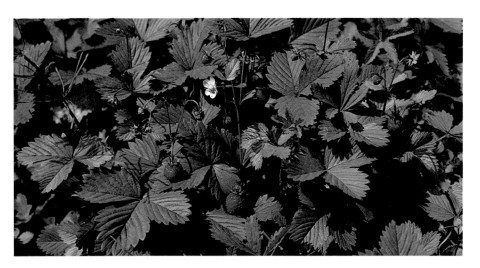

5–20 cm hohe Rosettenstaude mit wurzelbildenden Ausläufern. Oberirdische Sprosse mit Drüsenhaaren. Stengel aufrecht. Grundständige Blätter, im unteren Teil zottig, im obersten Teil meist behaart. Blätter: 3-zählig, mittleres Blatt kurz gestielt, gesägt, Oberseite dunkelgrün. Unterseits mit markierter Nervatur, mattgrün, meist behaart. Blattstiel lang. Blüten: in Trugdolde, weiss, 5 kahle Kronblätter auf langen Stielen, meist zwittrig. Frucht: Blütenboden vergrössert sich zu karminrotem, saftigem, fleischigem Pseudokarp, auch Scheinbeere genannt, mit winzigen, matten Achänen im Fruchtfleisch eingebettet.

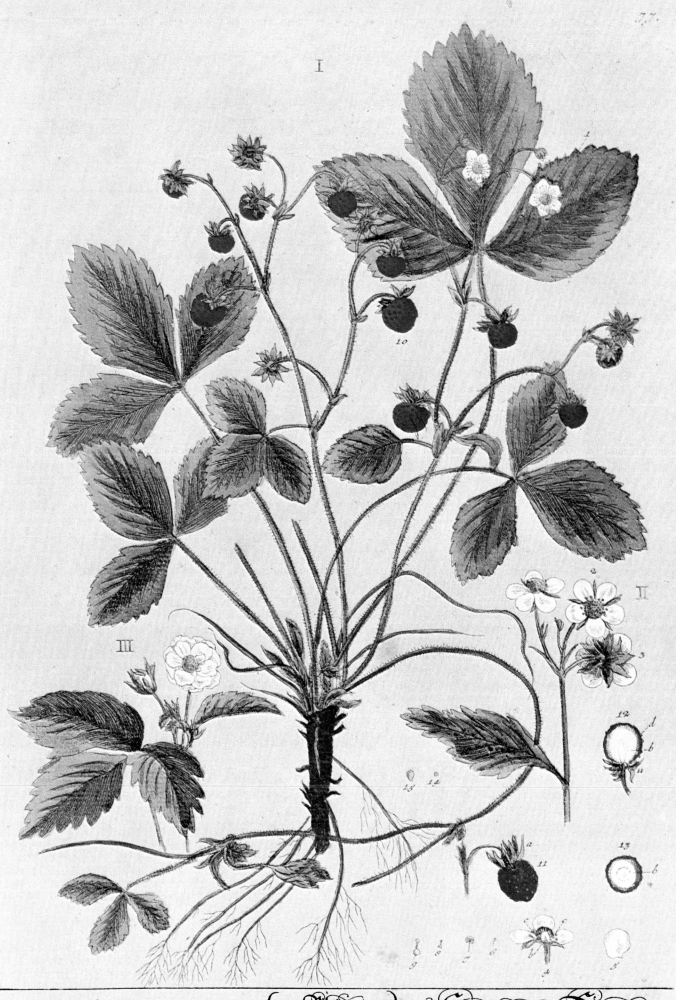

Fragaria. { 1–9. *Blume.* 10–13. *Frücht.* 14.15. *Saamen.* } *Erdbeer Kraut.*

Malus silvestris Mill. = Pyrus malus L. *Rosaceae*

APFEL

Der Apfel begegnet uns schon in der Bibel, dem hinduistischen Gesetzbuch des Manu und dem ägyptischen Totenbuch. Die Wildform des Apfels, *Malus silvestris,* stammt aus Asien. Unser Kulturapfel, *M. silvestris var. domestica,* wird seit über 3000 Jahren angebaut. Die Römer kannten nur 22 Apfelsorten, während es heute Tausende gibt. Alle diese wurden aus 25 wichtigen Arten gezüchtet, welche ihrerseits vom *Pyrus malus* und *Pyrus baccata* abstammen. Die einheimischen nordamerikanischen Äpfel sind vermutlich *P. rivularis* und *P. angustifolia.* Beide tragen kleine, kirschähnliche Früchte. Der Baum gedeiht auf säuerlichem Boden. Wenn der Apfel heranreift, wandelt sich die darin enthaltene Stärke zu Zucker, der Saftfluss verringert sich, und der Apfel färbt sich je nach Art. Er ist reif zum Pflücken, wenn er sich durch leichtes Drehen des Stils lösen lässt. In Obstplantagen wird der Reifegrad am Chlorophyllgehalt abgelesen. Die besten Äpfel haben die ideale Zusammensetzung von Zucker, Säure und dem speziellen Aroma, das von einem ätherischen Öl hervorgerufen wird. (Bei einer Lichtwellenmessung der «Golden Delicious» ergaben sich Koeffizienten von 0,91 für Säure und 0,92 für Adstringens.) Die wertvollen Säuren und Salze liegen direkt unterhalb der Schale, so dass der ungeschälte Apfel gesünder ist.

Allgemeines

M. silvestris kommt in allen Erdteilen vor, wo humoser und feuchter Boden und 700 mm jährlicher Niederschlag vorhanden sind. Anbau in den gemässigten Klimazonen der Welt, vor allem in den USA, in Europa, Tasmanien, Japan, Argentinien und im südlichen Himalajagebiet.

Vorkommen

Apfel enthält im Durchschnitt pro 100 g: Wasser 84,6 g, Proteine 0,2 g, Fett 0,5 g, Kohlehydrate 13,4 g. Fasern 1 g. Mineralien: Kalzium 10 mg, Phosphor 14 mg, Eisen 1 mg. Vitamine: Thiamin 0,02 g, Riboflavin 0,03 g, Niacin 0,2 mg, Vit. A 20 μg, Vit. C 5 mg. Ferner bis 12% Zucker, Pentosan, Pektin, bis 1,5% organische Säuren (hauptsächlich Apfel- und Zitronensäure), viele wertvolle Mineralsalze und Spurenelemente. Die Samen enthalten Amygdalin und das geniessbare Öl Amylvalerate. Energiewert = 59 kcal.

Inhaltsstoffe

Der herbe Geschmack des Apfels wird von organischen Bestandteilen hervorgerufen, die den Speichelfluss und die Verdauung fördern. Die alte Redensart: «Ein Apfel am Tag hält gesund», entbehrt nicht jeder Grundlage, weil diese Frucht gleichermassen bei Störungen von Herz, Leber, Gehirn und Magen verordnet wird. Sie sollte jedoch nicht von Diabetikern gegessen werden, da der Kohlehydratanteil gross ist. Ein von der Rinde abgesonderter aktiver Bestandteil, Phlorizin, kann die Ausscheidung von Zucker im Urin herbeiführen. Saure Äpfel haben eine milde abführende Wirkung und regulieren die Darmtätigkeit. Der Anteil von Eisen und Vit. C macht Äpfel geeignet für Personen mit Anämie. Gedünstete Äpfel verhindern die Vermehrung der Typhusbazillen. Äpfel fördern die Heilung von Wunden und Knochenbrüchen.

Medizinisches

Apfelessig wird bei übermässiger Säurebildung des Magens statt Weinessig empfohlen. Weniger wertvolle Äpfel verarbeitet man zu Sektsorten und Apfelwein.

Verwendung

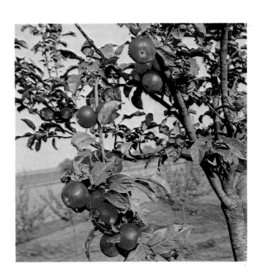

5–9 m hoher Baum mit sparrig abstehenden Ästen. Blätter und Blüten wachsen zusammen. Blätter: auf am Grunde verdickten Stielen, breit-eiförmig, breit-elliptisch oder fast rund, zugespitzt, einfach oder doppelt gekerbt-gesägt. Blüten: in armblütigen, aufrechten Doldentrauben, an den Enden der Kurztriebe. 5 Kronblätter, weiss, rosa oder aussen rot, innen weiss, 5 Kelchblätter, innen zottig-filzig, viele Staubblätter. Griffel länger als Staubblätter. Frucht: Kernfrucht (Thalamus), rund, abgeflacht an beiden Polen, grün, gelb, rot oder rot gefleckt, mit wässrigem, weisslichem Fruchtfleisch. 5 Fruchtfächer mit je 2 Samen.

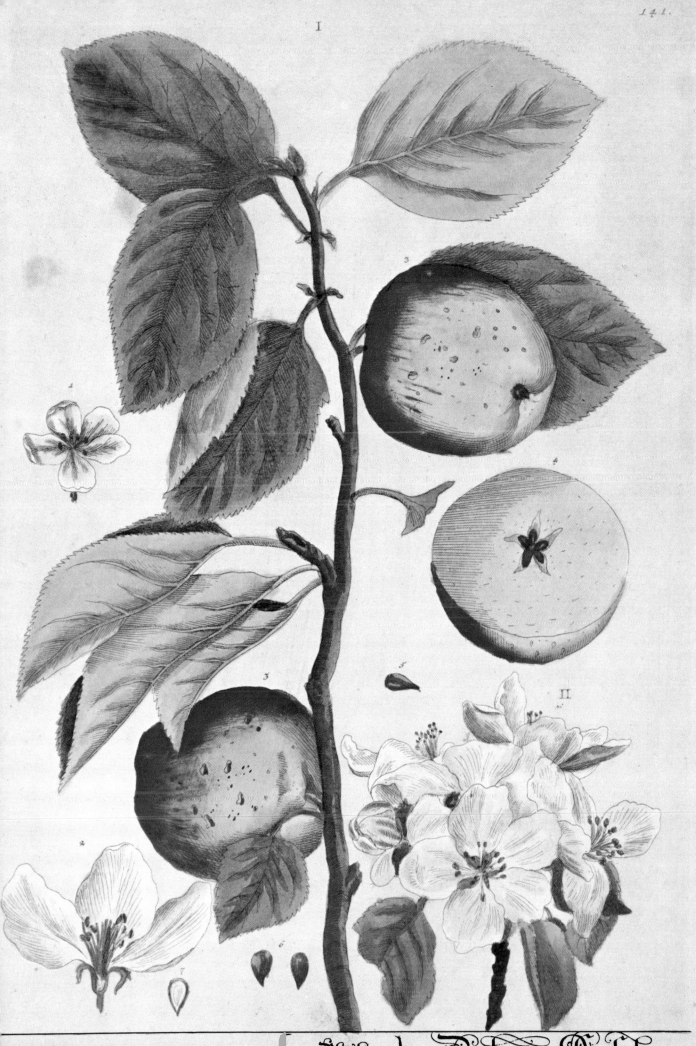

I

II

Malus sativa

1.2. Blüthe
3.4. Frucht
5-7. Saame

Zahmer Apfel Baum.

Mespilus germanica L.

Rosaceae

MISPEL

Der Name 'Mespilus' stammt aus dem Griechischen; 'Mispel' ist eine Verdeutschung des wissenschaftlichen Namens. Man findet Darstellungen der Mispel auf Wandgemälden in Pompeji. In Südfrankreich wurde die Pflanze von der griechischen Kolonie in Marseille aus verbreitet, wo die Römer die Art bereits vorfanden. Im Mittelalter war die Mispel ein beliebter Obstbaum, der auf der Liste des Klosters St. Gallen, Schweiz (820 n. Chr.), aufgeführt war. Daraufhin deutet auch die Erwähnung im «Capitulare de villis» Karls des Grossen. Da der Baum aus Italien kam, ist auch nördlich der Alpen der italienische Name verdeutscht anzutreffen: So wird die Frucht in der Innerschweiz 'Neschpeli' genannt. In Italien heisst die Frucht der im Mittelmeerraum verbreiteten Kulturpflanze *Eriobotrya japonica* 'Nespolo'. Die japanische Mispel wird ihrer wohlschmeckenden Früchte wegen sehr geschätzt. Als Obstbaum kommt die Mispel entweder veredelt oder auf Birnbaum, Quitte oder Weissdorn gepfropft vor.

Allgemeines

Die ursprüngliche Heimat der Mispel ist Südwestasien. Im Kaukasus und in der Gegend des Kaspischen Meeres ist sie noch heute wildwachsend anzutreffen. In Mitteleuropa ist sie kultiviert worden und nur selten verwildert zu finden. Angepflanzt in den nordöstlichen Staaten der USA, vorwiegend im Mittelmeerraum, teilweise in einigen Föhntälern der Schweiz und Österreichs.

Vorkommen

Das Fruchtfleisch der Mispel enthält 10% Invertzucker und ist reich an Pektinstoffen und Fruchtsäuren. Rinde, Laubblätter und junge Früchte sind reich an Gerbstoffen. Die Mispel enthält pro 100 g: Wasser 86 g, Proteine 0,4 g, Fett 0,2 g, Kohlehydrate 12 g. Vitamine: Karotin 670 µg, Vit. C 1 g. Energiewert = 42 kcal.

Inhaltsstoffe

Wegen des Gehaltes an Gerbstoff wurde die Frucht bei Blutungen und gegen Halserkrankungen in Form von Gurgelwasser verwendet. Sie besitzt diuretische und zusammenziehende Eigenschaften und wird auch von Personen mit sehr sensibler Verdauung gut vertragen. Die Früchte regulieren die Funktion des Darmtraktes. Heute wird *Mespilus germanica* kaum medizinisch verwendet.

Medizinisches

Die Bäume werden in Spanien und Süditalien der Früchte wegen kultiviert. Wegen des Pektingehaltes, der das Gelieren fördert, werden die Früchte zu Marmelade verarbeitet, können aber auch in vollreifem Zustand frisch gegessen werden. Die aufgepfropften Kulturvarietäten (siehe Foto) sind öfters in der Nähe von Quellwasser und Oasen zu finden, z. B. in Altea, Alicante, Spanien. Die Ansprüche der Mispel an Licht sind mässig, die an den Boden sehr gross. Die Früchte sind erst in sehr reifem Zustand geniessbar und ertragen deswegen keinen langen Transport. Sie werden zu Sirup verarbeitet. Das gelblich-braune Holz des Mispelbaumes ist sehr zäh und daher von Tischlern und Drechslern geschätzt. Früher machte man daraus auch «Bengel und Knüttel zum fechten und kämpffen», die waren laut der «Lehr von Herr Camerarii auch fast gut, den bösen Weibern damit die Lenden zu schmieren»! Ferner lässt sich aus den Früchten ein Obstwein (Cyder) gewinnen, der von den ansässigen Bauern getrunken wird.

Verwendung

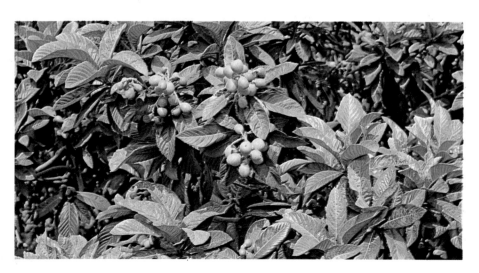

3–6 m hoher Baum mit dicht verzweigten Ästen mit oder ohne Dornen. Rinde graubraun. Blätter: lanzettlich, 12 cm lang, kurz gestielt, meist ganzrandig, oberseits kahl, unterseits filzig, grau-grün. Blüten: 5 weisse Kronblätter mit roten Antheren, an den Kurztrieben einzeln endständig, am Grunde mit Hochblatt versehen. Kelchbecher zottigfilzig. Frucht: Scheinfrucht, verkehrt kegelförmig, am Pol abgeflacht, von 5 laubartigen Kelchblättern gekrönt, zwischen denen die Scheibe sichtbar ist; unreif grün, reif lederbraun, hart, erst bei beginnender Fäulnis geniessbar. Sie enthält 5 sternförmig angeordnete harte Kerne ohne Kerngehäuse.

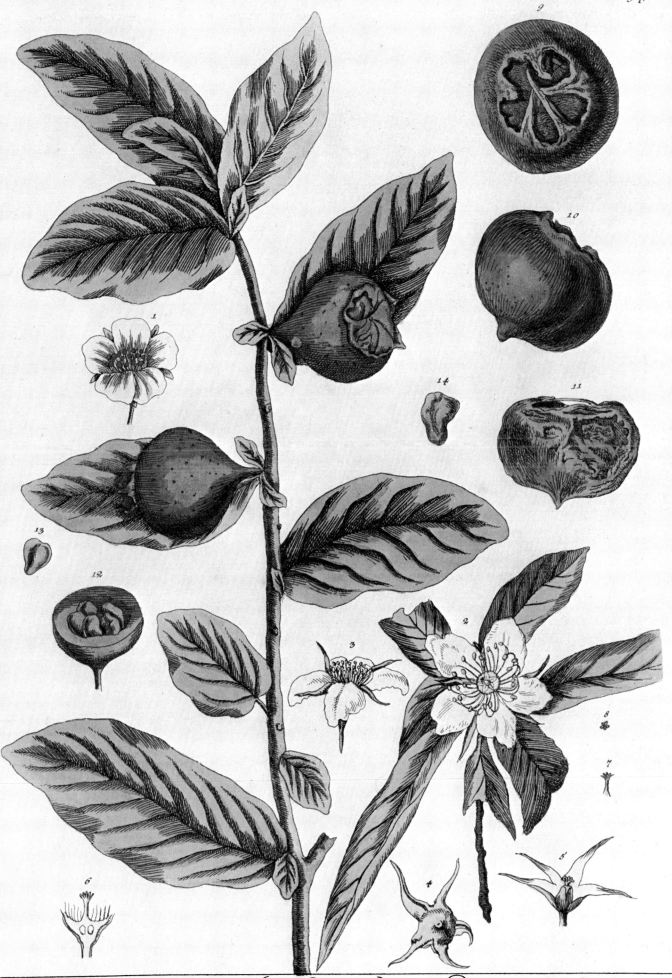

154.

Mespilus ⎰ 1-8. Blüthe ⎱ Mespel-Baum.
⎱ 9-12. Frucht ⎰
13.14. Kerne

Morus nigra L.   *Moraceae*

MAULBEERBAUM

Der lateinische Name des Baumes stammt von 'mora' = Verzögerung. Von allen kultivierten Bäumen bildet der Maulbeer seine Knospen am spätesten aus, dann aber geschieht dies in einer einzigen Nacht und, wie Plinius schreibt: «mit so viel Kraft, dass man das Hervorbrechen förmlich hören kann». Dieser uralte Baum hat sich von China bis nach England ausgebreitet. Ovid erzählt in der Sage von Pyramus und Thisbe, wie die weissen Früchte des Maulbeerbaums nach dem Tod der Liebenden durch deren Blut rot gefärbt wurden. Verwandte Arten findet man in Amerika; in Italien und China wurde der Maulbeer als Futter für Seidenraupen genutzt, bis er 1434 dafür von *M. alba* ersetzt wurde. In Frankreich verordnete Karl der Grosse im Jahre 812 dessen Anbau. Im arabischen Kalender von 916 n. Chr. aus Cordoba wird die Heilwirkung des Maulbeersirups beschrieben. In England verpflanzte Shakespeare seinen berühmten Maulbeerbaum aus dem Garten von König James I. Der *M. rubra* aus Nordamerika hat leuchtend rote bis weinrote Früchte; aber sie werden selten gegessen.

Allgemeines

M. nigra von China bis Europa und Amerika. *M. alba* von Asien bis Europa, heute in Amerika heimisch geworden. *M. rubra,* der grösste Baum der Gattung, in Amerika. *M. indica* in tropischen und subtropischen Gebieten (siehe Foto).

Vorkommen

Die Maulbeere enthält pro 100 g: Wasser 86,5 g, Proteine 1,1 g, Fett 0,4 g, Kohlehydrate 10,3 g. Mineralien: Kalzium 70 mg, Phosphor 30 mg, Eisen 2,3 mg. Vitamine: Karotin15 μg, Thiamin 0,04 mg, Riboflavin 0,13 mg, Niacin 0,5 mg. Vit. C 39 mg. Ferner Pektine, Zitronensäure, Apfelsäure und bis 10% Glukose und Fruktose. Energiewert = 49 kcal.

Inhaltsstoffe

Maulbeersirup ist in den britischen und spanischen Arzneimittelregistern aufgeführt. Er wird gewöhnlich Arzneimixturen beigegeben, um Aroma und Farbe zu verbessern. Man verordnet den Sirup bei Fieber, Husten und Halsschmerzen, da Maulbeeren alkalisierende und schleimlösende Wirkung haben. Aufgrund ihres hohen Traubenzuckergehaltes sind sie leicht verdaulich und werden schnell vom Blut assimiliert. Die Wurzelrinde ist abführend (15 g mit 0,5 l Wasser ½ Std. kochen; nüchtern einnehmen). Die gleiche Flüssigkeit, 4 oder 5 Tage genommen, ist wurmabführend (Bandwurm, Ringelflechte). Den Blätteraufguss benutzt man zum Gurgeln bei Mundhöhlenentzündungen und Mund- oder Zahnfleischquetschungen. Sehr effektiv ist der vergorene Saft. Nach Stabilisation wird er mit dem doppelten Gewicht an Honig vermischt und in einem Kupferkessel so lange gekocht, bis die Flüssigkeit sich auf die Hälfte verdickt. Nach Entfernung des Schaumes sieben und in Flaschen aufbewahren. Es ist nicht ratsam, unreife Beeren zu essen, da sie Schleimhautblutungen verursachen können. Rinde und Früchte von *M. alba* wirken als Tonikum, die Blätter wirken schweisstreibend.

Medizinisches

Maulbeeren werden öfters zu einem berauschenden Wein verarbeitet. Der Beerensaft muss sowohl für Wein als auch für Marmelade zuerst gekocht werden. In Afghanistan werden Maulbeeren wie Rosinen an der Sonne getrocknet und für den Winter aufbewahrt. Roh gegessen, schmecken sie wie unreife Himbeeren.

Verwendung

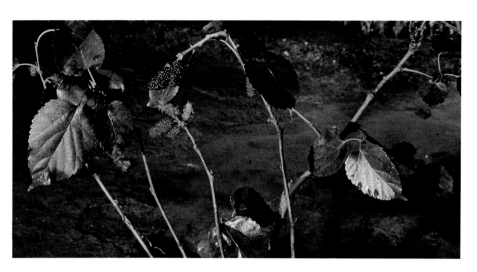

Buschiger Laubbaum, 9–15 m gross, mit rauhem Stamm. Blätter: gestielt, eiförmig, versetzt, unregelmässig ausgeschnitten, 15–20 cm lang, selten gelappt, herzförmig am Grunde, oberseits mattgrün, unterseits fein behaart. Blüten: Männliche Blüten in zylindrischen Kätzchen mit 4-blättrigem Kelch, 4 Staubfäden. Weibliche Kätzchen rundlich, fast sitzend oder kurz gestielt; sie zeigen die rudimentäre Frucht mit 2 langen Narben. Frucht: Sammelfrucht aus vielen dicht zusammengepackten Nussfrüchtchen, je mit einem Samen, deren fleischige Teile aus den Blütenhüllblättern hervorgehen, welche sukkulent geworden sind. Zusammen bilden sie die purpurfarbene 'Beere'.

126.

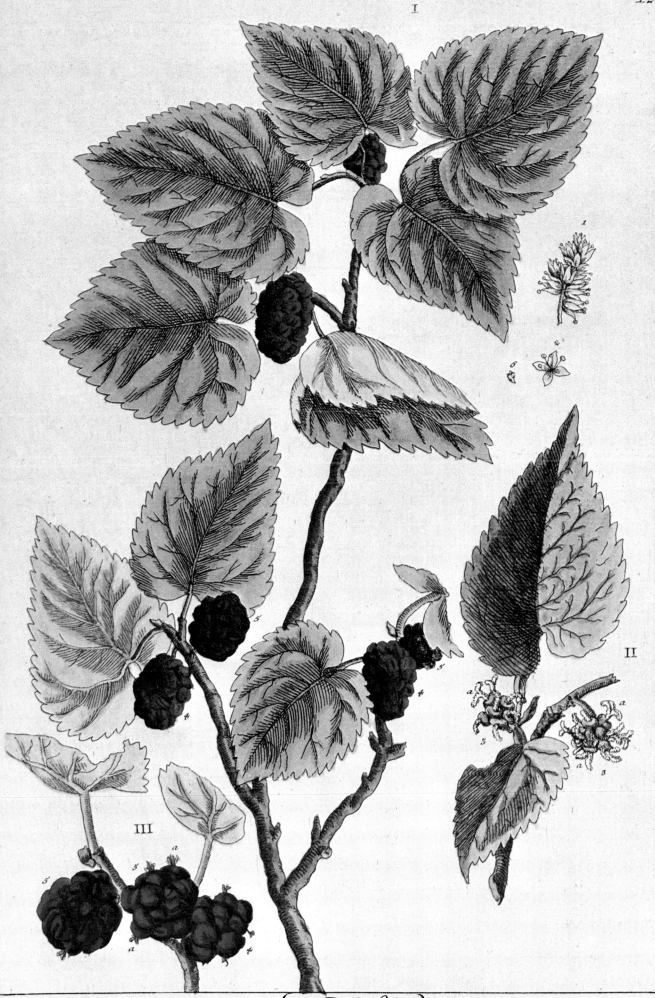

Morus nigra vulgaris.

{ 1.2. mänliche Blüthe. 3. weibliche Blüthe. 4.5. Frucht. 6. Saame. }

Maulbeer Baum.

Phoenix dactylifera L.

Palmae

DATTEL

Die Dattelpalme ist einer der ältesten Bäume der Welt – seit 8000 Jahren bekannt. Ihre Heimat ist vermutlich Mesopotamien oder Arabien, wo Datteln als Hauptnahrung dienen. 'Dattel' ist die gebräuchliche Bezeichnung für Früchte verschiedener Dattelpalmarten. Sie werden in 'weiche', 'trockene' und 'Datteln mit geringem Zuckergehalt' eingeteilt. Weiche Datteln enthalten so viel Saccharose, dass sie zu einer klebrigen Masse eintrocknen. Das Fruchtfleisch ist sehr weich und kann leicht aufgebrochen werden. Trockene Datteln sind härtere, zerfurchte Einzelfrüchte, die nicht aneinander kleben. Die dritte Sorte ist unbedeutend. Die trockenen Sorten stellen vor allem ein Grundnahrungsmittel dar, während die süssen Sorten in Europa bevorzugt sind. Die Dattelkerne werden zur Herstellung eines Getränkes, das man 'Dattelkaffee' nennt, geröstet und zu Puder zermahlen. Die kurz vor der Reife gepflückten Beeren werden an der Sonne oder künstlich getrocknet. Mehrere hundert Varietäten sind im Anbau; davon ist die marokkanische 'Medjool' doppelt so gross und aromatischer als gewöhnliche Datteln.

Allgemeines

Anbau zwischen 19° und 35° N, hauptsächlich in Arabien, Nordafrika, Nordwestindien, Irak, in den USA, in Queensland (Australien), in geringeren Mengen in Mexiko und in Südeuropa. Der Anbau in den USA hat grosse Bedeutung gewonnen.

Vorkommen

Getrocknete Datteln enthalten pro 100 g: Wasser 15,3 g, Proteine 2,5 g, Fett 0,4 g, Kohlehydrate 75,8 g, Fasern 3,8 g. Mineralien: Kalzium 60 mg, Phosphor 63 mg, Eisen 3 mg. Vitamine: Karotin 26 µg, Thiamin 0,1 mg, Riboflavin 0,02 mg, Niacin 0,9 mg, Vit. C 3 mg. Die Kohlehydrate sind zum überwiegenden Teil in Form von Saccharose vorhanden. Weiche Datteln enthalten bis zu 60% Invertzucker. Der Samen enthält viel Fett und Eiweiss. Energiewert = 317 kcal.

Inhaltsstoffe

Datteln sind nahrhaft und leicht verdaulich; sie werden vom Magen-Darm-Trakt gut aufgenommen. Sie wirken auf die Darmschleimhaut lindernd und mild abführend. In Milch gekochte Datteln verordnet man als aufbauendes Stärkungsmittel für Rekonvaleszente. Sie haben eine sanft schleimlösende Wirkung und werden deshalb bei trockenem Husten und Bronchialasthma empfohlen. Sie wirken als Stärkungsmittel bei Lungentuberkulose und gerinnungsfördernd bei Bluthusten. Der aus älteren Bäumen gewonnene Saft dient als Aphrodisiakum. Nach der Gärung ist er berauschend (Arak). Gegen Hornhauttrübung legt man eine Paste aus zermahlenen Dattelsamen auf das Lid.

Medizinisches

Fast jeder Teil des Baums wird ausgenutzt. Der Stamm dient als Baumaterial, das Blattwerk als Dachmaterial und der Blattgrund als Brennstoff. Aus den Fasern kann man starke Taue herstellen. Der Saft älterer Bäume lässt sich zu braunem Sirup einkochen, 'Jaggery' genannt, und wird als Zuckerersatz verwendet. Bei der Art 'Kmour' zerquetscht man die elfenbeinfarbenen Kerne und benutzt sie als Butterersatz. Der vom Stamm gezapfte Saft, auch 'Palmwein' genannt, ist reich an Riboflavin, was aber für den gegorenen Saft nicht gilt. Die in Wasser eingeweichten und gemahlenen Kerne werden Tieren gefüttert.

Verwendung

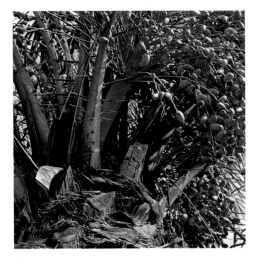

Schlanker, zweigeschlechtlicher, bis 30 m hoher Baum. Blattnarbiger Stamm, am Grunde mit Wurzelsprösslingen. Gefiederte Blattkrone, bestehend aus 40–80 Wedelblättern. Die Wedel setzen sich aus einer grösseren Zahl von Fiederblättchen zusammen, die V-förmig zueinander stehen und vertikal akkordeonartig gefaltet sind. Blütenstände: bis 12 000 Einzelblüten, wovon nur ca. 200 weibliche. Männliche Rispen süss duftend, jede Blüte 3–6 mm, gelblich, mit 6 Staubfäden. Weibliche Blütenstände: pro Blüte 3 Keime, wovon nur einer befruchtet wird. Frucht: Beere, grün bis braun. Fruchtfleisch meist süss; es umgibt einen ölhaltigen Samen, der eine Längsfurche aufweist.

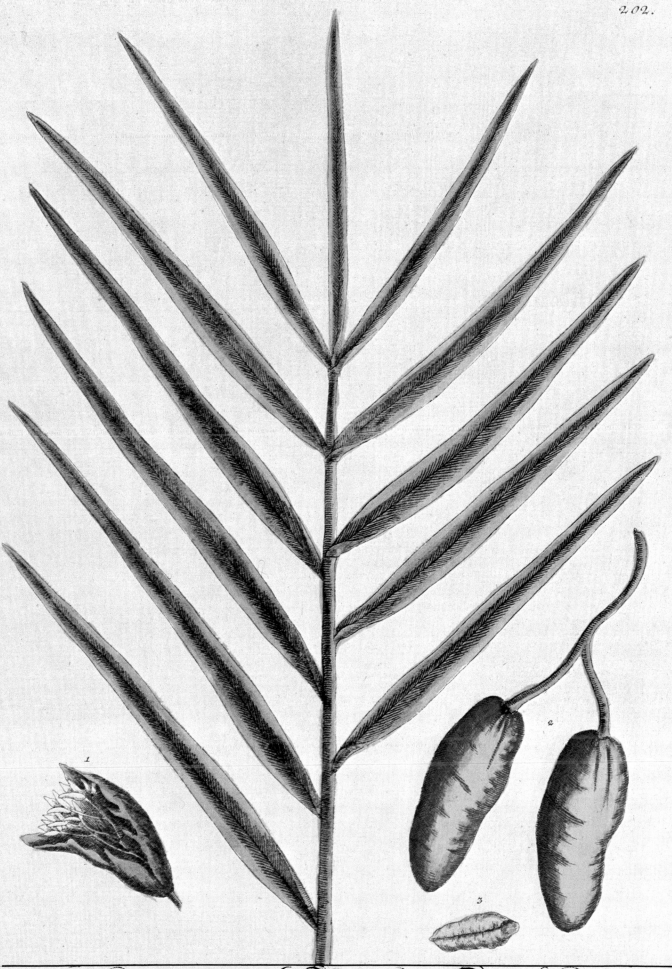

Dactilus
Palma

{ 1. Scheide mit
   der Bluthe
 2. Frucht
 3. Kern }

Dattel-Baum
Palm-Baum.

Prunus armeniaca L.   *Rosaceae*

APRIKOSE

Allgemeines

Der Aprikosenbaum ist in China beheimatet, wurde aber durch die Soldaten
Alexanders des Grossen nach Europa gebracht, vermutlich über Armenien, woher
sein botanischer Name kommt. Von China, wo er weit über 2000 Jahre gezüchtet
wurde, verbreitete sich der Baum südlich nach Indien und westlich nach Persien
und Ägypten. Die Frucht ähnelt dem Pfirsich insofern, als sie auch eine samtige
Haut und einen Kern besitzt, der ein dem Pfirsich und der Mandel ähnliches Öl
enthält. Mandelöl wird oft durch Aprikosenöl ersetzt, weil es billiger ist. Da die
Aprikose frostempfindlich ist, wird sie in gemässigten Zonen angebaut, oft an der
Abwindseite grosser Wasserflächen oder an sanften Nordhängen. Eine winterfeste
russische Art trägt kleinere Früchte; die Früchte der japanischen Prunus (mit
gefüllten Blüten) sind von minderer Qualität. Der Baum braucht schweren
Lehmboden, gute Entwässerung und einen kalten Luftstrom.

Vorkommen

Anbau hauptsächlich in China, Japan, in der Himalaja-Region, Nord- und Südafrika, USA (Kalifornien), Mittelmeerraum, Schweiz (Wallis), Australien und
Tasmanien.

Inhaltsstoffe

Die Aprikose enthält pro 100 g: Wasser 88,6 g, Proteine 0,8 g, Fett 0,4 g, Kohlehydrate 9 g. Fasern 1,5 g. Mineralien: Kalzium 21 mg, Phosphor 34 mg, Eisen
0,9 mg, Kalium 218 mg. Vitamine: Hauptsächlich Vit. C 6 mg. Energiewert =
38 kcal. Die Kerne enthalten bis zu 50% eines festen Öls, ähnlich dem Mandelöl,
viel Vit. B 15 (wertvoll bei Stress und Abnützungserscheinungen) und das Glykosid Amygdalin, welches Blausäure liefert (giftig!).

Medizinisches

Frische Aprikosen sind nahrhaft und aufbauend. Die Früchte kommen auch
getrocknet auf den Markt. Sie sind durstlöschend und kühlend, deshalb nützlich
bei Fieber und Wasserentzug. Sowohl frisch als auch getrocknet wirken sich die
Früchte wohltuend auf die Darmbewegungen aus, beruhigen den Magen und
fördern die Verdauung. Getrocknete Aprikosen wirken mild abführend und sollten bei unregelmässigem Stuhlgang gegessen werden. Sie werden empfohlen in
Krankendiäten für Herzkranke und bei Wassersucht, um den Kaliumverlust
auszugleichen. Wegen ihres reichen Vitamingehaltes, ihrer Mineralsalze und des
Zuckers wird die frische Aprikose bei Anämie verordnet.

Verwendung

Aprikosen isst man am besten frisch oder kurz gekocht mit etwas Orangensaft,
Honig und Apfelsaft. Aprikosenkonserven müssen mit schwerem Sirup versetzt
werden, um die Säure und das Adstringens der Früchte auszugleichen; sie erfahren bei diesem Prozess eine Qualitätseinbusse. Getrocknete Aprikosen sind gesünder und halten sich lange. Wenn man sie mit Schweinefleisch, das man mit
Nelken spickt, und Lorbeerblättern kocht, schmecken sie sehr pikant. Man verwendet Aprikosenöl wegen seiner glättenden Wirkung als Bestandteil vieler
Hautcremen. In Frankreich macht man aus den Aprikosenkernen Likör. Vom
wirtschaftlichen Gesichtspunkt aus sind sie deshalb ebenso wichtig wie die
Früchte selbst. Der frische Saft, auf das Gesicht aufgetragen, ist tonizierend.

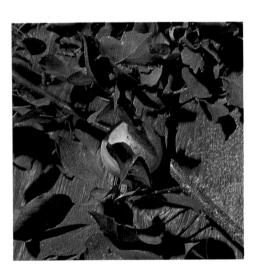

Kräftiger Laubbaum, 3–10 m hoch, mit üp-
pigem Blattwerk und grünen bis rötlichen,
glänzenden Zweigen. Blätter: beidseitig kahl,
gestielt, in der Knospenlage eingerollt, rund-
lich-elliptisch, gekerbt-gesägt mit scharfer
Spitze, im allgemeinen rötlich getönt. Blüten:
auf sehr kurzen Stielen, einzeln oder zu
zweien; sie erscheinen vor den Blättern, sind
erst rosig, dann weiss mit rötlicher Tönung. 5
weisse Kronblätter, 5 braun-rötliche Kelchblätter, Staubbeutel gelb, Fruchtknoten behaart. Frucht: Steinfrucht mit dünner, samt-
artiger, orangefarbener Aussenhaut, das Mesokarp umschliessend. Glatter, ovaler Steinkern. Samenanlage reift im Kern. Samen
bitter oder süsslich, je nach Art giftig.

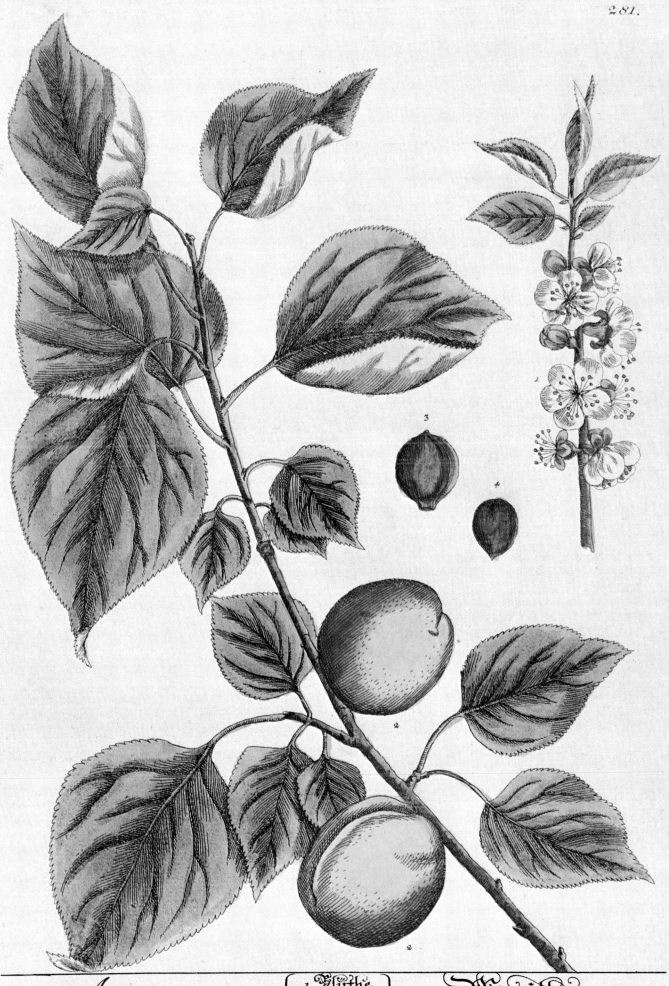

Armeniaca. { 1. Blüthe
2. Frucht
3. Nüß
4. Kern } Marillen
Abricosen.

Prunus domestica L.   *Rosaceae*

PFLAUME

Allgemeines

Die europäische Pflaume stammt aus Eurasien und wächst dort immer noch wild. Sie ist offenbar aus der Kreuzung von Schlehe, *P. spinosa*, und Kirschpflaume *P. cerasifera var. divaricata* entstanden. Die Pflaume war den Pfahlbauern wie auch den Griechen und Römern bekannt. Von englischen Kolonisten nach Amerika gebracht, gedeiht sie heute im Gebiet der Grossen Seen. Heute gibt es über 2000 Sorten Pflaumen. Meist bekannt sind die Mirabellen, Zwetschgen, Reineclauden und Kriechenpflaumen. Die amerikanische Pflaume, *P. americana*, ist heute widerstandsfähiger als ihre europäischen Verwandten und wächst auch da, wo die *P. domestica* nicht gedeiht. Die Früchte der japanischen Pflaume, *P. salicina*, die in der ganzen Welt verbreitet sind, sind weniger wertvoll. Die Vermehrung der Pflaume geschieht durch Okulation, seltener durch Aufpfropfen auf andere Trägerpflanzen, nach derselben Methode wie beim Apfel. Die Früchte werden im allgemeinen handgepflückt, solange sie noch fest sind. Für Konserven kann man reifere Früchte verwerten. Soll sie getrocknet werden, lässt man die Frucht reifen, bis sie vom Baum fällt. Europäische Pflaumen wachsen am besten in schweren Lehmböden, während die amerikanischen und japanischen Arten in leichterer Erde gedeihen. Am Baum gereifte Früchte eignen sich am besten für Tafelobst.

Vorkommen

Anbau in gemässigten Zonen von Europa, Asien, Nordamerika und Südafrika. Kultiviert in den Zentralalpen fast so hoch wie die Kirschen.

Inhaltsstoffe

Die Pflaume enthält pro 100 g: Wasser 86,9 g, Proteine 0,7 g, Fett 0,5 g, Kohlehydrate 11,1 g, Fasern 0,4 g. Mineralien: Kalzium 10 mg, Phosphor 12 mg, Eisen 0,6 mg. Vitamine: Karotin 90 μg, Thiamin 0.04 mg, Riboflavin 0,01 mg, Niacin 0,3 mg, Vit. C 5 mg. Energiewert = 52 kcal. Abgesehen von den Nährstoffen enthält die Pflaume einen gummiartigen Stoff, Uralinsäure und Pektin. Getrocknete Pflaumen enthalten bis 25% Zucker.

Medizinisches

Pflaumen haben einen charakteristischen Duft und einen süssen, leicht säuerlichen Geschmack. Sie fördern Speichelfluss und Magensaftsekretion, regen den Appetit an und fördern damit die Verdauung. Getrocknete Pflaumen benutzt man häufig als mildes Abführmittel in Form eines Absuds, allenfalls vermischt mit Sennesblättern. Gedämpft sind sie eine gute Aufbaukost bei Altersschwäche. Bei Sonnenstich gibt man Pflaumen zu kauen, da sie kühlend auf die Körpertemperatur wirken. Dyspepsiepatienten sollten sie zum Frühstück essen. Eine Tinktur aus den Blütenknospen wird als Stärkungsmittel eingesetzt.

Verwendung

Pflaumen nutzt man als Tafelobst, aber noch mehr als Konserven, Marmeladen und Gelees. Die getrockneten Pflaumen sind als Backpflaumen im Handel. Der aufgebrochene Pflaumenkern ergibt 20% festes Öl, das eine klare gelbe Farbe hat und stark nach Mandel schmeckt. Man kann das Öl zum Kochen verwenden; hauptsächlich wird es jedoch zur Herstellung von Arzneimitteln und Parfums genutzt. Pflaumen werden in Mitteleuropa gerne zu einem starken, farblosen «Pflaumenwasser» verarbeitet. In Ungarn macht man daraus einen Branntwein.

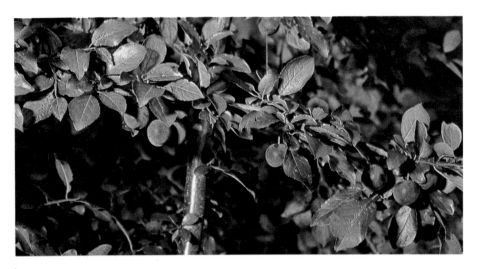

Kleiner Baum oder Strauch, 6 bis 10 m; ausgebreitetes Astwerk meist ohne Dornen, junge Äste glatt. Blätter: klein, versetzt, elliptisch-oval, an beiden Enden spitz, kerbiggesägt, in der Knospenlage gerollt, oben meist glatt, unten weich behaart. Blüten: erscheinen vor den Blättern, weiss, 5-blättrig zu 1 bis 3 an Kurztrieben. Kelchblätter: 3-eckig, braun. Viele Staubblätter. Frucht: Steinfrucht, kugelig bis länglich, glatt, ca. 3–6 cm lang, mit oder ohne Längsfurche, je nach Art schwarzblau, hellgrün oder gelb. Fruchtfleisch: sehr saftig, vom Stein sich leicht loslösend. Steinkern: hart, abgeflacht, elliptisch mit kantiger Naht. Same meist bitterschmeckend.

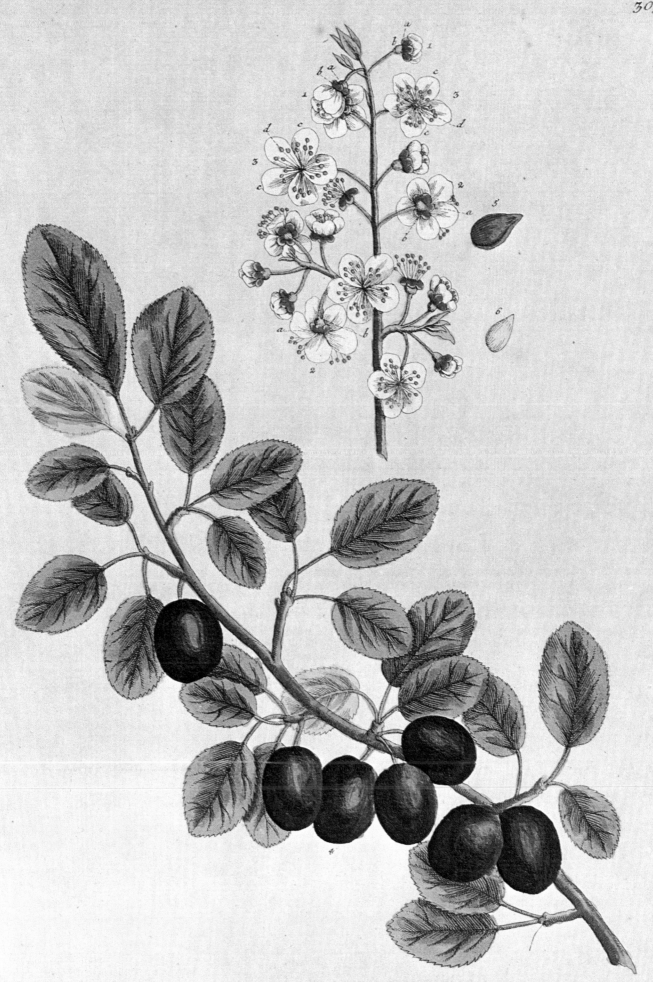

Prunus Damascena. {1-3 Blüthe 4. Frucht 5. Nuß 6. Kern} Kleine Pflaumen Kriechen.

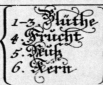

Prunus persica (L.) Batsch   *Rosaceae*

PFIRSICH

Der Pfirsich stammt aus China, kam, wie sein botanischer Name andeutet, über Persien nach Europa. Der Pfirsichbaum trägt bereits im 2. Jahr Frucht, aber nur etwa 10 Jahre lang. Er braucht 2 m tiefen, sandigen Ton- und darunter Lehmboden, der das Regenwasser stauen kann. Zur Vermehrung benutzt man den Wurzelstock. Die Varietäten sind nach Kreuzung mit indischen und chinesischen Arten widerstandsfähiger gegen Wurzelknoten und Fadenwürmer. Im Spätwinter oder Vorfrühling, vor der Knospung, ist Pfropfung sehr wichtig. Pfirsiche werden in zwei Kategorien eingeteilt: Pfirsiche, deren Kern sich nicht vom Fruchtfleisch löst (Härtlinge), und solche, deren Stein sich leicht ablöst (echter Pfirsich). Die Löslichkeit der Kerne hängt von Klima und Boden ab. Warme Lagen und kalkhaltiger Boden fördern die Löslichkeit. Die Früchte kommen mit weisslichgrünem oder orangefarbenem Fruchtfleisch vor. Bei der *var. persica* ist die Frucht samtig behaart, bei der *var. nectarina* kahl und glatt. Pfirsichbäume sind frostempfindlich und gedeihen nicht bei Temperaturen unter 10 °C.

Allgemeines

Anbau in den meisten gemässigten Zonen, besonders in Südeuropa, USA (Kalifornien), Südafrika, Japan und Australien.

Vorkommen

Gelbe Pfirsiche enthalten pro 100 g: Wasser 87,9 g, Proteine 0,8 g, Fett 0,3 g, Kohlehydrate 10,4 g. Mineralien: Kalzium 9 mg, Phosphor 24 mg, Eisen 1 mg, Natrium 2 mg, Kalium 322 mg. Vitamine: Karotin 245 μg, Thiamin 0,03 mg, Riboflavin 0,07 mg, Niacin 0,4 mg Vit. C 6 mg. Energiewert = 43 kcal.

Inhaltsstoffe

Im Altertum war der Pfirsich eine wichtige Heilpflanze. Die Frucht, abgesehen von der Haut, ist leicht verdaulich. Blätter und Baumrinde haben lindernde, sedative, harntreibende und schleimlösende Eigenschaften. Ein schwacher Aufguss der Baumrinde beruhigt Gastritis. Ferner erleichtert er Husten und Stauung in der Brust bei chronischer Bronchitis und Keuchhusten. Die Blätter, unter ärztlicher Kontrolle dosiert, sind zur Wurmtherapie geeignet. Ein Puder aus den getrockneten Blättern, appliziert auf Wunden, wirkt blutstillend. Der im Handel erhältliche Sirup ist ein schnellwirkendes Abführmittel. Ein Sirup oder schwaches Infusum der Blüten fördert das Körperwachstum bei Kindern. Eine Tinktur aus den Blüten lindert Nierenkoliken und unterstützt die Ausscheidung der Steine. Eine Paste aus den Kernen, auf die Stirne aufgetragen, erleichtert Kopfschmerzen und ist schlaffördernd. Die Samen, in Essig gekocht, ergeben eine Flüssigkeit, die den Haarwuchs fördert (einmassieren). Der Blütenpollen des Pfirsichs ruft bei manchen Personen eine Atmungsallergie, von Fieber gefolgt (Pfirsichfieber), hervor. Die aus den Samen extrahierten, festen und ätherischen Öle ähneln Mandelöl und sind reich an Amygdalin. Man vermeide im allgemeinen hausgemachte Aufgüsse aus Pfirsichblättern und Blüten, die, je nach Pfirsich-Art, toxisch sein können.

Medizinisches

Am bekanntesten sind «Pêches flambées». Rezept: Pfirsiche kurz in Butter und Rohzucker anbraten, den Saft einer halben Orange, etwas Zitronensaft und einige Rosinen dazugeben, gut umrühren und dann mit Cognac übergiessen und flambieren. Mit Vanille-Eis servieren.

Verwendung

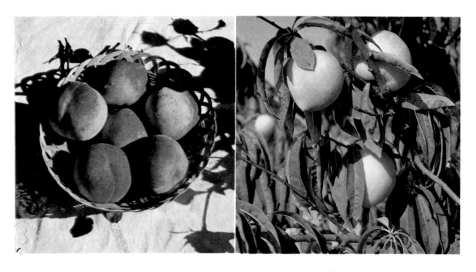

Kleiner Laubbaum oder Busch mit schnell sich ausbreitenden Ästen. Blätter: gestielt, lanzettförmig, zugespitzt und gezähnt; sie wachsen auf dünnen, relativ wenig verästelten Zweigen. Blüten: rosa, stiellos oder kurzstielig, einzeln, paarweise oder in Büscheln an den Schösslingen der vorjährigen Triebe. Fruchtknoten und Griffel behaart. 5 Blütenblätter, 5 Kelchblätter, viele Staubblätter. Blüte erscheint vor Entfaltung der Blätter. Frucht: behaarte Steinfrucht, rund, mit von oben nach unten führender Furche. Endokarp verholzt zu tiefgefurchtem Steinkern mit punktförmigen Gruben. Er umschliesst einen mandelartigen Samen, bitter oder süss, welcher Blausäure enthält.

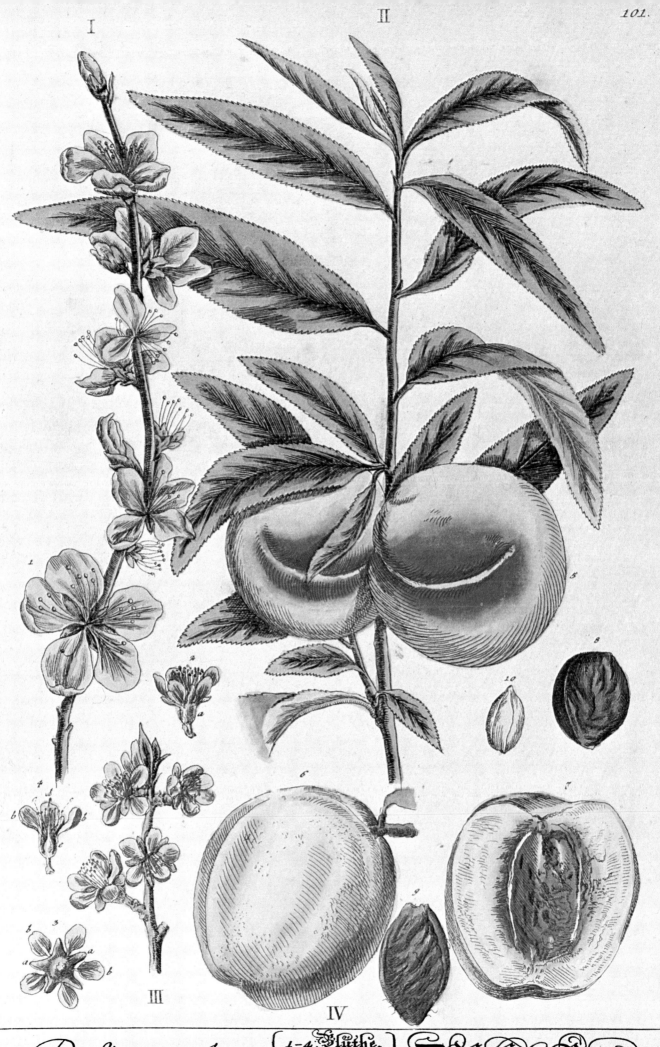

I II III IV

101.

Perſica malus. {
1-4. Blüthe.
5-7. Frucht.
8. 9. Nuß.
10. Kern.
} Pferſich-Baum.

Punica granatum L.　　　　　　　　　　　　　　　　　　　　*Punicaceae*

GRANATAPFEL

Allgemeines

Der Granatapfel stammt aus dem Iran und wurde schon in den berühmten Gärten von Babylon als Zier- und Heilpflanze gezüchtet. Der Name 'Granatum' leitet sich von den Kernen der Frucht ab, die an Halbedelsteine erinnern. Die Araber nannten ihr erstes wissenschaftliches Zentrum in Europa, Granada, danach. Es gibt drei Sorten Granatäpfel: saure, süsse und sehr süsse. Der Saft der sauren Frucht dient in manchen Gegenden als Traubensaftersatz. Die beiden anderen Sorten sind essbar. Von bester Qualität sind Granatäpfel mit trockener, lederiger Haut und sehr saftigen, rosafarbenen Kernen. Die andere Sorte hat eine glatte Haut und weniger süsse, rote Kerne.

Vorkommen

Mittelmeergebiet, Vorderasien, Südasien, China, Arabien, Südafrika, Südamerika, Südwest-Australien.

Inhaltsstoffe

Das Fruchtfleisch enthält pro 100 g: Wasser 80 g, Proteine 1 g, Fett 0,6 g, Kohlehydrate 17,7 g, Fasern 1,1 g. Mineralien: Kalzium 13 mg, Phosphor 23 mg, Eisen 0,7 mg, Natrium 7 mg, Kalium 379 mg. Vitamine: Thiamin 0,07 mg, Riboflavin 0,01 mg, Niacin 0,3 mg. Vit. C 7 mg. Energiewert = 72 kcal. Die Baumrinde enthält 20% Gerbsäure, Gallussäure und verschiedene Alkaloide, darunter Pelletierin, welches eine gesteigerte Reflexerregbarkeit hervorruft.

Medizinisches

Der verdünnte Saft der besten Arten ist süss, adstringierend und schmackhaft und ist in Wüstengegenden ein kühlendes, nahrhaftes Getränk. Der Vit. C-Gehalt wirkt Zahnfleischentzündung und Zahnfleischbluten entgegen. Mit Mass getrunken, eignet sich der Saft für Kranke mit Magenschleimhautentzündung und Magengeschwüren; er ist ausserdem wirksam zur Stuhlverhärtung. In mittleren Dosen (¼ Glas reiner Saft) wirkt er gegen Übelkeit und Erbrechen, in höheren Dosen ruft er Erbrechen hervor. Der saure Granatapfel (*var. rubra*) vermehrt Speichelfluss und Magensaftsekretion und sollte von Patienten mit Gastritis und Magengeschwüren gemieden werden. Die Blütenknospen verarbeitet man zu einer Paste, die blutstillend und adstringierend wirkt und blutigen Stuhlgang bei Colitis und Ruhr hemmt. Diese Paste wird besonders gegen Durchfall bei Kindern empfohlen. Ein Infusum der Baumrinde ist ein hochwirksames Bandwurmmittel. Wegen seiner toxischen Wirkung muss es sehr vorsichtig dosiert werden, sonst können Erbrechen und Übelkeit als Folge auftreten. Zusätzliche Abführmittel sind danach überflüssig. Ruhr wird durch ein Puder oder einen Absud der Fruchtschalenrinde bekämpft. Die Samen bieten einen Schleimhautschutz.

Verwendung

Granatäpfel werden meist zu einem Getränk ausgepresst. Die Kerne kann man Obstsalaten beimischen. Im Mittleren Osten verkocht man den Saft zu einer dicken Paste, die als Sauce zu Fleischgerichten und Kebab serviert wird. Für die Küche ist der saure Granatapfel vorzuziehen. Man verwendet die Kerne auch in Füllungen und gibt sie Eintopfgerichten zu, um einen pikanten, süss-sauren Geschmack zu erhalten. Die getrocknete Schalenrinde ist Bestandteil von Zahnpulvern. Die Araber essen Granatapfelkerne, mit Rosenwasser besprengt und mit Zucker bestreut, als Dessert.

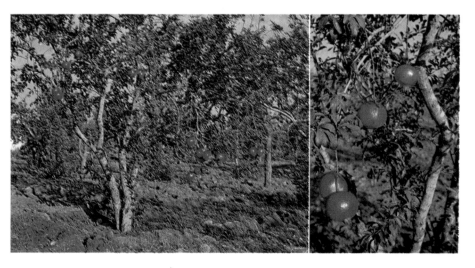

3–5 m hoher Baum, mit verhärteten, zuweilen verdornten Zweigen. Blätter: einfach, gegenständig, elliptisch-lanzettlich, kurz gestielt, manchmal mit schwach gelblichem Einschlag. Blumen: einzeln oder 2–4 zusammen an den kurzen Trieben. Kelch: urnenförmig, rot, öffnet sich sternartig, 5–7 Spitzen. Dazwischen entspringen 5–7 wellig-krause rote Blumenblätter. Staubfäden rot, Antheren gelb, Griffel etwas länger als die Staubblätter. Frucht: apfelgross, gelblich-orange bis rot, mit dem bleibenden Kelch gekrönt. Aussenschale derb, zäh. Schichtartiges Kerngehäuse mit vielen Samenfächern. Fruchtfleisch bitter. Samen: prismatisch, rosafarben, saftig.

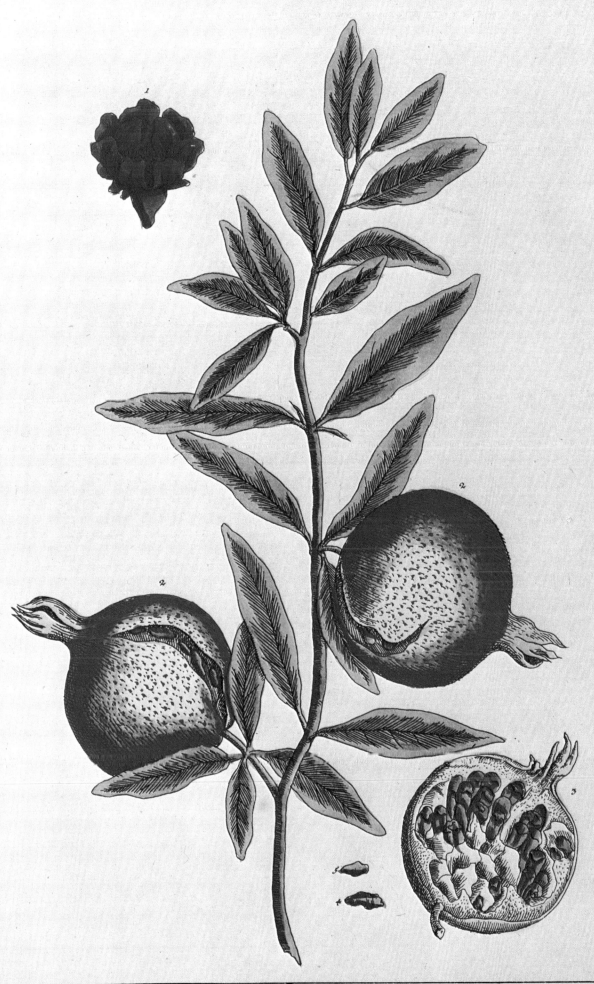

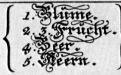

Granata .
Punica mala .
{ 1. Blume.
2.3 Frucht.
4 Beer.
5. Kern. }
Granaten-Baum.

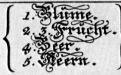

RHABARBER

Die Gattung *Rheum* umfasst etwa 40 Arten. Es ist wichtig, die reinen Heilpflanzen, *R. palmatum* und *R. officinale*, von den essbaren Rhabarber zu unterscheiden. Rhabarberarten scheinen ihren Namen von 'Rha', dem alten Namen des Wolgaflusses, abzuleiten, an deren Ufern die Pflanze wild wuchs. Früher war das Schwarze Meer als 'Pontus der Alten' bekannt. Daraus entstand der Name *'Rha ponticum'*, im Mittelalter 'Rhapontick' genannt. Die medizinische Droge aus China kam schon im Altertum auf dem Landwege ins Mittelmeergebiet, und zwar unter dem Namen 'Rha'. Eine andere Sorte, die über Indien und Arabien eingeführt wurde, hiess *'Rha barbarum'*. Der Obstrhabarber heisst nun *Rheum Rhabarbarum* und stammt aus der Mongolei. Er wird seit dem 18. Jh. in Europa kultiviert. Die heute meist kultivierten Rhabarber entstanden aus Kreuzungen u. a. zwischen *R. rhaponticum, R. barbarum* und *R. undulatum*. Die Stengel der medizinischen Rhabarber sind nicht essbar!

Anbau in verschiedenen Zonen Chinas, Tibets, im Himalajagebiet und in den gemässigten Zonen der Welt.

Rohe Rhabarber enthält pro 100 g: Wasser 94,8 g, Proteine 0,6 g, Fett 0,1 g, Kohlehydrate 3,7 g. Fasern 0,7 g. Mineralien: Kalzium 96 mg, Phosphor 18 mg, Eisen 0,8 mg, Natrium 2 mg, Kalium 251 mg. Vitamine: wenige, Vit. C 9 mg. Energiewert = 16 kcal. Grosse Mengen Kaliumoxalat im Frühjahr.

Die Wurzeln des essbaren Rhabarbers werden als Magenmittel und Adstringens eingesetzt. Das Wurzelpulver wird Kleinkindern bei Magenverstimmung oder chronischer Diarrhöe verschrieben. In grossen Mengen wirkt diese Wurzel auch abführend wie *R. palmatum*-Wurzeln. Der Genuss von Rhabarber färbt den Urin, was jedoch harmlos ist. Wegen seines Oxalsäuregehaltes sollte Rhabarber von Personen mit Gicht, Epilepsie, Harnsäurestörungen und Rheumatismus nicht eingenommen werden. Die Zubereitung von Rhabarberblättern als Gemüse ist nicht zu empfehlen, da diese als Reizgift wirken und bei manchen allergischen Personen sogar zum Tode führen können. Wenn man die Blätter überhaupt kochen will, dann nur nach Einweichen in hartem Wasser; zum Kochen darf man keinen Kupfertopf verwenden!
Die Wurzeln der medizinischen Rhabarberarten, *R. palmatum* und *R. officinale*, werden von mindestens 4-jährigen Pflanzen geerntet und getrocknet. Die Anthrastoffe bewirken eine spezifische Reizung der Dickdarmschleimhaut; 200–500 mg des Wurzelpulvers wirken abführend. Für eine gesteigerte Wirkung mische man gleiche Teile Ingwer dazu. Die Chrysophansäure geht in die Milch stillender Frauen und macht diese auch leicht abführend.

Die sukkulenten, rosafarbenen Stengel des Gartenrhabarbers (Foto rechts) verwendet man zu Kompott, Kuchen oder Törtchen. Mit Rhabarber gewürzte Suppen und Konfitüren erhalten einen angenehmen, säuerlichen Geschmack. Das Kompott bereichere man mit Honig und etwas Orangensaft, zuletzt mit einigen Rosinen.

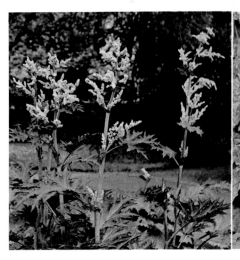 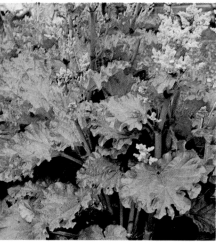

R. rhaponticum: Wurzel kleiner als bei *R. palmatum*, dick, knollig mit dunkler Rinde, zelliges Gewebe, leicht rosa im Querschnitt mit sternartigen Flecken. Blätter: gross, ganzrandig, wellig an den Rändern, auf fleischigen Stielen. Blüten: zwittrig oder eingeschlechtlich, cremefarben, in Doppeltrauben. Blütenhülle aus 2x3 oder 5 Blättchen. Fruchtknoten einfächerig mit nur einer Samenanlage. *R. palmatum* (Foto links): tiefer Wurzelstock. Blätter: handförmig, langgestielt, purpurgetönt. Ein ursprünglicher Rheum ist unbekannt. Fest steht, dass die Entwicklung von der 5-zähligen zur 2x3-zähligen Blütenhülle geführt hat. (Urahnen: Polygonom- und Rumexarten.)

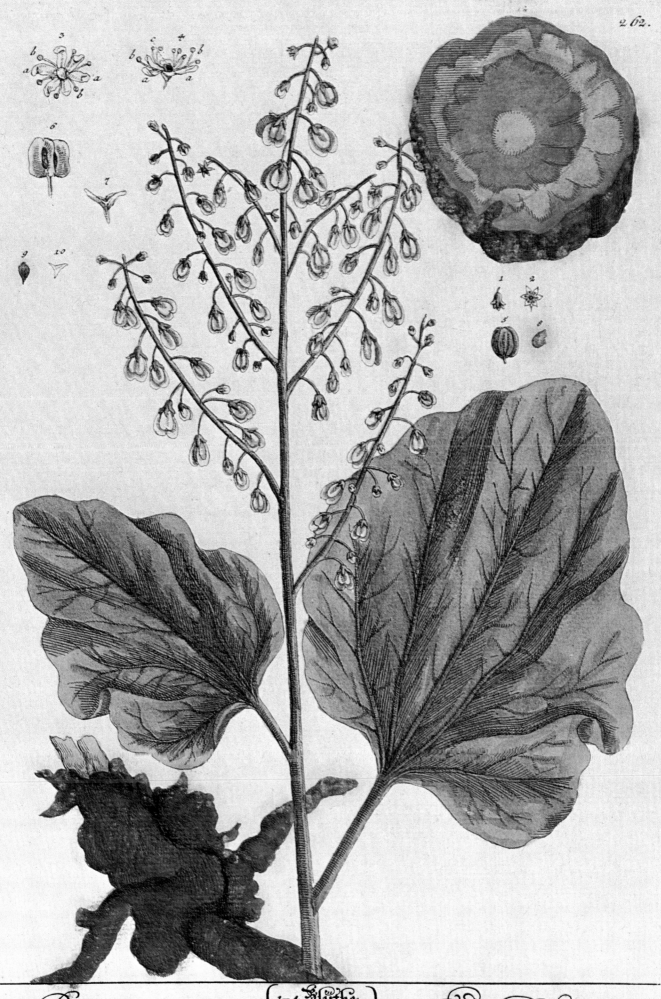

262.

Rhaponticum 〔 1-4. Blüthe
5-7. Frucht
8-10. Saame
11.12. Wurzel 〕 Rapontick.

Ribes spicatum Robs.   *Saxifragaceae*

JOHANNISBEERE

Allgemeines

Der Gattungsname 'Ribes' stammt von dem arabischen 'Ribas' und bedeutet 'Rhabarberart'. Diese 'Ribas'-Pflanze gedieh in ganz Eurasien und wurde frühzeitig als Arzneimittel 'Rob Ribas' verwendet. Als die Araber Spanien eroberten und ihr 'Ribas' nicht antrafen, versahen sie die dort vorkommende, gleichfalls säuerlich schmeckende Johannisbeere mit diesem Namen, woraus später 'Ribes' wurde. Kolonisten brachten sie in die USA, wo sie schnell heimisch wurde. Nur die schwarze Johannisbeere, *R. nigrum,* wird in den USA in geringerem Ausmass angebaut. Es gibt rote, weisse und schwarze Sorten. Die weisse Johannisbeere ist eine Zuchtvariante der roten, *R. rubrum* (neu *Ribes spicatum*). Die Pflanzen sind widerstandsfähig und wachsen als Hecken, Büsche und im Walde wild. Anbausorten brauchen wenig Pflege und gedeihen am besten in kühlem, feuchtem Klima. Die Vermehrung geschieht durch Stecklinge. Kräftige Triebe werden im Spätherbst oder Frühling abgeschnitten und eingepflanzt. Lehm- oder Schlickböden von grosser Fruchtbarkeit bringen die besten Ergebnisse. Die Pflanzen gedeihen auch in vernachlässigtem Zustand und erfordern selten Massnahmen gegen Insekten.

Vorkommen

In den gemässigten Klimazonen der nördlichen Hemisphäre, einige Arten in den Gebirgen Mittel- und Südamerikas, in Nordamerika und Sibirien.

Inhaltsstoffe

Rote Johannisbeeren enthalten pro 100 g: Wasser 85 g, Proteine 1,4 g, Fett 0,2 g, Kohlehydrate 9–13 g. Mineralien: Kalzium 32 mg, Phosphor 23 mg, Eisen 1 mg, Natrium 2 mg, Kalium 257 mg. Vitamine: Hauptsächlich Vit. C 41 mg. Energiewert = 50 kcal. Schwarze Johannisbeeren haben 200 mg Vit. C.

Medizinisches

Johannisbeersaft ist ein schweisstreibendes Fiebermittel und wirkt allgemein alkalisierend, harn- und windtreibend. Der Saft ist sehr nahrhaft, leicht verdaulich und belastet den Magen-Darmtrakt nicht. Ferner vermehrt er den Speichelfluss, reinigt die Zähne und schont den Magen. Johannisbeeren fördern eine regelmässige Darmtätigkeit und sind deswegen bei Verstopfung zu nehmen. Wegen ihrer alkalisierenden und harntreibenden Wirkung verordnet man sie bei Krankheiten der Nieren und des Harntraktes, denn sie fördern die Ausscheidung von Harngriess und wirken durch Linderung des brennenden Gefühls wohltuend auf die Schleimhaut des Harntraktes. Die Beeren werden auch bei allen Gelbsuchtkrankheiten empfohlen. Bereits geschädigte Leberzellen werden durch die Wirkungsweise der Johannisbeere geschützt, die Heilung wird beschleunigt. Ein Aufguss der Blätter benutzt man zum Gurgeln gegen Halsschmerzen; innerlich eingenommen, wirkt er harntreibend. Bei Nieren- und Harnblasenstein sowie Bauchwassersucht und Hämorrhoiden verschreibt man einen Absud aus der Baumrinde (2–3x täglich 2 Esslöffel).

Verwendung

Rote und weisse Johannisbeeren isst man sofort nach dem Pflücken, oder man verarbeitet sie zu Saft. Für Marmeladen und Gelees benutzt man alle Arten. Sehr schmackhafte Weine werden aus schwarzen Johannisbeeren gemacht. Für Leute, die an Harnblasensteinen leiden, ist der Wein aus den roten Beeren vorzuziehen.

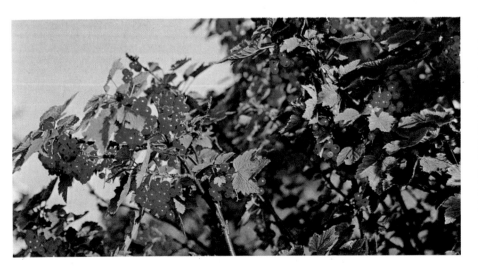

Bis 3 m hoher Strauch. Blätter: langgestielt, 3- bis 5-lappig, kerbig gezähnt, in der Knospenlage gewöhnlich gefaltet, unterseits bei einigen Arten graufilzig. Blüten: einzeln oder büschelig an der Spitze von Kurztrieben. 4–5 Blumenblätter, grünlich-weiss, manchmal gelb oder rot; Kelch und Blütenachse verwachsen. 4–5 Staubblätter, radial angeordnet. Fruchtknoten 1-fächerig mit meist 2 Plazenten. Frucht: drüsige Beere, je nach Art schwach rot, cremefarbig oder dunkelpurpur. Fruchtfleisch: sehr saftig, Samen zahlreich, Embryo klein, von fleischigem Nährgewebe umschlossen.

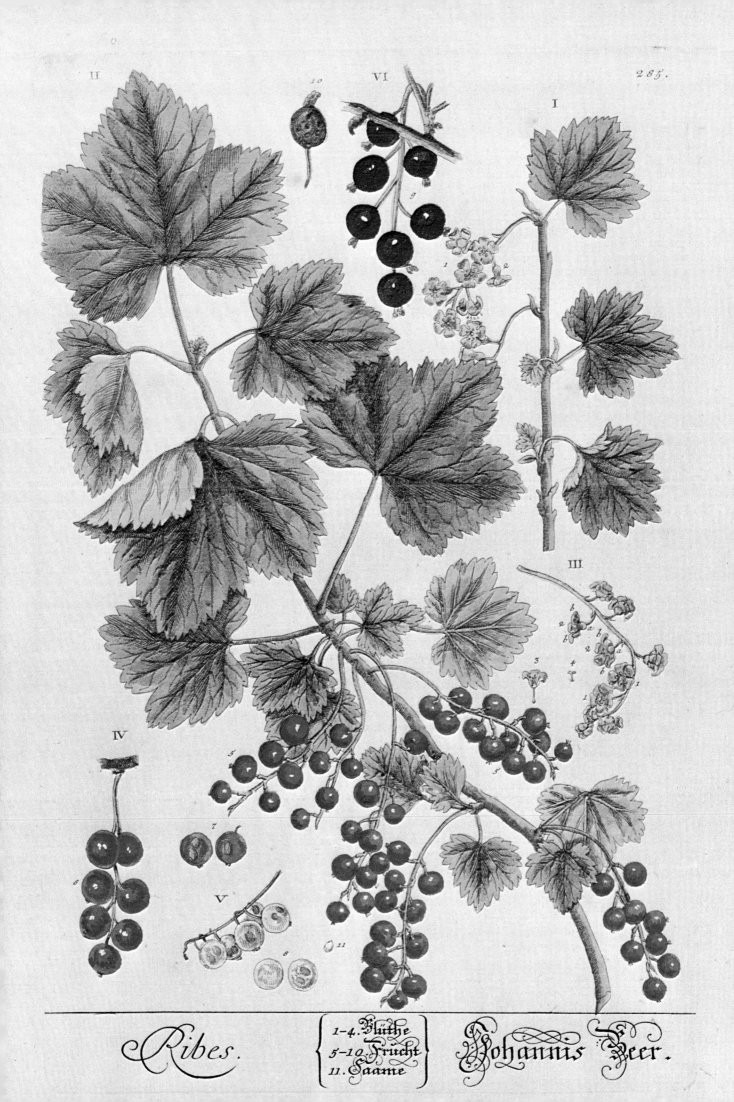

Ribes. {1-4. Blüthe 5-10 Frücht 11. Saame} Johannis Beer.

STACHELBEERE

Die Stachelbeere stammt aus Eurasien. Sie ist die früheste Frucht der Saison und reift manchmal schon im Mai. Die verschiedenen Arten tragen Beeren von unterschiedlicher Form, Grösse und Geschmack (s. Abb.). Die europäische Stachelbeere, *R. grossularia,* trägt rote, grüne und gelbe Beeren, welche glatt oder haarig sein können. *R. uva-crispa* hat eine glatte Haut. Für Nachspeisen haben die gelben Beeren das ausgeprägteste Aroma. Die rote Beere ist sauer, die grüne süss-säuerlich. Stachelbeerbüsche sind widerstandsfähige Pflanzen, die wenig Pflege brauchen. Sie entwickeln sich am besten in kühlem, feuchtem Klima und ziehen Lehmboden vor. Die Vermehrung geschieht in der Ruhezeit oder im Frühling durch Stecklinge, an denen man die obersten vier Augen stehen lässt. Ein Busch kann Erträge bis zu 25 kg erbringen; die Büsche müssen durch Netze gegen Vögel geschützt werden. Kaliumkarbonatdüngung bewirkt bessere Erträge.
Obwohl sie nicht zur gleichen Familie gehört, muss man hier die 'Kap-Stachelbeere' aus Südafrika nennen, denn sie ist ausgezeichnet süss und empfiehlt sich für Desserts. Diese Beeren gehören der Gattung *Physalis* an; sie sind leuchtend orange in der Farbe.

Allgemeines

In allen gemässigten Klimazonen, auch einige Arten in den Gebirgen Zentral- und Südamerikas. Kap-Stachelbeeren in Südafrika, Australien und Teilen von Indien.

Vorkommen

Die gewöhnliche Stachelbeere enthält durchschnittlich pro 100 g: Wasser 84 g, Proteine 0,8 g, Fett 0,1 g, Kohlehydrate 8,8 g. Ferner Fruchtzucker, Pektin, Apfel-, Wein- und Zitronensäure, Mineralstoffe und Vit. C. Energiegehalt = 44 kcal.

Inhaltsstoffe

Stachelbeeren sind als Frühlingsdiät wertvoller als Rhabarber. Die sauren Beeren fördern den Speichelfluss, reinigen Zähne, regen den Appetit an, fördern die Verdauung und regulieren die Darmbewegung. Die Früchte helfen, den Säure-Basen-Haushalt des Körpers zu stabilisieren. Man verabreicht sie Fieber- und Gichtkranken, um den Säuregehalt des Organismus zu neutralisieren. Ausserdem wirken sie harntreibend und lindernd bei Entzündungen des Harntrakts. Ein Tee aus den Blättern mildert Nierensteinschmerzen; auch wird er als Stärkungsmittel für Mädchen, die unmittelbar vor der Menstruation stehen, empfohlen. Der Gelee aus den roten Beeren wirkt hervorragend bei Übelkeit als Folge von Verdauungsschwierigkeiten. Der hohe Pektingehalt der Stachelbeere macht sie wertvoll für die Geleeverarbeitung. Die grüne Beere eignet sich als Konservierungsmittel in Marmeladen.

Medizinisches

Stachelbeeren, die ersten Früchte der Saison, eignen sich für eine Blutreinigungskur. Die Beeren sind am schmackhaftesten im Ofen gebacken, zugedeckt mit einem Kuchenteig, reich an Zucker. Unreife Stachelbeeren, im Übermass genossen, können manchmal schlimme Erscheinungen – sogar mit tödlichem Ausgang – hervorrufen. Diese unreifen Beeren sind würzig in Chutney-Mischungen. Der Wein aus den gelben Beeren schmeckt beinahe wie echter Champagner. Als Kompott vorbereitet, im Eisschrank gekühlt und mit Schlagsahne serviert, schmecken Kap-Stachelbeeren vorzüglich.

Verwendung

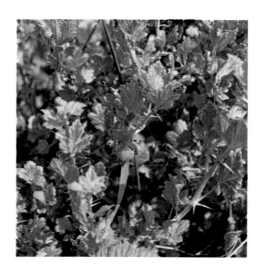

Perennierender 60–150 cm hoher, buschiger, dorniger Strauch unordentlich wachsend, mit graubraunen Ästen. Blätter: in den Achseln von 1,2 oder 3-teilige, spitze Stacheln, gestielt, meist in Büscheln von 3 bis 5 Blättern, handförmig gelappt, 3–5-lappig, haarig, Lappen tief gekerbt. Blüten: zu 1- bis 3 in Büscheln. Blütenstiel kurz mit 1 bis 2 schmalen oder fehlenden Vorblättern. Kelch: glokkig, Kronblätter weiss-grünlich. Griffel zottig, kürzer als die Staubblätter. Frucht: Drüsigborstige, ovale Beere, gelb, grün oder rot, glatt oder behaart, mit breiigem Saft gefüllt.

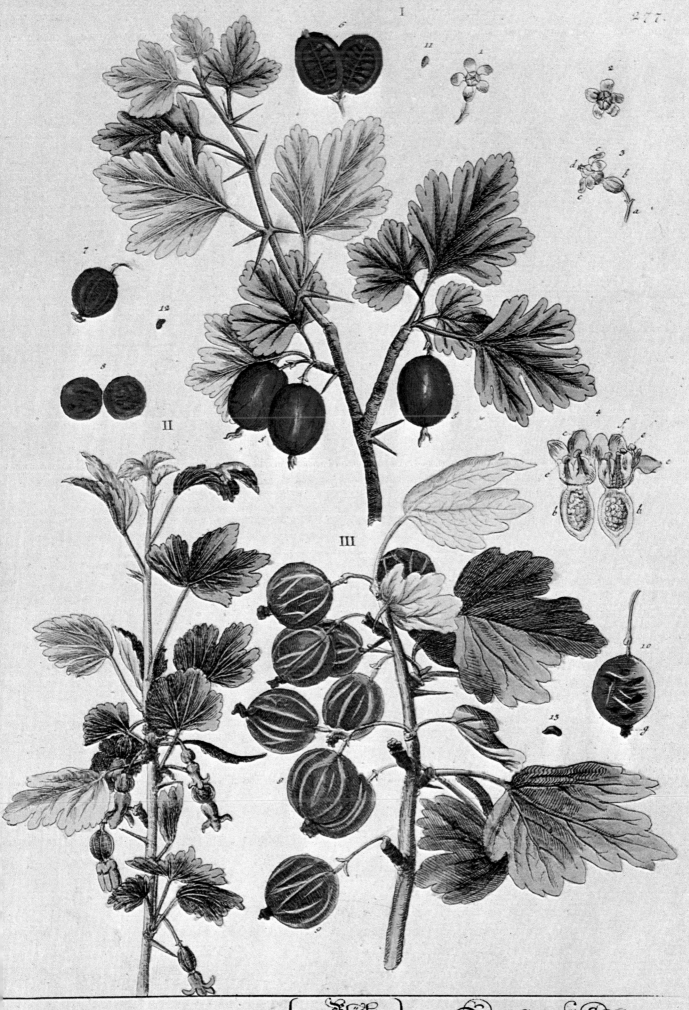

I

II

III

Grossularia.
{ 1-4. Blüthe
5-10. Frücht
11-13. Saame }
Stachel-Beer.

Rubus fruticosus L.

Rosaceae

BROMBEERE

Bei engerer Fassung des Artbegriffes ist die Gattung *Rubus* mit über 3000 Arten fast über die ganze Erde verbreitet. Die gewöhnliche Brombeere ist ein häufig vorkommendes, stacheliges Gewächs, das in den Wäldern Mitteleuropas weit verbreitet ist. Zwei verwandte Arten in den USA, *R. Baileyanus* und *R. trivialis* ('Dewberries' genannt), sind wuchernde Büsche von rebartigem Wuchs. Die Rubusgewächse sind ein- oder zweijährig, stachelig, aufrecht, kletternd oder kriechend. Alle Arten haben wechselständige Blätter und weisse oder rosafarbene Blüten. Die Blüten bieten zahlreichen Insekten Pollen und Honig. An der Verbreitung beteiligen sich viele Waldbewohner wie Fuchs, Marder, Raubtiere usw. Damit hängt das wenig wählerische Auftreten der einzelnen Arten zusammen. Brombeeren sind zweijährig. Im ersten Jahr erbringen sie nur Blätter, im zweiten die Früchte. Die kultivierten Arten vermehren sich durch Ausläufer oder Wurzelstecklinge.

Die Familie der Rubusgewächse findet sich in der gesamten gemässigten Zone der nördlichen Hemisphäre. Brombeeren sind weit verbreitet in ganz Europa in Wäldern, Feldern und an Bächen.

Brombeeren enthalten pro 100 g: Wasser 87,2 g, Proteine 1,3 g, Fett 0,5 g, Kohlehydrate 6,7 g, Fasern 3,8 g. Mineralien: Kalzium 30 mg, Phosphor 20 mg, Eisen 0,9 mg. Vitamine: wenig, hauptsächlich Vit. C 21 mg. Energiewert = 58 kcal.

In der Heilkunde werden Früchte, Blätter und Rinde verwendet. Alle oben erwähnten Brombeerarten hemmen Ruhr und Diarrhöe. Zu diesem Zweck trocknet man die Früchte in einem mässig heissen Ofen und zerreibt sie zu Pulver, das man in Dosen von 3x täglich einem Teelöffel verabreicht. Auch die Wurzelrinde kann man dazu benutzen. Man schält die Rinde von der Wurzel, trocknet sie in der Sonne und zerstösst sie zu grobem Pulver. 20–30 g dieses Pulvers werden mit ½ l Wasser gekocht, bis die Flüssigkeit auf 100 ml verdampft ist. (Dosis: 4x täglich in gleichen Teilen.) Einen Brombeerblätterabsud verwendet man zum Gurgeln gegen Zahnfleischbluten und Zahnfleischentzündung. Man verwendet den Absud auch, um Geschwüre und Wunden zu waschen. Junge Blätter werden gesammelt und einige Tage getrocknet, um sie als Ersatz für Schwarztee zu benutzen. Brombeerwein ist besonders bei Stuhlstörungen zu trinken.

Die in grosser Fülle wildwachsenden Brombeeren sind ein beliebter Anreiz zu Waldspaziergängen. Aus den gesammelten Beeren wird ein vorzüglicher Wein hergestellt. Zu diesem Zweck werden die Brombeeren zu Saft gepresst und mit Zucker zum Gären gebracht. Die Beeren eignen sich zum Einfrieren und bieten im Winter ein willkommenes Dessert. Seines Eisengehaltes wegen wird Brombeergelee anämischen Personen empfohlen. Brombeeressig in einer Dosis von 1 Teelöffel zu einem Glas Wasser löscht das Durstgefühl bei hohem Fieber. (Die Beeren werden 3 Tage lang in Malzessig eingelegt, danach wird der Saft filtriert und im Verhältnis 1:1 mit Zucker 5 Min. lang gekocht, der Schaum entfernt und die Flüssigkeit abgekühlt).

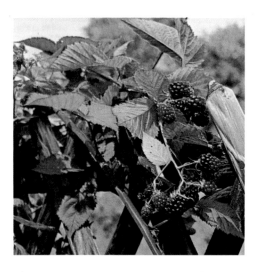

Bestachelte, oft klimmende oder kriechende, holzige Staude oder Strauch. Stengel kantig, mit Stacheln bewehrt. Blätter: gewöhnlich mit 3–5 Blättchen vom gleichen Punkt ausgehend, gezähnt. Blattoberfläche mit Sternhärchen. Seitenblättchen meistens mit Blattstiel verwachsen. Blüten: meist zwittrig, in rispigen oder traubigen Blütenständen an den Spitzen der neuen Ästchen, rosa oder weiss. Blütenkelch von der Frucht abstehend. 5 Blumenblätter, 5 Kelchblätter, zahlreiche Staubfäden; Staubbeutel nach innen gewendet. Frucht: Sammelfrucht; die sogenannte 'Beere' besteht aus vielen, einzelnen, zusammengesetzten Früchtchen, je mit einem Samen, saftig, purpur-schwarz in der Farbe.

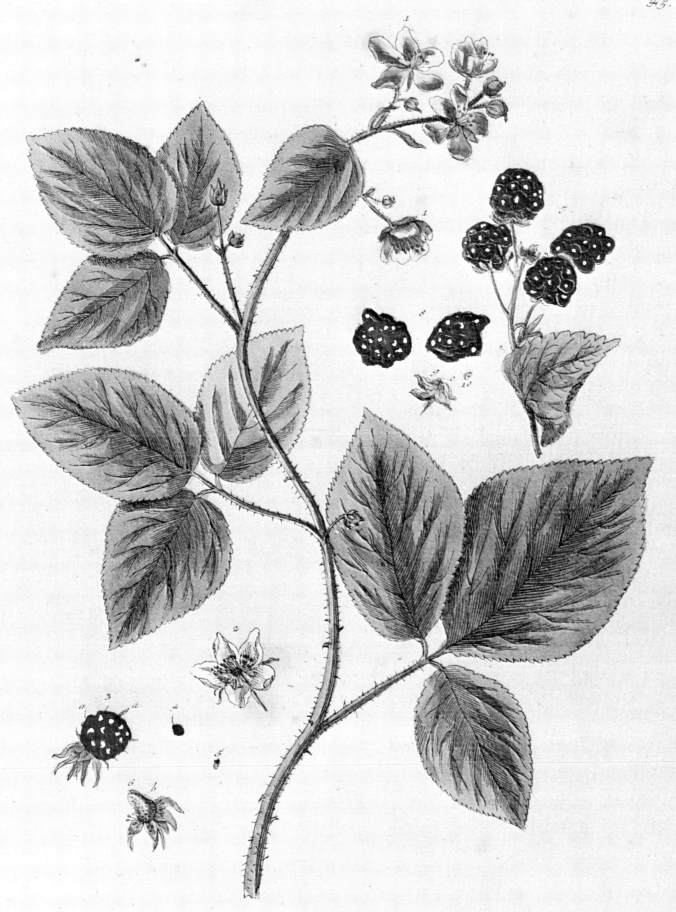

Rubus. { 1.2. Blume. } Brombeer Staude.
{ 3.4.6.7.8.9. Frucht. }
{ 5.10. Saamen. }

Rubus idaeus L.   *Rosaceae*

HIMBEERE

Allgemeines

Archäologische Funde in den Pfahlbauten der Schweiz und Deutschlands beweisen, dass die Pfahlbauer des Neolithikums die Himbeere gut kannten. Da sich die Gattung *Rubus* sehr leicht kreuzen lässt, gibt es zahlreiche Verwandte der Himbeere, z. B. die in Amerika beliebten Loganbeere, Boysenbeere und Veitschbeere. Da die Himbeere eine der widerstandsfähigsten Früchte der Welt ist, kann sie sogar in Alaska angebaut werden. Im Mittelalter wurde die Kultur der Himbeere in Klostergärten begonnen; im 15. Jh. kam der erste Himbeersirup auf den Markt. Die wirtschaftliche Züchtung ist vor allem in Nordamerika, Frankreich und Grossbritannien vorgenommen worden, und zwar mit *R. idaeus* und verwandten Arten wie *R. occidentalis* und *R. strigosus* als Ausgangspflanzen. In nördlichen Ländern sind die orange-gelbe Moltebeere, *R. chamaemorus,* und die Ackerbeere, *R. arcticus,* beliebt. Im Anbau liebt die Himbeere lockere, mit Stallmist angereicherte Erde, eine warme, freie Lage mit Schatten. Reichliche Wasserzufuhr bei Trockenheit ist notwendig.

Vorkommen

In den meisten Klimazonen der Welt, in Wäldern, Gebüschen, Hochstaudenfluren, Bahndämmen, Schlägen usw. bis 2000 m (in tropischen Gebirgen bis 3500 m), nördlich bis Alaska, südlich bis in die subarktische Zone.

Inhaltsstoffe

Himbeeren enthalten pro 100 g: Wasser 84 g, Proteine 1,2 g, Fett 0,5 g, Kohlehydrate 8–13 g, Fasern 3 g. Mineralien: Kalzium 22–34 mg, Phosphor 22–36 mg, Eisen 0,9 mg, Kalium 168 mg. Vitamine: Vit. A 20 μg, Thiamin 0,03 mg, Riboflavin 0,09 mg, Niacin 0,9 mg, Vit. C 25 mg. Energiewert = 57 kcal.

Medizinisches

Die reife Frucht ist säuerlich und erfrischend. Mit ihren Mineralsalzen wirkt die Himbeere wesentlich durstlöschender als Wasser. Trotz ihres säuerlichen Geschmacks reizt sie den Magen nicht. Ungefähr 100 g der Frucht decken den täglichen Vit. C-Bedarf. Himbeersaft ersetzt die Körperelektrolyte. Man verabreicht Himbeeren in Diäten für Leberkranke und bei Gelbsucht. Sie fördern den Gallenfluss durch die Gallenwege. Himbeeren wirken stabilisierend auf den Säure-Basen-Haushalt. Sie haben sowohl schweisstreibende wie auch kühlende Eigenschaften; daher werden sie in Diäten bei Fieber empfohlen. Himbeeren sind auch bekömmlich für Patienten mit einer Neigung zu Übelkeit und Erbrechen. Die Darmbewegungen werden reguliert und die Verstopfung beseitigt. Ein Aufguss von Himbeerblättern wird bei Ruhr, Durchfall und inneren Blutungen verschrieben, weiterhin zum Gurgeln bei Halsschmerzen. Man kann sie zum Auswaschen von Wunden und Geschwüren benutzen. Warmer Himbeerblättertee ist Gebärenden zu empfehlen. Himbeersaft löst auch den Zahnbelag.

Verwendung

Himbeeressenz wird zur Geschmacksverbesserung den Arzneien beigegeben und dient allgemein als Aromastoff. Die Früchte werden roh oder tiefgefroren verkauft. Man verarbeitet sie zu Marmelade, Likör, Fruchtgetränken, Eiscreme und den beliebten Himbeersirupgetränken. Frische Himbeeren schmecken am besten, wenn man sie mit Zitronensaft besprengt und mit Honig versüsst.

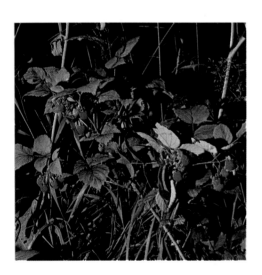

Kleiner Busch mit aufrechtem Stamm, mit feinen Stacheln übersät; zweijährig mit winterharten Wurzeln. Blätter: zusammengesetzte Blättchen, 3 bis 5, seltener 7-zählig, gefiedert, eiförmig oder verkehrt eirund, zugespitzt, ungleich gesägt, mit hervortretenden Adern. Blüten: 5-blättrig, klein, weiss nikkend, auf langen Stielen, die sich aus der Blattachsel erheben. Viele Frucht- und Staubblätter. Fruchtknoten: ein Syncarp. Frucht: saftige Sammelfrucht, aus vielen roten, seltener gelben oder weissen Steinfrüchtchen bestehend. Einmal reif, löst sie sich vom Fruchtboden ab, dadurch entsteht der Hohlraum auf der einen Seite. Winzige Steinkerne, netzig-runzelig.

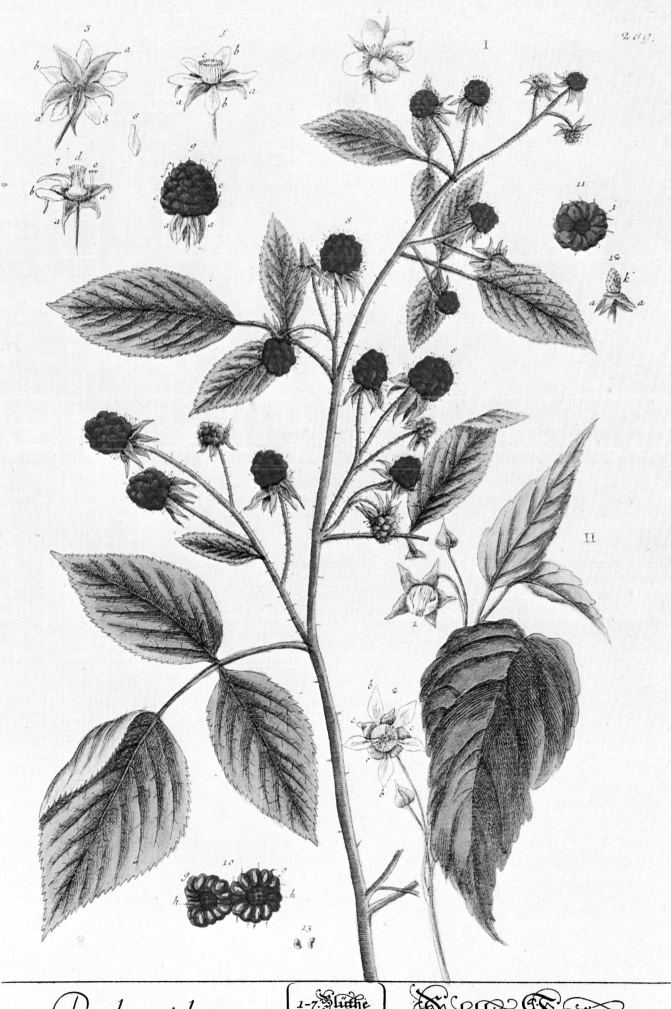

Rubus idaeus. { 1-7. Blüthe 8-12 Frucht 13. Saame } Hohlbeer Staude.

Vitis vinifera L. *Vitaceae*

WEINTRAUBE

Das Wort 'Wein' stammt von dem griechischen 'oinos' und dem lateinischen 'vinum'. Weinreben bevorzugen südliche, geschützte Lage, gut durchlässigen Boden, Temperaturen nicht unter 3 °C (im Winter bis zu –15 °C). Anfällig für viele Krankheiten, bedürfen Rebstöcke ständiger Pflege. Die chemische Zusammensetzung der Traube ist in den verschiedenen Reifestadien sehr unterschiedlich. Der Reifepunkt des Fruchtfleisches (wenn die meisten Tafeltrauben geerntet werden) ist nicht identisch mit der Reife der Samen (Zeitpunkt der Weinlese). Daher werden diejenigen Trauben, die einen langen Transportweg zurücklegen müssen, geerntet, bevor sie eigentlich ihre optimale, chemische Reife erreicht haben. Trauben, die nach der Reife an den Reben hängen bleiben, verändern sich chemisch nicht weiter und werden als Rosinen oder zu «Spätlese»-Weinen verarbeitet. Aus minderen Qualitäten wird Essig gewonnen.

Vorkommen

Im ganzen Mittelmeerbecken, Mitteleuropa, Australien, Südafrika, Chile, Argentinien, an den Ost- und Westküsten der USA, Transkaukasien.

Inhaltsstoffe

Trauben enthalten grosse Mengen von Traubenzucker, Lävulose, Saccharose; Zitronen-, Apfel-, Wein-, Gerb-, Gall-, Salizyl-, Bernstein- und Oxalsäuren, weinsaures Kali und Kaliumsalze. Die Zuckermenge variiert zwischen 15 und 30%. Weintrauben enthalten pro 100 g: Proteine 0,7 g, Fett 0,5 g, Kohlehydrate (inkl. Zucker) 16,5 g. Energiewert = 74 kcal. Bei der Gärung schwindet der hohe Zuckergehalt; es entstehen reduzierte Mengen von Säuren, vermehrt Phosphate, Sulphate, stickstoffhaltige Substanzen und Ester.

Medizinisches

Trauben sind reich an Glukose in nichtkristallisierter Form, als Traubenzucker bekannt. Glukose spielt im Stoffwechsel eine wichtige Rolle und ist ein unmittelbarer Energiespender, empfehlenswert für schwache Personen, Genesende und Sportsleute unter Stress. Wein enthält bis zu 450 verschiedene chemische Inhaltsstoffe. Die im Wein vorhandenen Albuminoide kommen in der Form von Makromolekülen vor, die mit positiver Elektrizität geladen sind. Nach und nach verschwinden diese bei zunehmendem Alter des Weines. Während der Gärung des Weines können sehr komplizierte chemische und elektrische Wirkungen und Gegenwirkungen stattfinden. Durch das Vorhandensein von Glutaminsäure können die psychischen Funktionen des Gehirns beeinflusst werden. Wein, der nicht vollkommen neutralisiert ist, «steigt einem in den Kopf». Dies kann der entscheidende Faktor sein, der bei verschiedenen Geniessern des gleichen Weins unterschiedliche Reaktionen hervorruft, und wäre auch ein Beweis für die ayurvedische Theorie, dass keine Droge auf zwei Leute die gleiche Wirkung ausübt. Ein Glas Wein kann bei manchen Leuten beginnende Kopfschmerzen verschwinden lassen, bei anderen unter Stress Migräne auslösen. Rotwein enthält doppelt so viel Stickstoff in Form von Aminosäuren als Weisswein.

Verwendung

Trauben werden als Tafelfrucht, als Rosinen oder in Form von Essig und Wein konsumiert. Weinessig sollte nicht mehr als 4% kristallierbare Essigsäure aufweisen. Der aus Trauben extrahierte Zucker wird zur Glukoseherstellung gebraucht.

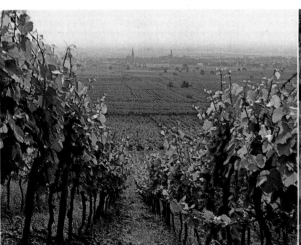
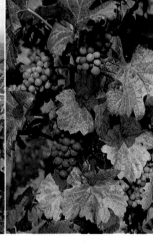

Durch Ranken kletternder Holzstrauch. Blätter: langgestielt, handförmig-buchtig, 3–5-lappig, ungleich und grob gesägt. Blüten: gelblich-grün, klein, duftend, zwittrig (bei kultivierten Formen), in rispigen Ständen. 5 umgekehrt-eilängliche Blumenblätter, 4–5 Kelchblätter, die beim Aufblühen als Haube abgeworfen werden; 5 Staubgefässe zwischen drusig-gelapptem Diskus angeheftet. Feigenförmige Stempel. Fruchtknoten: oberständig, 2-fächerig, mit scheibenförmiger Narbe. Frucht: 1–4 samige, seltener steinlose, ovale oder runde, saftige Beere, grün, gelblich-rot oder bernsteinfarben bis bläulich-violett. Same aus harter Schale und knorpeligem Eiweiss, das den Keimling umschliesst.

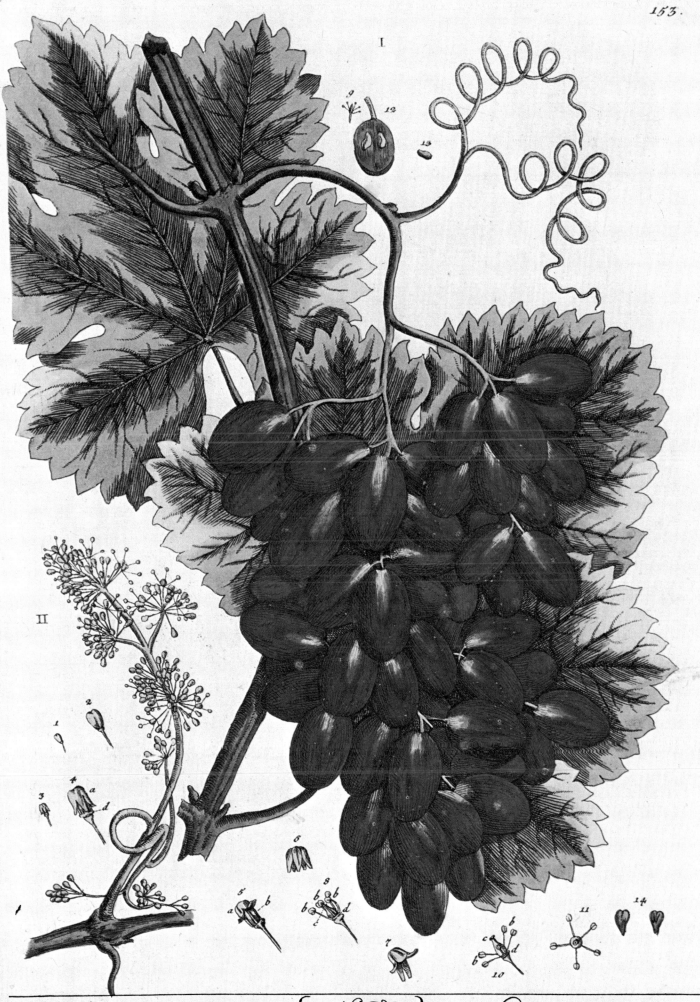

I

II

Vitis vinifera { 1-11. Blüthe
12. Frucht
13.14. Saame } Wein-Stock.

Der Hopfen
und
das Bier

In der Antike kannten die Griechen den wilden Hopfen ausschliesslich als Gemüse, später dann wurde er wichtiger Bestandteil von medizinischen Präparaten; auch wurden die getrockneten Zapfen in Kopfkissen gelegt, was Müdigkeit bewirkt haben soll. Dass Hopfen als Getreide angebaut wird, ist schriftlich erstmals in Deutschland 768 v. Chr. bezeugt; in England wurde er erst nach Heinrich VIII. und in Frankreich im 13. Jh. angepflanzt. Seine botanische Bezeichnung 'humulus' erklärt sich von dem feuchten, fruchtbaren Boden her, in dem diese Pflanze besonders gut gedeiht; sein anderer lateinischer Name 'lupulus' hat seinen Ursprung in den Drüsen des Hopfens, die das Hopfenharz, das sogenannte Lupulin, absondern. Angebaut werden nur die weiblichen Pflanzen. Anstelle der Samen bilden sich Drüsenhaare, die beim Dreschen der Zapfen als klebriges Pulver von bitterem und aromatischem Geschmack herausfallen. Dieser goldgelbe Staub, eben das Lupulin, bildet den wertvollsten Bestandteil des Hopfens. Der Brauwert des Hopfens hängt von der unterschiedlichen Qualität des Lupulins ab. Den vorzüglichsten Hopfen liefert die Tschechoslowakei; der bayrische Hopfen ist kräftiger, aber weniger fein im Aroma. Bedeutende Anbaugebiete finden sich auch in den USA, in England, Dänemark, Frankreich, Jugoslawien und Schweden. Als wichtigste Bestandteile enthält Hopfen ätherisches Öl, Harz, Bitterstoffe, Apfelsäure, Gerbsäure, Gummi und Mineralstoffe sowie ein Alkaloid, das narkotische Wirkung hat. Zwei der drei Harze hemmen die Milchsäuregärung; sie sind es auch, die dem Bier den bitteren Geschmack verleihen. 'Bier' ist die Bezeichnung für Getränke, die in einem Gärungsprozess aus Malz und Getreide (hauptsächlich Gerste), Wasser, Hopfen und Hefe entstehen; je nach Gegend werden verschiedene Getreidearten (Gerste, Hirse, Weizen usw.) verarbeitet. Im sogenannten Maischebottich werden die geschroteten Malzkörner zuerst mit Brauwasser vermischt; die Maische wird sodann auf bestimmte Temperaturen erwärmt, wobei sich die Stärke in vergärbaren Malzzucker verwandelt und das Eiweiss abgebaut wird. Nach der Säuberung von allen Festbestandteilen wird die Maische mit Hopfen durchsetzt und daraufhin zwei Stunden gekocht. Nachdem die Hefe beigegeben ist, gärt die sogenannte Würze während zirka 1 Woche in besonders hierfür bestimmten Bottichen und gelangt dann nach der Hauptgärung als Jungbier für zwei bis drei Monate in die Lagertanks, wo es sich unter leichtem Druck mit Kohlesäure sättigt. Nach einer letzten Filtration wird das Bier in Flaschen, Dosen oder in Fässer abgefüllt, wobei es noch pasteurisiert wird. Der Alkoholgehalt des Biers variiert von Land zu Land; sein Kalorienwert hängt vom Alkohol-, Protein- und Kohlenwasserstoffgehalt ab. Osterfestbier oder Bockbier, englisches Jungbier oder Starkbier enthalten mehr Kalorien als das normale Lagerbier.
Hopfen ist nicht nur wichtiger Bestandteil des Biers. Aus ihm werden auch Haarspülmittel und Haarfestiger hergestellt. Die Fasern des Stengels werden zu einem leinenartigen Garn verarbeitet; der Hopfentreber aus der Brauerei bildet den Hauptbestandteil von Düngungsmitteln und findet auch als Futtermittel Verwendung. Zerriebene, in Wasser gekochte wilde Hopfenzapfen helfen, nachdem man sie 10 Min. hat ziehen lassen, bei Schlaflosigkeit (kurz vor dem Zubettgehen trinken).

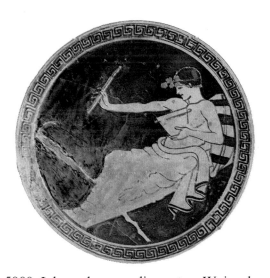

Kurze Geschichte des Weins

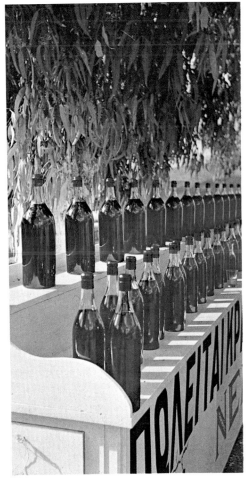

Vor 5000 Jahren kamen die ersten Weinreben vom Kaukasus nach Mesopotamien und Ägypten. Die Griechen betrachteten Italien als «Land des Weins», später nannten die Wikinger Nordamerika «Vinland», als sie bei ihrer Ankunft viele wilde Weinreben erblickten. Der Weinbau wurde im 2. Jh. von den Römern zuerst in der Provence, Frankreich, eingeführt und in der Folge auf das ganze Mittelmeerbecken ausgedehnt. Im Mittelalter betrieben hauptsächlich Klöster Weinbau; damals wurde der Wein stets frisch mit aromatischen Kräutern und Wasser getrunken, da ja die heutigen Konservierungsmethoden noch nicht bekannt waren. Handbücher über Wein existierten zwar schon im 13. Jh., doch befassten sie sich mit seinen medizinischen Aspekten als Lösungsmittel. Um 1670 vervollkommnete der Benediktinermönch Pierre de Perignon das Champagnerverfahren. Zu dieser Zeit herrschte bereits ein reger Weinhandel, auch war die Auswahl schon recht gross. Im 19. Jh. erreichte der Weinbau Südafrika, Südamerika und Australien. Die Sitte, bestimmte Weine zu bestimmten Mahlzeiten zu trinken, entstand erst in der Viktorianischen Zeit. Louis Pasteur (1822–1895) entdeckte die entscheidende belebende Wirkung der Hefe bei der Traubengärung und auch die Tatsache, dass Wein bei zuviel Sauerstoff von Essigbakterien befallen wird; ferner beobachtete er das Entstehen der Weinfarbe während des Gärungsprozesses. Die Güte eines Weines hängt von der Rebsorte, der Bodenbeschaffenheit und verschiedenen klimatischen Einflüssen wie Temperatur, Sonneneinstrahlung, Niederschlag sowie der Pflege der Stöcke und des Bodens ab. Reben benötigen 3–5 Jahre, um ihre Wurzeln zu entwickeln, die tief in die Erde eindringen und jeden gefallenen Regentropfen aufsaugen. Veränderungen der Bodenbeschaffenheit, zuviel Wasser oder zu grosse Trockenheit wirken sich verheerend auf die jungen Wurzeln aus, die leicht von Schädlingen wie der Reblaus bzw. Wurzellaus befallen werden; Schädlinge und Rebkrankheiten waren es auch, die um 1870 fast alle europäischen Rebsorten ausgerottet haben. Die heutigen Weinstöcke sind beinahe alle Nachkommen der resistenten amerikanischen Art.

Beim Reifen der Trauben verringert sich ihr Säuregehalt und ihr Zuckerspiegel steigt. Die Gärung der Trauben ist die chemische Umwandlung von Traubenzucker in Alkohol und Kohlendioxid ($C_6H_{12}O_6 = 2C_2H_5OH$). Die Umwandlung geschieht durch Mikroorganismen einschliesslich Hefe, welche auf der Traubenhaut leben. Die verschiedenen Verwertungsarten ergeben die verschiedenen Weine: Beim Weisswein wird die Maische der gemahlenen und abgebeerten Trauben mit Beerenhäuten und Kernen sogleich abgepresst, und die festen Teile werden ausgesondert; die alkoholische Gärung geschieht anschliessend im Fass. Beim Rotwein wird erst nach fast vollständiger Gärung der Maische gepresst und filtriert; während der Gärung der Maische können die Beerenhäute ihren alkohollöslichen Farbstoff abgeben. Bei den sogenannten Färbertrauben mit gefärbtem Zellsaft erfolgt keine Maischegärung. Beim Rosé wird die Maischegärung nach 12–24 Stunden unterbrochen, nach der Abpressung gärt der Wein im Fass zu Ende. Die Individualität eines jeden Weins und sein Bukett werden nicht allein von den klimatischen Bedingungen bestimmt, sondern auch von der Tatsache, ob eine Milchsäuregärung stattfindet oder nicht.

Camellia sinensis (L.) O. Kuntze   *Theaceae*

TEE

Allgemeines

Nach alter Überlieferung entdeckte der chinesische Kaiser Shen Nung (2732 v. Chr.) zufällig den stimulierenden Effekt des Tees. Der erste schriftliche Hinweis steht in einem chinesischen Text aus dem Jahre 273 n. Chr. 1615 berichtete ein Engländer von Japan aus über den Tee und 1660 setzte der erste Handel ein. 1787 verfügte die USA über einen Teeimport aus England von 1 Million Pfund pro Jahr! Wie bekannt, war die Zollrevolte der Boston Tea Party 1773 der erste Anstoss Amerikas, die geschäftlichen Beziehungen mit England abzubrechen. Somit wurde das Teemonopol der East India Company in Amerika gebrochen. Zur Zeit der Errichtung der Company war das Teetrinken in Europa weit verbreitet, so dass Tee zum Spekulationsartikel wurde. Bis heute wird Tee auf Auktionen verkauft. Die Teepflanzen Indiens und Chinas gehören der 'Assam'-Gruppe an und sind beide heute als *C. sinensis* klassifiziert. Die Pflanze ist anpassungsfähig, gedeiht in Lagen bis 2000 m Höhe, beansprucht warmes Klima, tiefen, gut durchlässigen Boden und gleichmässig verteilten Niederschlag. Aus praktischen Gründen werden die Sträucher niedrig gehalten. Die Qualitätseinstufung hängt vom Buschalter und vom gepflückten Blatt ab. Bei 'Orange Pekoe' werden nur die Knospen und die obersten Spitzblätter alle 7 bis 10 Tage gepflückt, bei 'Pekoe' die darunterliegenden, bei 'Pekoe Suchong' die noch tiefer wachsenden. Bevor Schwarztee auf den Markt kommt, muss er Dörr-, Roll-, Gär-, Sortierungs- und Trocknungsprozesse durchlaufen.

Vorkommen

Indien, Sri Lanka, China, Japan, Indonesien, Taiwan, Iran, UdSSR, Afrika.

Inhaltsstoffe

100 g Schwarzteeblätter enthalten: Proteine 24 g, Fett 2,8 g, Kohlehydrate 59 g. Mineralien und Spurenelemente sind vorhanden, ausgenommen Kalium. Vitamine: Karotin 2700 µg, Thiamin 0,07 mg, Riboflavin 0,80 mg, Niacin 7,6 mg Vit. C 9 mg. Ferner die Vitamine K und P. Die Vitamine E und K kommen im lipiden Teil vor. 1 Tasse Tee = 1 kcal.

Medizinisches

Tee enthält Koffein, das stimulierend auf das Zentralnervensystem wirkt, Müdigkeit und Kopfschmerzen lindert. Man glaubt, dass regelmässiges Teetrinken von Jugend auf Atherosklerose verhindert. Tee erhöht den Blutstrom im Herzen durch Erweiterung der Kranzgefässe und darf bei Angina pectoris und Herzmuskelinfarkt als Zugabe zu Medikamenten verschrieben werden. Der harntreibende Effekt wirkt sich positiv bei der Therapie des Herzödems aus. Da Vitamin K und P vorhanden sind, ist Tee bei hämorrhagischen Erkrankungen nützlich, weil diese Vitamine den Prothrombinspiegel erhöhen und die Permeabilität der Kapillaren herabsetzen. Solche Erkrankungen treten besonders nach massiver Röntgen- und Strahlentherapie auf. Teeaufgüsse wirken antibakteriell auf *Staphylokokkus aureus* und *Shigellabakterien*. Bei Magengeschwüren, Schilddrüsenüberfunktion und Bluthochdruck vermeide man Tee. Das vorhandene Fluor und die Spurenelemente verhindern Karies. Tee ist auch wirksam als Gurgelwasser bei Rachenkatarrh, Zahnfleisch- und Kehlkopfentzündung.

Verwendung

Teeblätter, 2–3 Minuten gekocht, vermindern die Wirkung des Tannins. Milch neutralisiert den Tee. Eine Tasse Tee = ½ Tasse Kaffee an Koffeingehalt.

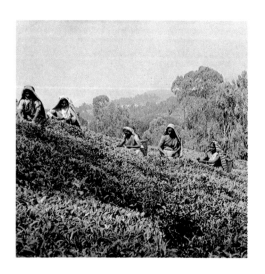

Immergrüner, verzweigter Strauch, wild 12 m, im Anbau 2,5 m. Rinde: rauh, grau. Blätter: zu 2 bis 4, elliptisch, zugespitzt, kurzgesägt, auf kurzen Stielen. Junge Blätter seidig, silbrig, alte Blätter lederig, glatt. Blüten: 5- bis 9-blättrig, weiss-rosa, 2–3 zusammen in den Blattachseln, wohlriechend, nickend. Blütenblätter kurz mit wenigen Deckblättern. 5 Kelchblätter, die unteren leicht vereint, eirund, bleibend. Staubgefässe in 2 Reihen, halb so lang wie die Kelchblätter, an der Basis mit ihnen vereint. Fruchtknoten: klein, flaumig, frei, kegelförmig. Frucht: 3-fächerige Kapsel mit je einem Samen, abgeflacht, in der Zelle.

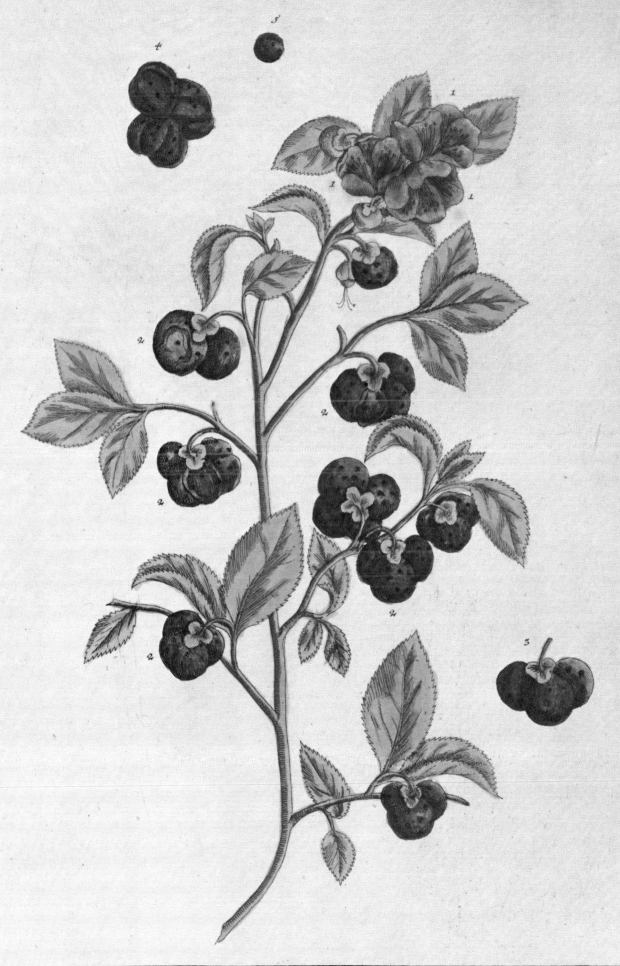

Thea frutex Bontii.
Chaa.

1. Blüthe
2. 3. Frucht
4. offene Frücht
5. Saame

Thee peco Thee bohé.
Rother Thee.

Coffea arabica L. *Rubiaceae*

KAFFEE

Wie die Legende erzählt, beobachtete ein äthiopischer Ziegenhirt, dass seine Ziegen nach dem Fressen der Beeren des Kaffeestrauches munter wurden. Ob der arabische und der äthiopische Kaffee identisch sind, ist nicht bekannt. Das früheste Zeugnis von arabischem Kaffee datiert um 600 n. Chr. Lange Zeit hielten die Araber den Kaffeehandel geheim. Schliesslich kam er 1644 gleichwohl über die Türkei nach Europa. Eine Pflanze wurde aus dem Pariser Botanischen Garten gestohlen und gelangte nach Martinique. Die ersten Bohnen, in einem Blumenstrauss versteckt, den die Frau des französischen Gouverneurs heimlich einem Brasilianer übergab, kamen 1727 nach Brasilien. Es gibt mehr 'koffeinfreie' als 'koffeinhaltige' Kaffeearten. Der handelsübliche *C. arabica* (600–2000 m ü.M. wachsend) und *C. liberica* (bis 600 m ü.M. wachsend) gehören zu der gleichen Pflanzengruppe wie Tee, Kakao, Mate und Guaranà, welche Methylxanthin enthalten (wovon Koffein ein Bestandteil ist). Die Kaffeepflanze braucht 100–180 ccm Regenfall pro Jahr und leichte Regengüsse während der Reifezeit. Sie kann weder Frost noch langanhaltende, intensive Hitze ertragen. Die Beeren werden meist im Verbraucherland geröstet. Löslicher Kaffee wurde 1901 erfunden.

Allgemeines

Brasilien, Kolumbien, Peru, Zentralamerika, West- und Ostafrika, Madagaskar, Burundi, Indien und Indonesien. Indien und Afrika bevorzugen *C. robusta*.

Vorkommen

100 g Kaffeepulver enthalten: Kohlehydrate 35 g, fast kein Protein und Fett. Mineralien sind reichlich vorhanden: Kalzium 179 mg, Phosphor 383 mg, Eisen 5,6 mg, Natrium 72 mg, Kalium sogar 3,256 mg. Von den Vitaminen ist hauptsächlich Niacin vertreten 30,6 mg. Koffein ist ein Abfall- und Endprodukt der Synthese, Purin genannt, das von den stoffwechselaktiven Bezirken der Pflanzenzelle in die Samenanlage transportiert und dort gelagert wird. (Beim Menschen werden Endprodukte wie Purin über Xanthin zu Harnsäure oxidiert und im Harn ausgeschieden.) 1 Tasse Kaffee = 4 kcal.

Inhaltsstoffe

Koffein wirkt stimulierend auf die Grosshirnrinde und direkt auf den Herzmuskel, dessen Tonus es erhöht. Daher wird Kaffee als Stimulans bei Schockwirkungen und Durchblutungsstörungen verordnet. In hoher Dosis kann Koffein jedoch Pulsbeschleunigung verursachen und die Herzleistung beeinträchtigen, indem es die diastolische Entspannung vermindert; ferner kann es Kopfschmerzen, Schlaflosigkeit, Verwirrung und sogar leichtes Muskelzittern verursachen. Kaffee erhöht die Sekretion der Magen- und Darmsäfte, verbessert die Nierendurchblutung und dadurch die Harnabsonderung. Patienten mit Myokardinfarkt, Bluthochdruck oder Schilddrüsenüberfunktion müssen Kaffee meiden. Es ist auch festgestellt worden, dass Koffein im menschlichen Organismus zu methylierten Harnsäuren oxidiert wird, die besser wasserlöslich sind als Harnsäure selber. Methylharnsäuren verdienen Aufmerksamkeit, weil sie Lösungsvermittler für krebserzeugende Substanzen sind.

Medizinisches

Kaffee wird mit Milch oder Sahne serviert, mit Whisky als 'Irish Coffee', mit Zitronenschale und Zucker als 'Manchetta'. Das Pulver wird zu Mousse verwendet. In Sumatra trinkt man eine Abkochung der Kaffeeblätter.

Verwendung

Mittelgrosser Baum, als Strauch gezogen. Blätter: 10–20 cm lang, immergrün, ganzrandig, gegenständig, länglich zugespitzt. Blüten: 5–7, weiss, duftend, in den Blattachseln, 5-lappig mit kurzem Kelch; blühen nur 2 Tage. Blütenblätter bilden eine Röhre. Frucht: kirschenartige, rote Beerenfrucht, in Trauben wachsend. Jede Beere enthält 2 Samen, umhüllt mit pergamentdünner Schale, nach aussen gewölbt, auf der Innenseite flach mit einer Längsfurche. Die ganze Frucht besteht aus Hülle, fleischigem Mark, der Pergamentschale und einer zarten Silberhaut.

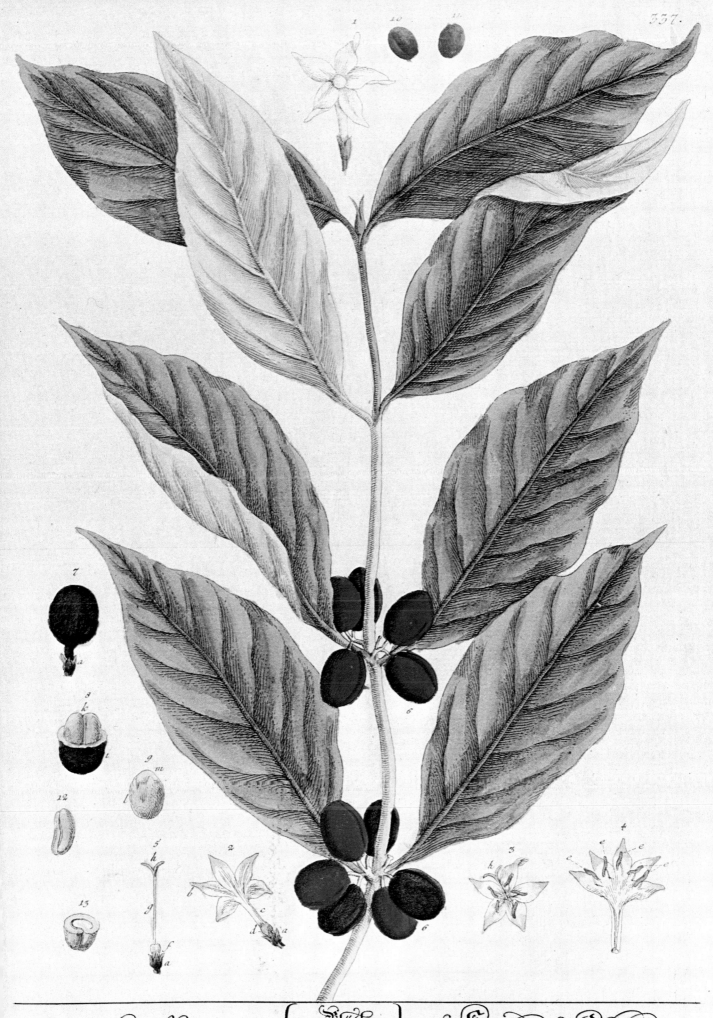

Coffee. 〔 1-5. Blüthe 6.7. Frucht 8-15. Saame 〕 *Koffe, Kaffe.*

Theobroma cacao L.   *Sterculiaceae*

KAKAO

Das Wort 'Kakao' stammt aus der Mayasprache: 'cacahuatl'. Sowohl Azteken wie auch Mayas genossen ein kaltes, bitteres, aus Kakaobohnen hergestelltes Getränk. Die spanischen Kolonisten fügten diesem Zucker hinzu, servierten es heiss und nannten es 'chocolatl', um es von 'cacahuatl' zu unterscheiden. Durch Hernan Cortes an den spanischen Hof gelangt, errang Kakao bald königliche Begünstigung in ganz Europa, so dass der Botaniker Linné 1720 ihn *Theobroma cacao* nannte, d. h. 'Kakao, Speise der Götter'. Erste Versuche, den Kakaolikör zu entfetten und den Rückständen Zucker beizugeben, wurden Ende des 18. Jh. unternommen. Die ersten Schokoladetafeln erschienen um 1850. Heute ist die im Handel befindliche Kakaopulver das feste oder halbfeste Produkt, das man bei der Kakaoverarbeitung erhält. Kakaobohnen sind in grosse, hängende Kapseln eingebettet. Kakaobäume wachsen im Schutze grösserer Schattenbäume in feuchten, tropischen Zonen. Die reifen Kapseln werden aufgespalten, das Fruchtfleisch und die Samen herausgekratzt und ungefähr eine Woche der Gärung überlassen. In dieser Zeit verlieren die Samen ihre Bitterkeit und erlangen ihr Aroma.

Westafrika, Zentral- und Lateinamerika, Sri Lanka, Java. Handelsproduzenten von Kakaopulver sind: die USA, Holland, Deutschland, die UdSSR, England.

100 g Trockenes Kakaopulver enthält: Proteine 16,8 g, Fett 23,7 g, Kohlehydrate 48,3 g. Fasern 4,3 g. Mineralien: Kalzium 133 mg, Phosphor 648 mg, Eisen 10,7 mg, Kalium 1,522 mg. Vitamine vorhanden. Energiewert = 299 kcal.

Schon Cortes schrieb von «diesem göttlichen Trank, der die Widerstandskraft aufbaut und die Müdigkeit überwindet». Tatsächlich erhöht Kakao die Aufmerksamkeit und wirkt aufmunternd. Er ist ein mildes Herzstimulans, verbessert den Blutfluss und bewirkt dadurch indirekt eine erhöhte Harnproduktion. Die toxischen Effekte bei Einnahme von Überdosen von Tee und Kaffee beobachtet man nicht bei Kakao, da Koffein nur spurenhaft vorhanden und das Theobromin pharmakologisch weniger wirksam ist. Das Kakaotrinken beeinflusst das Säure-Basen-Gleichgewicht des Organismus nicht, obwohl es durch eine erhöhte Nierentätigkeit zu einem vermehrten Verlust von Natriumchlorid kommt.

Kakaobutter schmilzt bei Körpertemperatur und wird allgemein als Beförderungsmittel bei Zäpfchen usw. gebraucht. Sie kann äusserlich in rissige und aufgesprungene Haut eingerieben werden und ist ein wichtiger Bestandteil von Kosmetikartikeln. Die gereinigten, zerkleinerten, gerösteten und abgekühlten Kakaobohnen ergeben 'Kakaonibs', welche zu Schokoladelikör verarbeitet werden. Schokolade- und Kakaopulver unterscheiden sich nur durch die unterschiedliche Menge an Kakaobutter. Nach Auspressung des Likörs wird der Rückstand, 'Presskuchen', bei der Herstellung von Kakaopulver verwendet. Echte, unvermischte Schokolade wird immer mit Schokoladelikör hergestellt, dessen Fettgehalt an Kakaobutter nicht reduziert wurde. Dagegen werden viele handelsüblichen Schokoladen um zwei Drittel des Kakaobuttergehaltes vermindert. Kakao dient zur Herstellung von Getränken, Schokolade und Speiseeis.

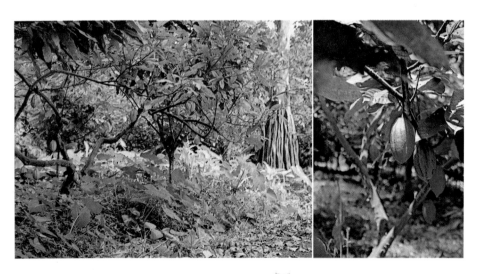

Baum, 5–10 m im Anbau, reich verzweigt mit dichtbelaubter Krone. Nach 1 m Wuchs gabelt sich jeder Trieb in 3–5 Seitentriebe. Blätter: an den aufrechtwachsenden Trieben spiralig, an den Seitentrieben zweizeilig wachsend, kurz gestielt, 30 cm lang, lanzettlich, lederig mit prominenter Äderung. Blüten: 5-blättrig, weisslich, 5 gelbe Kelchblätter, in Blütenpolstern am Stamm oder an starken Ästen wachsend. Frucht: gefurchte, melonenförmige Kapsel, botanisch eine Beere, kurz gestielt, direkt am Stamm oder an starken Ästen herauswachsend, erst grün, dann orange bis purpur. Ovale Samen um den Zentralstrang geordnet, in rosafarbene Pulpa eingebettet; ohne Kapsel unfruchtbar.

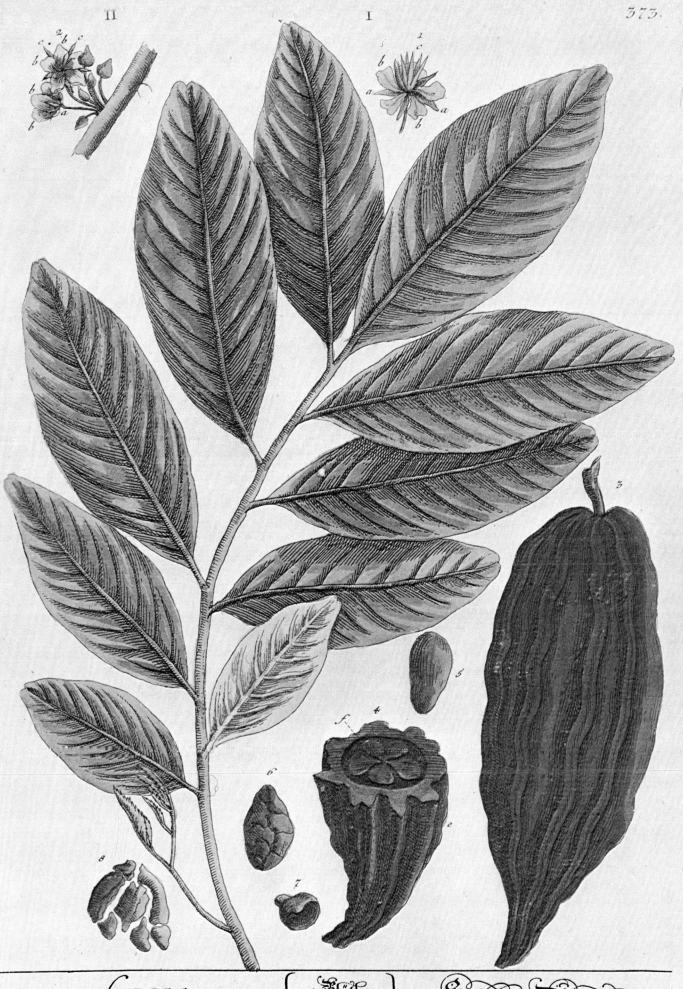

II   I

Cacao
Caeavate.

1.2. Blüthe
3.4. Frucht
5-8. Saame

Cacaus Baum.

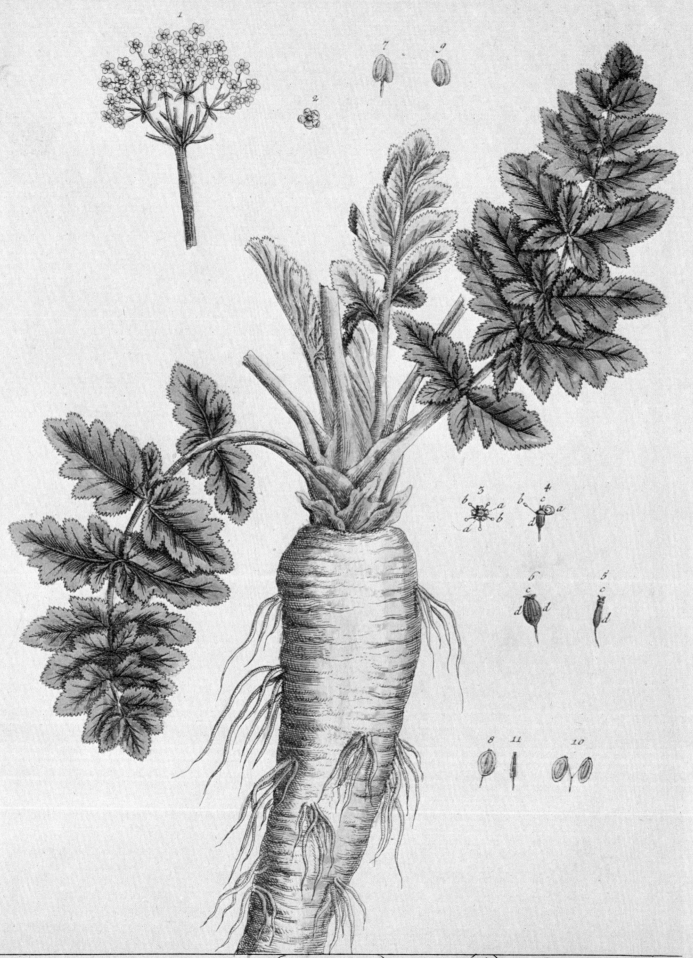

Pastinaca.

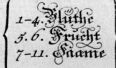

1-4. Blüthe
5.6. Frucht
7-11. Saame

Pastinac Welscher-Peterlein.

Die Rolle der Gemüse

Die Bezeichnung 'Gemüse' wird gewöhnlich essbaren Pflanzen verliehen, die in ihren Wurzeln, Stengeln, Blättern und manchmal auch in ihren Früchten Reservenährstoffe speichern. Aufgrund ihrer Verschiedenheit in Farbe, Form, Struktur und Geschmack geben Gemüse jeder Mahlzeit einen besonderen Reiz. Die meisten Grün- und Blattgemüse enthalten wenig Kalorien, sind aber reich an Mineralstoffen, Vitaminen und Schlackstoffen. Um unsere inneren Organe kräftig und gesund zu halten, sind Mineralstoffe unentbehrlich. Kalzium und Phosphor unterstützen den Knochenbau; Eisen ist Hauptbestandteil des Hämoglobins, das als Sauerstoffträger die Energieversorgung des Körpers ermöglicht. Jod ist Bestandteil des Thyroxins (Schilddrüsenhormon), welches den Metabolismus reguliert. Desgleichen tragen andere Spurenelemente wie Zink, Kupfer usw. wesentlich zur Funktion des Körpers bei. Gemüse sind eine wichtige Quelle von Vitaminen. Um einen Verlust dieser Mineralstoffe und Vitamine zu verhindern, müssen Gemüse schnell gekocht werden. Um roh zu essendes Gemüse vor Oxydation und Vitaminverlust zu bewahren, sollte dieses nicht lange vor dem Servieren zubereitet werden. Während des Kochens entweichen die Mineralien in das Kochwasser, welches aufzuheben und in Suppen und Saucen zu verwenden ist.

Zwei Faktoren weisen auf den wechselnden Nährwert der Gemüse hin, nämlich die Farbe der Gemüse und der Teil der Pflanze, der zur Nahrung dient. Tiefgelbe und dunkelgrüne Gemüse enthalten allgemein mehr Vitamin A (beste Quelle ist die Karotte). Spinat, Salatsorten, Rüben und Kohlgemüse sind reich an Vitamin A und C, Eisen und Kalzium. Die meisten grünen Gemüseblätter sind reich an Eisen, Vitamin A, Kalzium und enthalten manchmal auch Proteinstoffe. Blüten und Früchte ergeben allgemein höhere Energiewerte als die Blätter; Hülsen, Wurzeln und Knollen die höchsten. Hülsenfrüchte sind derart proteinreich, dass sie als Fleischersatz gelten. Das Kraut der Wurzelgemüse wie z. B. Karotten, Beete und Rüben, welches oft entfernt wird, ist eigentlich eine sehr reichhaltige Quelle von Vitamin A und Eisen. Kleingehackt, dem Salat beigefügt, bereichert es dessen Aroma. Das fasrige Rahmenwerk der Blätter und Stengel versorgt unseren Körper mit Ballaststoffen und sichert die wirksame Ausscheidung der Körperabfallstoffe. Die in Gemüsen vorkommenden Apfel- und Zitronensäuresalze sind für unsere Diät unentbehrlich, da sie in kohlensaure Salze umgewandelt werden und unser Blut und andere Körperflüssigkeiten mit basenreichen Stoffen versorgen.

Bekanntlich ist Indien ein Land der Vegetarier. In der indischen medizinischen Literatur wird behauptet, dass eine vegetarische Diät (Früchte, Wurzeln, Samen, Nüsse, Gemüse, Fisch, Geflügel, Eierprodukte, Milch und Honig) die gesündeste Ernährungsform darstellt. Laut dieser Theorie ist der Fleischkonsum zum grössten Teil verantwortlich für einige der schlimmsten Krankheiten, einschliesslich vieler Formen von Krebs. Vegetarische Nahrung reguliert den Blutkreislauf, hält den Säure-Basen-Haushalt im Gleichgewicht, erhält die Elastizität der Arterienwände und bewahrt vor Ekzemen, Gelenkkrankheiten und Stauungen in inneren Organen. Eine Ernährung, die täglich frische Pflanzenteile enthält, schützt vor Krankheiten.

Pastinaca sativa L.   *Umbelliferae*

Pastinak

Die dicken Wurzeln des Pastinaks schmecken stark nach Petersilie und Möhren und sind winterhart. Die ganze Pflanze wurde früher medizinisch verwendet, vor allem als schmerzstillendes Mittel gegen Zahnweh. Sie liebt tiefgrundigen bis moorigen Boden. Die Wurzel wird gegen Ende des ersten Jahres geerntet. Die ganze Pflanze ist reich an Furocumarine, die Wurzel enthält ferner Kalziumoxalat und verschiedene Öle. Die Blätter werden manchmal wie Petersilie als Gewürz in Suppen gebraucht. Auch die Wurzel passt gut zu Pot-au-feus und Suppengerichten.

Cucurbita pepo   *Cucurbitaceae*

Gartenkürbis, Zucchetti ▶

Wissenschaftler haben festgestellt, dass die Prostatadrüse mehr Zink speichert als andere Gewebeteile des Organismus. Das Sperma ist äusserst reich an Zink. Bei vorzeitiger Alterung oder Schwellung der Prostata spielt also ein Zinkmangel mit. In Drüsen, welche Krebsgewebe aufwiesen, bestanden Anzeichen für eine Verminderung des Zinkgehaltes. Prof. Klein von der Universität Wien hat festgestellt, dass Männer, die regelmässig Kürbiskerne essen, nie an Prostataschwellung leiden. Die Pflanze hat gute Wirkungen auf den intermediären Stoffwechsel und die Wasserausscheidung; ferner ist sie regenerierend, vitalisierend und kraftspendend. Es sind im Kürbissamen Wirkkräfte vorhanden, die die primären Schwellzustände der Prostata beheben können. Die Samen wirken auch als Wurmmittel. Zink ist ein Spurenelement, dessen Fehlen zu ernsthaften Funktionsstörungen im Körper führen kann. Deswegen sind kürbisartige Gemüsesorten besonders für ältere Menschen zu empfehlen.

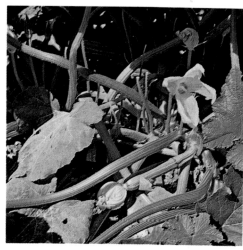

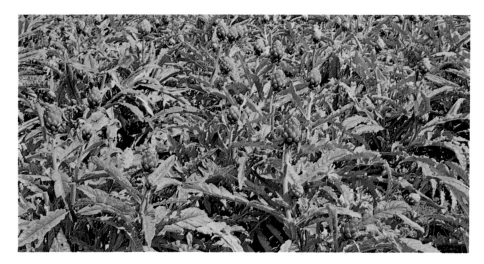

Cynara scolymus L.   *Compositae*

▲ **Artischocke**

Im Altertum waren Artischocken als medizinische Mittel geschätzt. Heutzutage sind sie als Vorspeise oder in eingelegter Form beliebt. Die Pflanze, *C. scolymus,* ist eine 1 m hohe, haarige Distel mit Blättern, die auf der Unterseite weisslich sind. Eine andere Art, *C. cardunculus,* (Südeuropa und Nordafrika) hat üppigere, stachelige Seitenblätter mit klar gezeichneter Mittelrippe. Die Pflanzen werden wegen ihrer essbaren Schuppenblätter und der Herzen der unreifen Blütenköpfe angebaut. Die Blütenköpfe werden geerntet, ehe die Blüten sich entwickeln. Botanisch betrachtet, sind die Schuppen eigentlich die Deckblätter und das Herz der Fruchtboden des Blütenkopfs. Wird das Herz nicht geerntet, so entwickelt es sich zu einer bürstenartigen, blauen oder violetten Blüte.
Artischocken werden überall in den Subtropen und in warmen Regionen der Welt angebaut. In Südeuropa werden die Pflanzen im September mit Stroh bedeckt, so dass nur die Spitzen herausschauen. Nach 3 Wochen sind Stiel und oberste Blätter gebleicht und zart und können als Gemüse verzehrt werden. Artischocken enthalten wertvolle Mineralien, Enzyme und viel Vitamin A. Eine aus den Wurzeln hergestellte Tinktur verbessert die Gallensekretion und stärkt die Leber. Artischocken fördern bei stillenden Müttern die Milchbildung; ferner wirken sie blutstillend und werden daher als Styptikum eingesetzt. Ähnlich dem Enzym 'Renin' besitzen die Blüten die Eigenschaft, Milch zu koagulieren. Die Wurzeln werden auch als Gemüse gekocht. Artischocken schmecken am besten, wenn sie im Dampfkochtopf mit ein wenig Rotwein, Olivenöl und Koriander gedämpft werden. Die Herzen serviert man warm oder kalt mit einer Vinaigrette-Sauce oder Mayonnaise, mit Dill und etwas Senf gewürzt. Drei Tage nach dem Kochen entwickeln sich giftige Substanzen in der Artischocke; sie müssen deshalb vernichtet werden.
Artischocken enthalten pro 100 g: Wasser 77,3 g, Proteine 3,6 g, Fett 0,1 g, Kohlehydrate 16,0 g, Faser 1,2 g. Mineralien: Kalzium 120 mg, Phosphor 100 mg, Eisen 2,3 mg. Vitamine: Karotin 37 µg, Thiamin 0,23 mg, Riboflavin 0,01 mg. Energiewert = 79 kcal.

Chenopodiaceae

Beta vulgaris L.   **Rote Beete** ▼

In ihrer Wildform, gehört *B. vulgaris* zur Gruppe der Strandknollen. Sie stammt aus dem Mittelmeergebiet. Die Knollen kommen weiss und rot vor. Beide enthalten bis zu 8% Kohlehydrate deren Zuckergehalt in optimaler Kombination mit Mineralien und Spurenelemente vorkommt. Das Gemüse fördert die Blutbildung, aktiviert den Stoffwechsel und schützt die Leberzellen. Gegen Gelbsucht und andere Lebererkrankungen wird der Saft verschrieben. Eine Abkochung der Knollen wirkt abführend. (1–2 Tassen abends trinken) Mit etwas Essigzugabe wird die gleiche Abkochung äusserlich auf pustulöse und eiternde Geschwüre appliziert. Sie ist auch sehr wirkungsvoll gegen Schuppen und juckender Kopfhaut. Die *B. vulgaris* ist gegenwärtig von Interesse in der Krebsforschung, weil die Eigenschaften der Pflanzenbestandteile scheinbar das ungezügelte Wuchern der Zellen etwas zu hemmen vermögen. Der aktive Bestandteil Betain Fördert die Menstruation. Die Knollen wirken auch abführend und sind empfehlenswert in Diäten von Personen die an Störungen des Harnapparates leiden.   44 kcal/100 g.

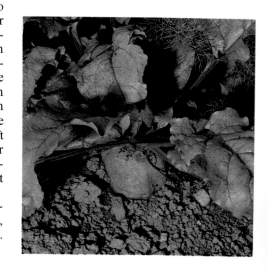

Lactuca sativa L.   *Compositae*

Salat ►

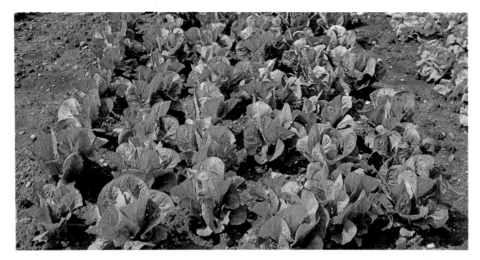

Salat stammt vom wilden Lattich, *L. serriola*, ab. Er ist eine schnellwachsende Einjahrespflanze, die sich jedem Klima angepasst hat. Salat kommt in Form von losen Blättern oder in Kopfform vor. Salat und Lattich sind reich an Vitamin A und sollten als Appetitanreger gegessen werden. Der Blattsaft, äusserlich appliziert, lindert Sonnenbrandstellen. Eine wilde Art, *L. virosa*, hat betäubende Eigenschaften; ein Opiumersatz wird aus deren Milch hergestellt. Salat ergibt einen Energiewert von ca. 16 kcal/100 g.

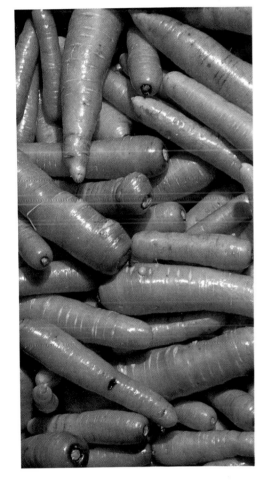

Daucus carota ssp sativa   *Umbelliferae*

◄ Karotte

Die wilde Karotte, *D. carota*, stammt aus Südeuropa; ihre Wurzel ist weisslich, dünn, hölzern und leicht giftig. Durch den Kultivierungsprozess – die Karotte wird schon seit über 2000 Jahren angebaut – wurde das Gift entzogen und die Karotte das fleischige, nahrhafte Gemüse, das wir heute schätzen.

Die ersten Kulturarten waren purpurfarben und gelangten mit den Arabern nach Spanien. Die ersten orangefarbigen Karotten stammen aus dem 17. Jh. und sind erstmals in Holland nachweisbar. Ihre Wurzel ist kegelförmig und innen hölzern, die besseren Arten sind jedoch frei von diesem faserigen Innern. Tiefe, sandige Lehmböden ergeben die besten Erträge. Die Fortpflanzung geschieht durch Samen.

Um die aromatischen und nahrhaften Inhaltsstoffe, die direkt unter der Schale liegen, nicht zu verlieren, sollte die Karotte vor dem Kochen nicht geschält werden.

Die Karotte enthält pro 100 g: Wasser 86 g, Proteine 0,9 g, Fett 0,2 g, Kohlehydrate 10,6 g. Mineralien: Kalzium 80 mg, Phosphor 530 mg, Eisen 2,2 mg. Vitamine: Karotin 1890 mg, Thiamin 0,04 mg, Riboflavin 0,02 mg, Niacin 0,6 mg, Vit. C 3 mg. Energiewert = 48 kcal. Auch Spurenelemente sind enthalten.

Karotten sind appetitanregend und windtreibend und versorgen den Stuhl mit Ballaststoffen. Sie werden empfohlen in Diäten bei Verdauungsstörungen und Stuhlbeschwerden. Karottensaft ist angezeigt bei Wassersucht, Nierensteinen und anderen Nierenleiden. Die Karotte wirkt auch blutstillend. Wegen ihres hohen Mineralstoff- und Vitamingehalts tragen die Karotten zum allgemeinen Wohlbefinden bei und sorgen für starke Knochen und eine elastische Haut.

Ein Infus der ganzen Pflanze zeigt gute Resultate bei chronischen Nieren- und Blasenerkrankungen. Ein Tee aus der ganzen Pflanze ist wirksam bei Gicht. Bei Blasen- und Nierenstein wird der flüssige Extrakt empfohlen. Das Blattwerk der Karotte ist reich an wertvollen Nährstoffen und sollte kleingehackt Salaten beigegeben werden. Diarrhoe bei Kleinkindern wird mit Karottensaft unter Kontrolle gebracht.

Phaseolis Species   *Leguminosae*

Gartenbohne ►

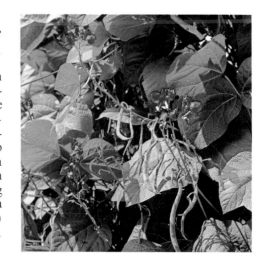

Die Urahnen der Gartenbohne, *P. vulgaris*, sind Wildbohnen, die in den Anden Nordwestargentiniens wachsen. Die Domestikation der Bohne ist in Lateinamerika und Mexiko über 6000 Jahre alt. Die Bohnenfamilie umfasst u. a. die amerikanische Limabohne, *P. lunatus*, die überdauernde Feuerbohne, *P. coccineus* (Foto), die kleinsamige Teparybohne, *P. acutifolius*, und die wichtigen asiatischen Mung- und Urdbohnen, die auf S. 46 beschrieben sind. Im Weltmassstab gesehen, ist heute die Gartenbohne die verbreitetste Bohne dieser eiweissreichen Pflanzen, die wie die Sojabohne essentielle Aminosäuren enthalten, die vom Körper nicht synthetisiert werden können, wie z. B. das Lysin. Die zur Gattung *Vigna* gehörenden Bohnen werden als Hauptnahrungsmittel in Asien und Afrika angebaut, da sie mehr Kohlehydrate und Eiweiss enthalten. *P. coccineus* (Bild) enthält pro 100 g: Proteine 7,4 g, Fett 1,0 g, Calcium 50 mg, Phosphor 160 mg, Eisen 2,6 mg und Vitamine. Energiewert = 158 kcal.

SPARGEL

Seit mehr als 2000 Jahren werden Spargeln aufgrund ihrer Ernährungswerte und ihrer medizinischen Bedeutung angebaut. Der bekannteste Spargel heute ist der Gartenspargel, dessen Triebe als Gemüse verzehrt werden. Die Triebe sind kalorienarm, jedoch reich an Mineralien und Vitaminen. Sowohl die weissen als auch die grünen Schösslinge werden frisch konsumiert oder konserviert. Die Pflanze wird entweder aus Samen oder aus 1- bis 4jährigen Köpfen gezogen, die im Abstand von 40 cm voneinander in Parallelreihen angepflanzt werden. Ein leichter, durchlässiger, sandiger Lehmboden, durch Torf und Kompost angereichert, ist ideal. Im dritten Jahr wird zum ersten Mal geerntet. Eine Pflanze wird bis zu 20 und mehr Jahren alt. Spargeln sind anfällig für viele Schädlinge, einschliesslich für einen Pilz, der schwer zu bekämpfen ist. Die angewendeten Pestizide können für die Gesundheit des Essers schädlich sein.

Allgemeines

Weit verbreitet von Sibirien bis Südafrika, Asien und die USA. Die Pflanzen gedeihen in allen Bodenarten mit einem Wasserspiegel von 1,2 m unter dem Grund bei kühlem Klima und reichlich Sonne, bis 1300 m.

Vorkommen

Gekochte Spargeln enthalten pro 100 g: Wasser 93,6 g, Proteine 2,0 g, Fett 0,2 g, Kohlehydrate 3,6 g, Fasern 0,7 g. Mineralien: Kalzium 21 mg, Phosphor 50 mg, Eisen 0,6 mg, Natrium 1 mg, Kalium 183 mg. Vitamine: Vit. A. 900 I.U., Thiamin 0,16 mg, Riboflavin 0,18 mg, Niacin 1,4 mg, Vit. C 26 mg. Energiewert = 20 kcal. Die Wurzeln enthalten Asparagin, Malz- und Traubenzucker, Albumin, Chlor, Kaliumphosphate u.a. Die Beeren enthalten Traubenzucker.

Inhaltsstoffe

Spargeln sind ihrer ausgewogenen Inhaltsstoffe wegen sehr nahrhaft. Das enthaltene 'Asparagin' stimuliert die Nieren und wird durch den Urin, dem es einen stechenden Geruch verleiht, ausgeschieden. Nach indischer medizinischer Auffassung soll die Wurzel die männliche Potenz steigern. Um Resultate zu erzielen, nehme man 1–2 Teelöffel Wurzelpulver mit Milch einmal pro Tag für die Dauer von 20 bis 40 Tagen. Die Wurzel ist Bestandteil von Arzneimitteln gegen Wassersucht und Ödeme. Das grüne Harz der Wurzeln hat eine beruhigende Wirkung auf das Herz. Das Wurzelpulver oder dessen Aufguss wird verschrieben, um Herzklopfen unter Kontrolle zu bringen. Spargeltriebe empfehlen wir in der Diät der Patienten, die an Blutungsneigung leiden. Die in Wein gekochte Wurzel zeigt gute Resultate bei Krankheiten des Nervensystems wie Ischias, Nervenentzündung oder Lähmungen. Bei gelähmten Gliedern wird der Absud von in Öl gekochten Wurzeln zur äusserlichen Massage verwendet.

Medizinisches

Spargeln können je nach Sorte grün oder weiss sein. Sie werden während der Saison meist frisch als Gemüse verbraucht. Die kleineren Triebe werden in Büchsen konserviert. Spargeltriebe müssen geerntet sein, bevor das Gewebe hart wird, und innert 12 Stunden nach der Ernte gekocht werden. Unglücklicherweise werden gegen Krankheiten Pestizide auf die Spargeln gespritzt; diese rufen im Menschen Gasbildung und Blähungen hervor. In dieser Beziehung ist die rost-resistente Art 'Mary Washington' zu empfehlen.

Verwendung

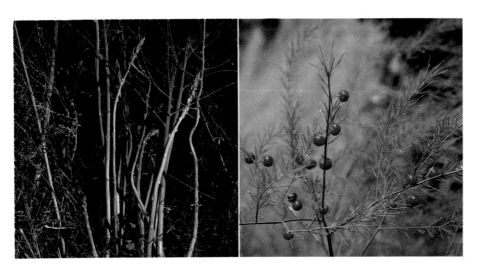

Ausdauernde Pflanze, wild 30 bis 100 cm, in der Kultur bis 150 cm hoch. Stengel: aufrecht, kahl, glatt, mit zahlreichen aufrecht abstehenden Ästen. Blätter: keine echten Blätter, sondern Phyllokladien, d. h. Sprossen, zu 3 bis 6, stielrund, nadelförmig, 2 cm lang, 0,5 mm breit. Blüten: 2-häusig, Perigon der männlichen Blüten weiss-grünlich, trichterförmig. Staubbeutel länglich, fast so lang wie die Staubfäden. Perigon der weiblichen Blüten kleiner. Frucht: erbsengrosse, 8 mm dicke, rote, kugelige Beere. Samen: schwarz, runzeliggestreift.

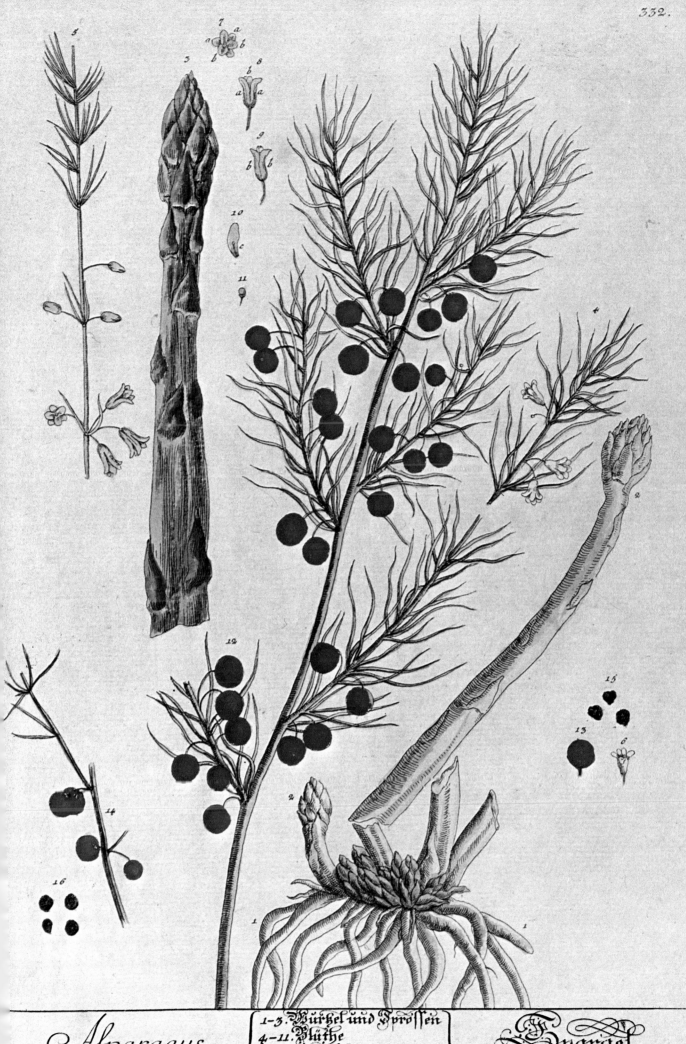

Asparagus.

1–3. Wurzel und Sprossen
4–11. Blüthe
12–14. Frücht
15.16. Saame

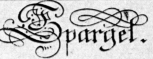

Spargel.

Capsicum annuum L. = C. frutescens Bailey

Solanaceae

PAPRIKA

Die Gattung Capsicum ist in den Tropen Lateinamerikas und auf den West-indischen Inseln beheimatet und erreichte Europa und die übrige Welt nach den Entdeckungsreisen des Kolumbus. Im 17. Jh. verbreitete sie sich rasch in den östlichen Tropengebieten. Es gilt allgemein, dass die Gattung nur eine Art – diese jedoch in vielen Varietäten – aufweist, welche in mannigfaltiger Grösse, Form, Farbe und Geschmack der Frucht vorkommt, wie z. B. Chili, Paprika, Pimiento, Tabasco usw. Die bekannteste Varietät ist der Paprika, das Nationalgemüse von Ungarn. Der Chilipfeffer, *C. longum,* hat lange, spitzzulaufende, gelbe, grüne oder rote Früchte und wird im Kapitel «Gewürze» behandelt. Grüner Paprika ist widerstandsfähiger in kühlerem Klima, wo Chilis nicht gedeihen. Tabasco ist eine kleine Abart des Chilipfeffers, sehr scharf im Geschmack. Das Mannigfaltigkeitszentrum von *Capsicum annuum* liegt in Mexiko/Guatemala, wo die vermutliche Wildform der Art, der 'Vogelpfeffer', vorkommt.

Allgemeines

In verschiedenen Formen und Varietäten in der ganzen Welt, einschliesslich der Tropen und der kühleren Klimazonen, angebaut.

Vorkommen

Rohe, grüne Capsicum enthält pro 100 g: Wasser 93 g, Proteine 1,3 g, Fett 0,2 g, Kohlehydrate 4,8–6 g, Fasern 1,4 g. Mineralien: Kalzium 9–12 mg, Phosphor 22–34 mg, Eisen 0,9 mg, Natrium 5 mg. Kalium 200–274 mg. Vitamine: Vit. A 1,750μg, Thiamin 0,07 mg, Riboflavin 0,08 mg, Niacin 0,8 mg. Vit. C 103 mg. Energiewert = 26 kcal. Capsicum enthält ebenfalls Dihydrocapsaicin, Capsanthin, einen Farbstoff, Citin und Oleoresin.

Inhaltsstoffe

Alle Capsicum-Arten sind beissend, aromatisch und verursachen ein Brennen im Hals. Sie erhöhen die Speichelbildung und die Sekretion der Magensäfte. Das Gemüse verbessert den Tonus des Magen-Darm-Traktes und eignet sich auch für atonische (schlaffe) Zustände. Der Reizstoff Capsaicin wird durch den Harn ausgeschieden und kann ein Brennen, eventuell eine Reizung der Harnröhrenschleimhaut hervorrufen, so dass Personen mit Harnwegleiden Capsicum meiden müssen. Äusserlich appliziert, wirkt Capsicum als starkes Gegenmittel bei Abszessen und Entzündungen. Capsicum-Tee wird bei Zahnschmerzen, die von Karies herrühren, vorübergehend lindern. Die Gattung Capsicum ist eine wertvolle Quelle von Vitamin A und C, und sämtliche Gemüse dieser Gattung steigern eine natürliche Widerstandskraft gegen Infektionskrankheiten. Capsicum-Tinktur, mit Baumwollsamenöl gemischt, ist ein wertvolles Einreibemittel bei Rheumatismus und Verstauchungen.

Medizinisches

Paprika gehört zu den dekorativsten, farbigsten Gemüsearten. Ausgehöhlt, in heisses Wasser getaucht und dann mit gerösteten Zwiebeln, Minzfleisch, Tomaten, Reis, Rosmarin, Thymian und etwas Sojasauce gefüllt, backt man ihn bei mittlerer Hitze. Ein bulgarisches Rezept: In heissem Öl gebackene, geviertelte Maiskolben mit gehacktem Paprika in Bouillon schmoren lassen, dann mit Tomaten und Dillsauce servieren (zum Hautentfernen die Tomaten erst in kochendes Wasser tauchen). Paprikagerichte, besonders roher Paprika, sind bei Kindern nicht beliebt und können sogar Erbrechen bewirken.

Verwendung

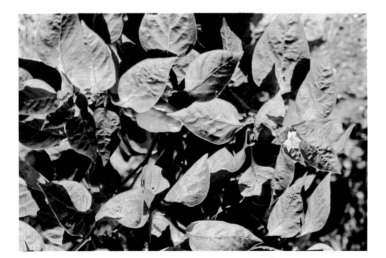

In Europa meist 1-jährige, in den Tropen mehrjährige, 30–100 cm hohe, krautige Pflanze. Stengel: aufrecht, verzweigt, 4- bis 5-kantig. Blätter: gestielt, ungeteilt, ovallanzettlich, ganzrandig. Blüten: meist einzeln, selten 2–3, in den Blattachseln. Kelch: 5- bis 6-zähnig. Krone: grünlich-weiss, radförmig, mit 5–6 länglichen, spitzen Zipfeln. Staubbeutel: blau-violett. Frucht: in jungem Zustand kegelförmige, fleischige, nicht aufplatzende Beere, bei Reife mehr oder weniger brüchig (Trockenbeere), unvollständig gefächert. Grösse, Farbe usw. variierend. Samen klein, flach, 10–50. Fruchthülle bei einigen Arten gleichmässig gestreift.

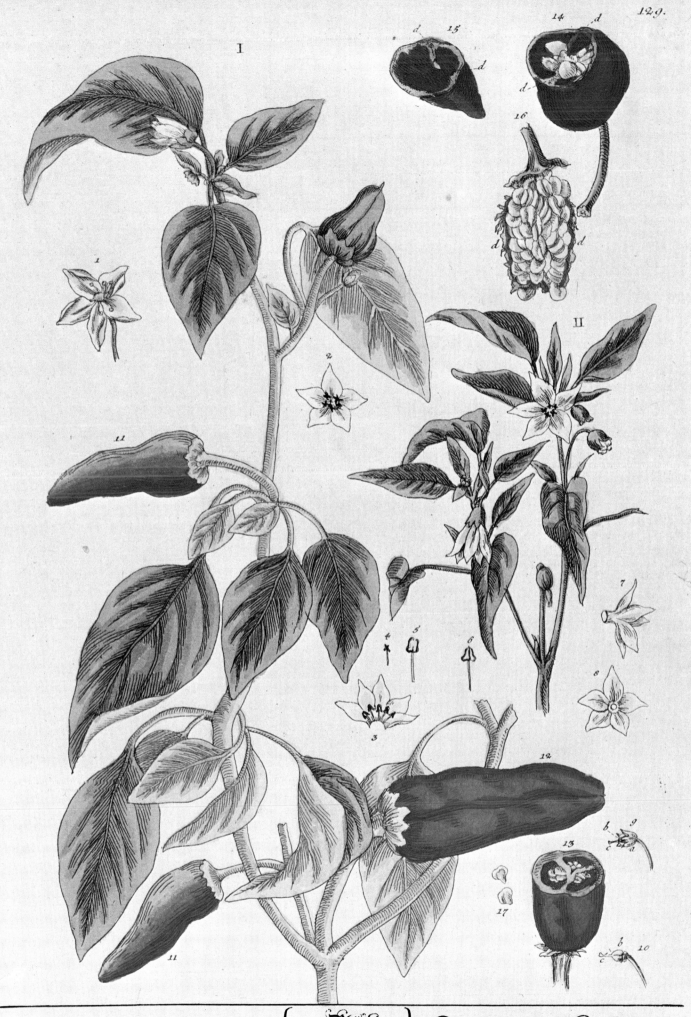

Piper indicum. { 1–10. Blüthe. 11–15. Frucht. 16.17. Saame. } Spanischer Pfeffer.

ENDIVIE   Winterendivie

Die zwei Arten Cichorium, *C. intybus* – öfters 'Chicorée' genannt – und *C. endivia* 'Endivie', sind eng verwandt, was in vielen Ländern zu Namensverwechslungen geführt hat. Um Verwirrung zu vermeiden, halten wir uns an die lateinischen Bezeichnungen. *C. endivia* wird in den USA 'chicory', in Frankreich 'chicorée' und nur in England korrekterweise 'Endivien' genannt. *C. endivia* stammt wahrscheinlich aus Indien und war bei den Ägyptern und Griechen eine berühmte Salatpflanze. In Deutschland soll die Winterendivie bereits im 17. Jh. bekannt gewesen sein. In England wurde sie schon im 16. Jh. angebaut. In Kultur finden sich zwei Formenkreise, die breitblättrige, 'Escariol' genannt, mit ganzrandigen Laubblättern (*var. latifolium*) und die krausblättrige Endivie mit schmaleren, zerschlitzten Laubblättern (*var. crispum*), meist 'Winterendivie' genannt. (Siehe Abb.) Die nahverwandte *C. intybus* ist ein Wegrandkraut, das sowohl in gemässigten als auch in wärmeren Zonen der Welt anzutreffen ist. Seine Wurzel wird medizinisch und als Kaffee-Ersatz genutzt. *C. intybus* ist die Ausgangspflanze für bekannte Kultivaren, unter anderem für den weissblättrigen, kompakten 'Chicon' – auch als 'Brüsseler Endivie' bekannt.

C. intybus als Unkraut in gemässigten Zonen der Welt. *C. endivia* wird in Asien, Europa, den USA und auch unter Glas angebaut.

C. endivia enthält pro 100 g: Wasser 93 g, Proteine 1,7 g, Fett 0,1 g, Kohlehydrate 4,1 g, Fasern 0,9 g. Mineralien: Kalzium 81 mg, Phosphor 54 mg, Eisen 1,7 mg, Natrium 14 mg. Kalium 294 mg. Vitamine: Vit. A 1,980μg, Thiamin 0,07 mg, Riboflavin 0,14 mg, Niacin 0,5 mg. Vit. C 10 mg. Energiewert = 20 kcal.

C. intybus wird in der persischen Medizin gegen verminderte Harnproduktion, Blasenkatarrh und Harnleiterentzündung verordnet. Seine Samen fördern die Gallenausscheidung der Gallenblase. In Form eines Aufgusses nehme man 2 Esslöffel 3x täglich bei infektiöser Hepatitis und Gelbsucht. Als Emulsion wirken sie gegen Übelkeit, Erbrechen, Vergrösserung der Leber und der Milz. *C. endivia*-Blätter wirken kühlend, verdauungsfördernd, entzündungshemmend und magenstärkend. Sie sind besonders zu empfehlen bei Magenschleimhautentzündung, die durch übermässigen Genuss von Tee oder Alkohol hervorgerufen wird. Die Früchte sind fiebersenkend und mildern Übelkeit; eine Emulsion davon mildert die Symptome eines schweren Sonnenstichs und fördert die Urinausscheidung. Die Samen, in Emulsionsform oder als Aufguss, für die Dauer von 3 Monaten eingenommen, sind menstruationsregelnd. Blätter der Cichorium-Arten wirken lindernd als Umschlag bei Verbrennungen und Verbrühungen. Gegen Bindehautentzündung nehme man Tropfen des aus den Blüten destillierten Wassers.

Beide Arten werden meist als Salat verzehrt. Brüsseler Endivien schmeckt köstlich so: Die Endivie erst kurz im Dampfkochtopf kochen, danach in eine Scheibe Schinken einrollen und im Ofen überbacken, mit einer Sauce aus $\frac{1}{4}$ l Sahne, verrührt mit einem Ei und gut gewürzt.

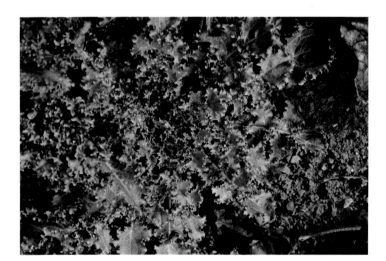

Ein- oder zweijährige Pflanze, 1 m hoch, mit spindelförmiger Wurzel. Stengel aufrecht, zickzackförmig wachsend, kahl, kantig, ästig. Blätter: anfänglich eine grundständige Blattrosette, am Stengel wechselständig, schrotsägeförmig, kraus-gewellt. Je nach Varietät Blätter geschlitzt und fein gekraust oder breit und ganzrandig. Hüllblätter drüsenlos bewimpert, die inneren lanzettlich, aufrecht, die äusseren eiförmig, stumpf. Blüten: zwittrig, zungenförmig, hellblau oder weiss, von Deckblättern gestützt. Frucht: Schliessfrucht, verkehrt eiförmig, 3,5 mm lang, grau bis bräunlich-schwarze Achäne, viermal so lang wie der Pappus. Pappus ein deutliches Krönchen.

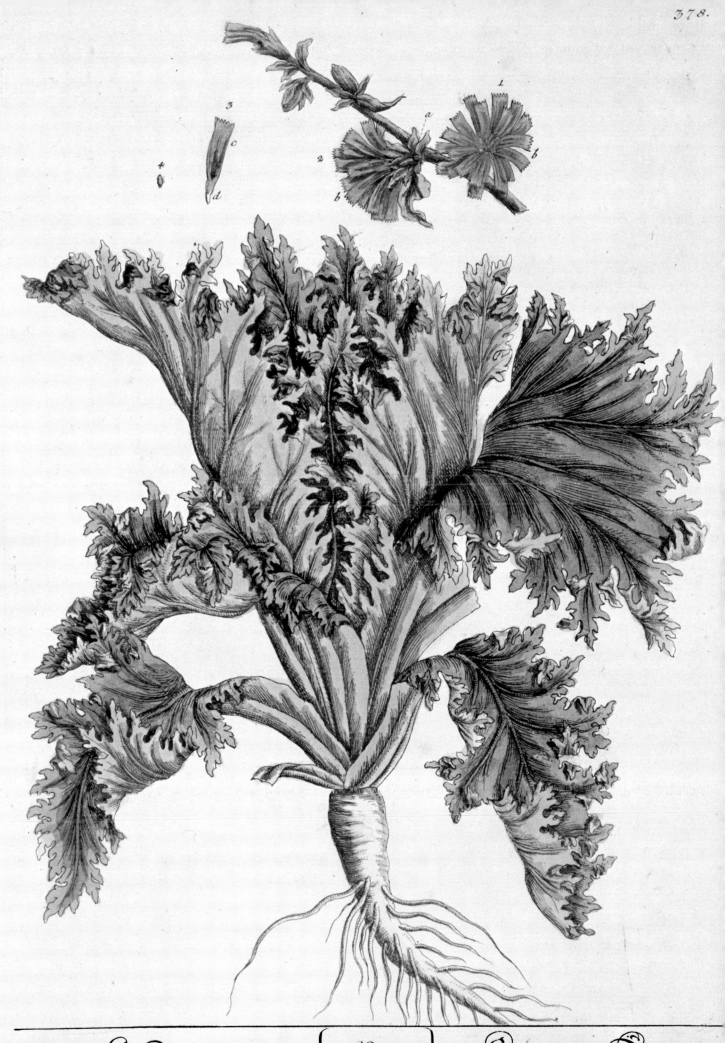

Endivia. { 1-3 Blume 4. Saame } Endivien-Salat.

Cucumis sativus L.

GURKE

Die Gurke ist in Südindien beheimatet, wo sie seit mehr als 4000 Jahren angebaut wird. Ursprünglich kam sie mit einer rauhen Schale vor. Aufgrund von Kreuzungen und Züchtungen entstand die glattschalige Gurke. Die Gurke wächst entweder als Kletterranke, oder sie dehnt sich auf dem Boden aus. Sie bevorzugt einen warmen, gut durchlässigen, fruchtbaren und feuchten Boden. Um den bitteren Geschmack zu beseitigen, sind 3 Monate anhaltender Sonnenschein notwendig. Heutzutage erwirtschaften die grossen Anbaukulturen unter Glas und Plastikfolie riesige Handelswerte. Kultivierte Gurken haben getrennte männliche und weibliche Blüten. Im Gewächshaus werden neulich 'nur-weiblichen' blütenhervorbringende Pflanzen bevorzugt welche sich ohne Befruchtung entwickeln. Unter optimalen Bedingungen entwickelt sich eine Gurkenpflanze sehr rasch, und die Früchte müssen täglich geerntet werden, bevor sie reif und die Samen hart werden. Die kleineren Sorten, aber auch Gurken von *C. anguria,* werden als Gewürzgurken und zum Einlegen verwendet, Wegen der Pestizidbehandlungen ist es ratsam, Gurken vor Gebrauch sorgfältig zu waschen.

Allgemeines

In warmen und gemässigten, feuchten Regionen der Welt. Unter Glas überall. In der Wüste unter Plastikdomen, um die Feuchtigkeit aufzufangen.

Vorkommen

Rohe Gurken enthalten pro 100 g: Wasser 96,2 g, Proteine 0,6 g, Fett 0,1 g, Kohlehydrate 2,7 g, Fasern 0,5 g. Mineralien: Kalzium 21 mg, Phosphor 24 mg, Eisen 0,4 mg, Natrium 13 mg. Kalium 154 mg. Vitamine: Vit. A 85μg, Thiamin 0,03 mg, Riboflavin 0,04 mg, Niacin 0,2 mg. Vit. C 11 mg. Energiewert = 12 kcal.

Inhaltsstoffe

Gurken bewirken einen unmittelbaren Kühlungseffekt. Sie beinhalten ein Enzym, das beim Verdauen von Früchten wirksam ist. Überreife Gurken können die Magenschleimhaut reizen. Durch den Genuss von Gurken können Personen mit Fettleibigkeit und Diabetes Gewicht und Blutzucker unter Kontrolle halten. Die indische Medizin behauptet, dass Gurken eine blutstillende Wirkung ausüben, weshalb sie in Diäten von Patienten mit Blutgerinnungsstörungen zu empfehlen sind. Die Samen enthalten 40% Öl und sind proteinreich. Eine Emulsion der Samen, in Wasser zubereitet und mit Zucker verabreicht, bewährt sich bei Harnvergiftung durch Niereninsuffizienz, Harnröhrenentzündung, Blasenkatarrh und Nierensteinleiden. Die Samenasche, in der Dosierung von 1–2 g 3x täglich mit Wasser verabreicht, ist besonders wirksam bei Urämie. Als Bandwurmmittel dienen 25–30 g der geschälten und zu Emulsion verarbeiteten Samen, gefolgt von einem Abführmittel. Äusserlich wirken Fruchtfleisch und Blätter entzündungshemmend und lassen Geschwüre und Abszesse abklingen. Den Saft, mit rektifiziertem Alkohol oder Glyzerin gemischt, appliziert man bei Sonnenbrand und auf wind-exponierte Haut, um deren Elastizität zu erhalten.

Medizinisches

Als Kosmetikmittel wirkt Gurkensaft tonisierend. Man mische ihn mit Joghurt und etwas Zitronensaft zu einer Gesichtsmaske. Die Früchte werden als Rohsalat und zum Einlegen verwendet.

Verwendung

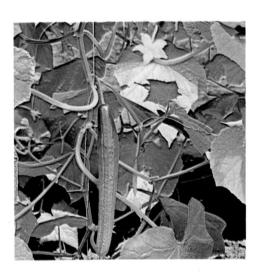

Einjährige, kriechende Ranke. Blätter: einfach, gestielt, dreieckig bis eiförmig, spitz, 3- bis 5-lappig, flach, versetzt gegenständig, 12 cm lang; oberseits Haare am Ansatz verdichtet; unterseits narbig, borstig. Männliche und weibliche Blüten normalerweise an derselben Pflanze, im Anbau getrennt. Blüten: gestielt, 5 gelbe Blütenblätter, 5 Kelchblätter, 5 vereinte Staubgefässe. Männliche Blüten in Büscheln im Hypanthicum, röhrenförmig, mit langen, weissen Haaren, Kelchblätter schmal, linealisch. Weibliche Blüten einzelstehend in den Blattwinkeln. Kelchblätter mit Haaren oder weichen Stacheln bedeckt. Frucht: zylindrische Beere, behaart oder glatt. Samen: klein, schmal, fast keine Randkerbe.

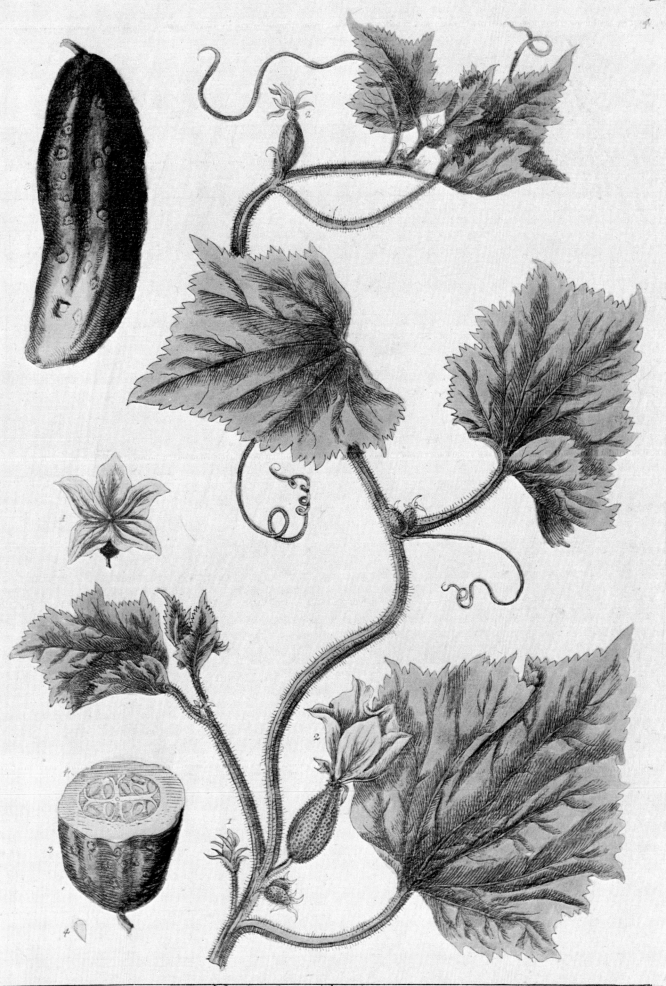

Cucumis
sativus

{
1. Unfruchtbare Blume.
2. Fruchtbare Blume.
3. Frucht.
4. Saamen.
}

Cucumern. Gürcken.
Kümerling.

Lycopersicon lycopersicum (L.) Karst.

Solanaceae

TOMATE

Die wilde Tomate mit kleinen Früchten ist in den Tropen der Anden beheimatet, wo sie in mässiger Höhenlage vorkommt. Arten mit grösseren Früchten, die in Flussnähe wuchsen, figurierten in Gerichten der Indianer Mittel- und Südamerikas. Durch die spanischen Eroberer nach Europa transportiert, wurde die Pflanze zuerst in Italien bekannt. Lange Zeit als giftig betrachtet, wurde sie nur wegen ihrer dekorativen, roten, herzförmigen Früchte – 'Liebesapfel' genannt – angebaut. Heute steht in den USA die Tomate hinter der Kartoffel an zweiter Stelle der Gemüse mit dem grössten Handelswert. In Südeuropa wird die Tomate im Freiland, sonst überall unter Folie oder im Gewächshaus gezogen. Die Pflanzen entwickeln sich rasch aus Samen, sind jedoch gegen Pilz- und Mikrobenkrankheiten anfällig. Deswegen wird die Anbauerde in vielen Gewächshäusern sterilisiert – ein negativer Faktor. Einige Sorten werden durch Stöcke oder Spalier gestützt, buschigere Kultivaren eignen sich für den Freilandanbau. Mindestens 55 Tage braucht die Freilandtomate, bis die ersten Früchte reifen. Pflanzen in voller Sonnenbestrahlung vertragen mehr Stickstoffdünger als diejenigen, die bei ungenügenden Lichtverhältnissen wachsen. Die Tomatenpflanze ist für die ausgewogenen Anteile von Stickstoff, Phosphor und Kalium im Boden viel empfindlicher als andere Pflanzen. Deshalb dürfen zwischen Tomatenstöcken Kräuter wie Brennesseln (reich an Mineralien und Ameisensäure) ruhig wachsen.

Allgemeines

In allen tropischen und subtropischen Regionen der Welt, im Mittelmeerraum, sonst unter Glas. In Wüstengegenden unter feuchtigkeitshaltenden Domen.

Vorkommen

Reife Tomaten enthalten pro 100 g: Wasser 93,8 g, Proteine 1,2 g, Fett 0,3 g, Kohlehydrate 4,2 g, Fasern 0,7 g. Mineralien: Kalzium 7–13 mg, Phosphor 30 mg, Eisen 0,6 mg, Natrium 4 mg. Kalium 235 mg. Vitamine: Vit. A 505μg, Thiamin 0,06 mg, Riboflavin 0,04 mg, Niacin 0,6 mg. Vit. C 23 mg. Energiewert = 20 kcal.

Inhaltsstoffe

Tomaten sind nahrhaft, leicht verdaulich und verbinden süssen mit saurem Geschmack. Sie regen die Speichelbildung an und können Patienten mit Fieber und anderen akuten Erkrankungen verabreicht werden. Der hohe Mineralien- und Vitamingehalt ist ein wesentlicher, blutbildender Faktor, weshalb Tomaten bei Anämie geeignet sind. Ein hoher Gehalt an Kalium und Faserstoffen sorgt für gute Darmperistaltik. Tomaten fördern auch den Gallenfluss und beseitigen Gallenabflussbehinderungen, weshalb sie bei Gelbsucht und Lebererkrankungen empfohlen werden. Bei Skorbut, schwammigem Zahnfleisch, Bronchialasthma und Verstopfung werden frische Tomaten in der Kost empfohlen. Dagegen sind sie Personen mit Nierensteinen – insbesondere Oxalatsteinen – verboten.

Medizinisches

Tomaten werden roh als Salat oder zu Quark serviert. Sie können mit Fleisch gefüllt werden. Aufgrund der maschinellen Ernte in Amerika wird aus der ganzen Frucht Tomatensaft hergestellt. Geschälte Tomaten werden zu Suppe, Ketchup, Chilisauce und Tomatenmark verarbeitet. Grüne Tomaten werden eingelegt.

Verwendung

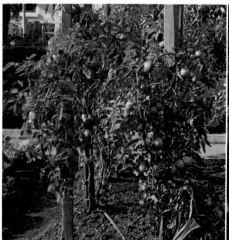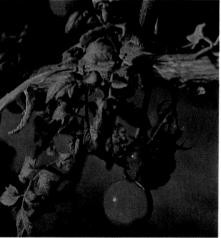

Einjährige, langästige Pflanze. Stengel: stark verzweigt, krautartig, drüsig-kurzhaarig. Laubblätter: mit breiten Stielen, unterseits grau-grün, unpaarig, unterbrochen gefiedert. Fiederblättchen: gestielt, eilanzettlich, fiederspaltig, gezähnt, etwas eingerollt. Blüten: seitenständige, trugdoldenähnliche Wickel, mehr als 5-zählig. Blumenkrone so lang wie der Kelch, mit sehr kurzer Röhre, gelb, 6 Blütenblätter, 6 haarige, festhaftende Kelchblätter. Frucht: Beere, saftig, glatt, kugelig, vielfächerig, rot, gelb oder grünlich-weiss. Samen: nierenförmig, zottig-filzig, im Fruchtfleisch eingebettet.

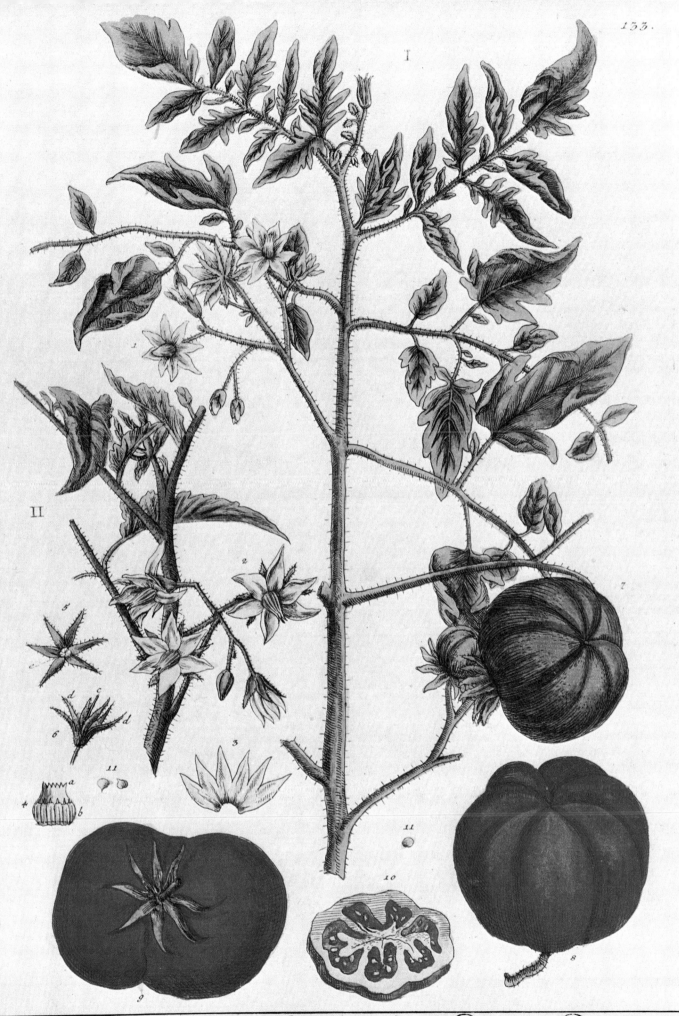

Amoris Pomum { 1–6. Blüthe 7–10. Frücht 11. Saame } Krebs-Aepfel.

Pisum sativum L.   *Leguminosae*

ERBSE

Überreste von Erbsen wurden in 5000 Jahre alten Schweizer Seepfahlbauten entdeckt. Die Gartenerbse kommt nicht wild vor. Da die Wilderbsenpflanzen (ursprünglich aus Zentralasien stammend) von Nordafrika und dem Nahen Osten sich mit den heutigen Kultivaren leicht kreuzen lassen, wird angenommen, dass auch die Gartenerbse aus Zentralasien stammen muss. Es sei daran erinnert, dass der österreichische Mönch Gregor Mendel für seine Zuchtversuche die Gartenerbse benutzte, woraus sich die moderne Wissenschaft der Genetik entwickelt hat. Gartenerbsen wurden im 12. Jh. zuerst in Klöstern gezogen und um 1536 in französischen Texten erstmals umfassend beschrieben. In England wurden sie erst im 18. Jh. bekannt. Erbsen sind entweder glatt oder runzelig. Die glatte Erbse dient der Konserven- und Tiefgefrierindustrie. Runzelige Erbsen beinhalten mehr Zucker und sind schmackhafter. Die Pflanze benötigt tiefen, fruchtbaren, feuchtigkeitshaltenden Boden. Erbsen, auf saurem Boden gewachsen, weisen einen Manganmangel auf. Der Anbau in heissen Ländern ist nicht optimal, so dass in diesen Regionen andere Gattungen – jedoch alle 'Erbsen' genannt – angebaut werden, z.B. in Indien die *Cajanus indicus* (Taubenerbse) und in China die *Vigna sinensis* (Kuherbse), und im Mittelmeergebiet die *Cicer arietinum*.

P. sativum in den gemässigten Klimazonen der ganzen Welt. In Nordamerika besonders im Gebiet der Grossen Seen.

Grüne Erbsen enthalten pro 100 g: Wasser 74,3 g, Proteine 6,7 g, Fett 0,4 g, Kohlehydrate insgesamt 17,7 g (Zucker, Stärke, Faserstoffe usw.). Asche 0,9 g. Mineralien: Kalzium 20 mg, Phosphor 139 mg, Eisen 1,5 mg. Vitamine: Karotin 83 μg, Thiamin 0,25 mg, Riboflavin 0,01 mg. Niacin 0,8 mg. Vitamin C 9 mg. Spurenelemente: Magnesium 34 mg, Natrium 7,8 mg, Kalium 79 mg, Kupfer 0,23 mg, Schwefel 95 mg, Chlor 20 mg. Oxalsäure 14 mg. Energiewert = 50 kcal. Die Samen enthalten ein Alkaloid und eine Antifruchtbarkeitskomponente. Behandlungsverluste betragen bei Vitamin B_1 zwischen 5–25% und bei Vit. C 30%.

An den Inhaltsstoffen kann man ablesen, wie nahrhaft Erbsen sind. 50–100 g pro Tag und Person sind ausreichend. Übermässiger Genuss von Erbsen verursacht Blähungen und Verstimmung der Verdauungsfunktionen. Erbsen sind besonders geeignet für heranwachsende Jugendliche und für ältere Leute, da sie Knochen und Muskeln festigen. Erbsen ersetzen Getreidefrüchte in der Diabetikerdiät. Bei Magengeschwüren und chronischem Durchfall vermeide man Erbsen. In Bengalen, Indien, wird eine Suppe aus getrockneten Erbsenhülsen wegen ihrer empfängnisverhütenden Wirkung zubereitet. Gemäss der indischen Medizinlehre dürfen Erbsen nicht an Personen verabreicht werden, die an nervösen Störungen und Krankheiten leiden, da die Symptome verschlimmert werden.

Da viele wertvolle Nährstoffe und Spurenelemente in Erbsen beim komplizierten Konservierungsverfahren verloren gehen, werden nur frische Gartenerbsen empfohlen. Diese sollten im Dampfkochtopf gekocht werden. Um die grüne Farbe zu erhalten, einige Lorbeerblätter und einen Tropfen Zitronensaft hinzufügen.

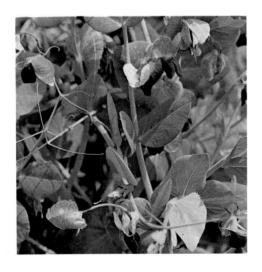

Einjährige oder überwinternde, gelblich-grüne, kletternde oder niederliegende Pflanze. Blätter: in eine 3- oder 5-ästige Ranke auslaufende Spindel, 1 bis 3 Blättchen, meist abgerundet, ganzrandig, mit netzartigen Fiedernerven. Nebenblätter: breit, halbherzförmig, 4 bis 10 cm lang, am unteren Rand gezähnt oder ausgebuchtet. Blüten: an 1 cm langen Stielen abstehende, 1- bis 3-traubig angeordnete, duftende Schmetterlingsblütler, weiss bis rosarot. Staubbeutel in der Längsrippe versteckt. Griffel aufgebogen, mit endständiger, schiefer Narbe. Frucht: gelbe oder grüne Hülse, zweiklappig aufspringend, 4- bis 10-samig. Samen: kugelig, glatt oder runzelig, grün-gelb bis weiss.

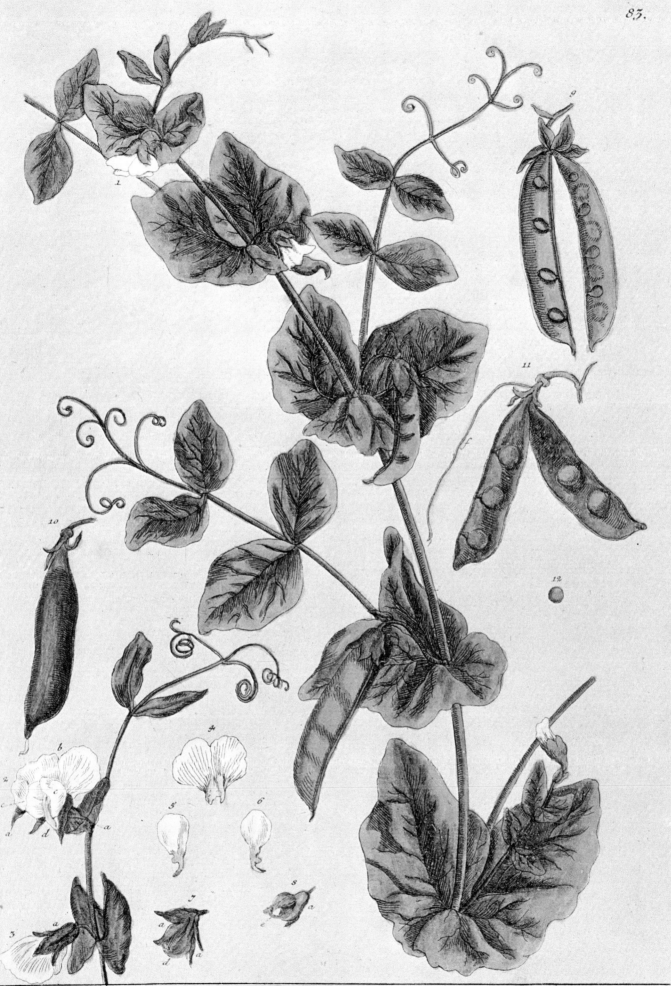

Pisum. { 1–8. Blüthe.
          9–11. Frücht.
          12. Saame. } Erbsen.

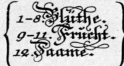

Solanum melongena L.   *Solanaceae*

AUBERGINE   Eierfrucht

Die Aubergine stammt aus Indien. Botaniker sind der Meinung, dass *S. melongena* – eine Gartenanbauart – sich durch Kreuzung mit ihrem Vorläufer, *S. indicum*, entwickelt hat. Diese tropische und subtropische, ausdauernde Pflanze wird ihrer eierförmigen Früchte wegen angebaut. Die violett blühenden Arten ergeben tiefviolette bis fast schwarze Früchte, klein, gross, kugelförmig, länglich oder zylindrisch. Manchmal sind sie grün. Die Varietät mit den kleineren, weissen, glänzenden Früchten (siehe Abbildung) hat weniger Fruchtfleisch und viele Samen. Für den Küchengarten wird das verbesserte, schwarz-violette Gemüse bevorzugt. Auberginen müssen geerntet werden, solange die Samen noch unreif sind. Überreife Samen ergeben eine Frucht mit scharfem, bitterem Geschmack; diese Früchte verursachen gern Verdauungsbeschwerden. Auberginen sollten nicht übermässig gedüngt werden, da sie sonst üppig ins Kraut wachsen, was die Fruchtbildung verzögert. Im Freiland liebt die Aubergine einen normalen Boden, kann Trockenheit vertragen und braucht nachtsüber etwas Feuchtigkeit, vorzugsweise auch tagsüber.

Allgemeines

S. melongena und *S. indicum* wachsen in allen wärmeren Gegenden beider Hemisphären. Sehr verbreitet in Mittelamerika, Südafrika, USA, Indien, Australien.

Vorkommen

S. melongena enthält pro 100 g: Wasser 92,7 g, Proteine 1,4 g, Fett 0,3 g, Kohlehydrate 4,0 g. Mineralien: Kalzium 18 mg, Phosphor 47 mg, Eisen 0,9 mg. Vitamine: Karotin 72 µg, Thiamin 0,04 mg, Riboflavin 0,11 mg, Niacin 0,9 mg, Vit. C 12 mg. Andere Spurenelemente sind: Magnesium, Natrium, Kalium (200 mg), Kupfer, Schwefel, Chlor. Energiewert = 24 bis 33 kcal, je nach Boden.

Inhaltsstoffe

Auberginen fördern den Stuhlgang. Mit Senföl und etwas Salz im Ofen gebacken, werden sie Patienten mit Hämorrhoidalleiden verabreicht, da sie in dieser Form besonders entzündungshemmend wirken. Auberginen gehören in Diäten für Patienten mit Fettleibigkeit, Diabetes, chronischem Husten und Bronchialasthma. Auch helfen sie zähen Schleim verflüssigen. Die indische Medizin behauptet, dass Auberginen die Stoffwechselvorgänge im Körper beschleunigen. Die Blätter können gedämpft als Umschlag auf den Bauch gelegt werden, um Diarrhöe bei Kindern zu lindern. Das Essen von Auberginen ist bei Magenschleimhautentzündung, Hyperazidität, Resorptionsstörungen und Magengeschwüren zu unterlassen. Die wilde Aubergine, *S. indicum*, ist eine wichtige Heilpflanze. Die Wurzeln werden als Absud zubereitet und bei Erkältung, Bronchitis, Bronchialasthma und bei Entzündungen nach der Entbindung (zur schnelleren Rückbildung des Uterus) verordnet. Die Wurzeln, als Absud oder mit Milch gekocht, lindern Rheuma- und Nervenerkrankungen. Für Erkältungen und Husten wird eine Dosis von 20 ml eines Wurzelabsuds 3x täglich verabreicht.

Medizinisches

Auberginen werden entweder in Scheiben geschnitten, in Mehl und Ei getaucht und gebraten, oder sie werden horizontal durchgeschnitten, das Fruchtfleisch ausgehöhlt und mit einer Fleisch- und Reismischung gefüllt. Das Gemüse, mit Curry und anderen scharfen Gewürzen, in Senföl gebraten, schmeckt gut.

Verwendung

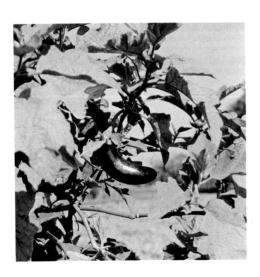

Fein behaartes, aufrechtes Kraut. Stengel dicht mit kurzen Stacheln bedeckt, manchmal ohne Stacheln. Höhe bis 1 m. Blätter: gross, gestielt, flach oder gebogen, gelappt, unterseits von Sternhaaren filzig, 7–15 cm lang, 3–10 cm breit. Blüten: meist einzeln; Krone violett bis bläulich; bei wilden Pflanzen alle Blüten fruchtbar, bei Kultivaren nur die untersten. Blütenkelch mit Frucht verbunden, stachelig. Frucht: eine Beere, eiförmig bis gurkenförmig, bis 30 cm lang, meist violett, manchmal elfenbeinweiss bis fast schwarz. Samen: winzig, gelblich, grubig, flach, im weiss-grünlichen Fruchtfleisch eingebettet.

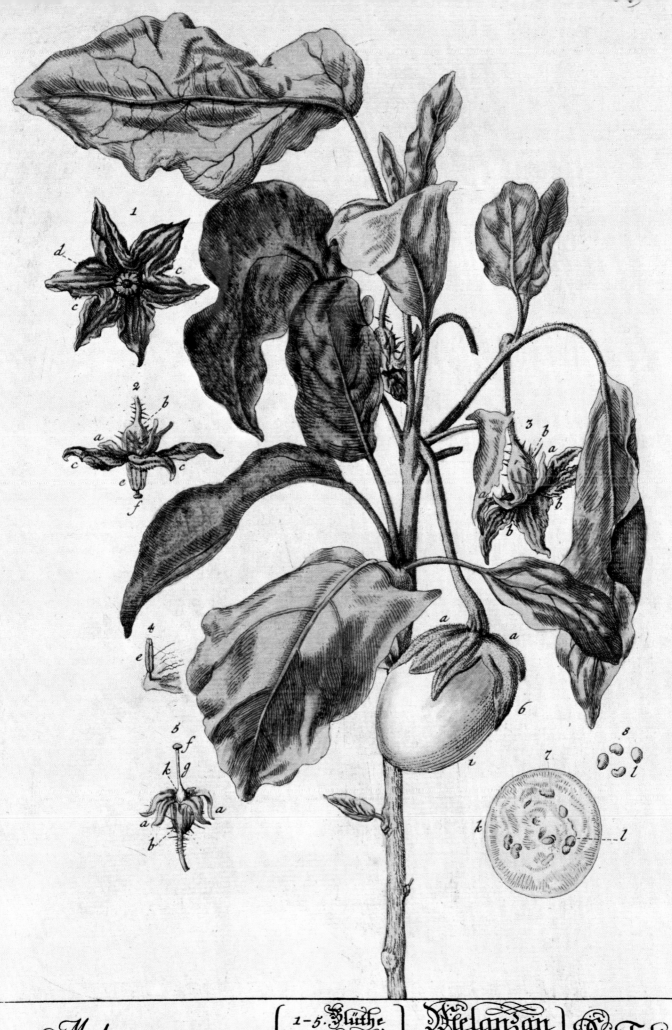

Melongena. { 1-5. Blüthe } Melanzan } Aepfel.
{ 6.7. Frucht } Doll }
{ 8. Saame }

Spinacia oleracea L.

SPINAT

Spinat stammt aus Persien und erreichte Europa im 11. Jh. Seine Popularität hat in letzter Zeit um das Zehnfache zugenommen. Es gibt runde und stachelsamige Varietäten mit glatten oder gewellten Blättern, wobei erstere zu Tiefkühlzwecken bevorzugt werden. Die Pflanze wird allgemein als frühes Wintergemüse in Gegenden mit guter Bewässerung gesät. Spinat durchlebt zwei Wachstumsstadien, erstens das Rosettenstadium, zweitens das sogenannte 'aufschiessende Stadium' (Entwicklung des Blütenstengels). Die Zeitspanne zwischen diesen beiden Stadien ist für die Ernte wichtig, denn bereits aufgeschossene Pflanzen haben keinen ökonomischen Wert. Die Ernte erfolgt so zwischen diesen Stadien. Spinat bevorzugt schweren, gutdurchlässigen Lehm- und Schlammboden, reich an organischen Stoffen und Stickstoff.

Anbau überall in der Welt, in kühleren Gegenden, in gemässigten und einigen warmen Zonen mit genügend Bewässerung.

Spinat enthält pro 100 g: Wasser 93 g, Proteine 2,4 g, Fett 0,4 g, Kohlehydrate 2,8 g, Fasern 0,7 g. Mineralien: Kalzium 68 mg, Phosphor 39 mg, Eisen 3,9 mg, Natrium 38 mg. Kalium 461 mg, und die Spurenelemente Magnesium 42 mg, Schwefel 30 mg, Jod 650 μg und Kupfer 160 μg. Vitamine: Vit. A 3,640μg, Thiamin 0,06 mg, Riboflavin 0,22 mg, Niacin 0,7 mg. Vit. C 56 mg. Energiewert = 19 kcal. Dazu Oxalsäure 658 mg. Blattsäure 123 mg.

Spinat ist nahrhafter als sämtliche anderen grünen Gemüse. Diese Tatsache wurde von dem berühmten Walt Disney in seiner legendären Matrosenfigur «Popeye» verewigt, der immer Spinat isst, um Kräfte zu sammeln. Spinat liefert alle notwendigen Stoffe, um Hämoglobin aufzubauen. Die Blattsäure trägt zur Reifung der roten Blutkörperchen im Knochenmark bei. 25–50 ml frischer Spinatblattsaft täglich kann Patienten mit Anämie verordnet werden und zeigt gute Ergebnisse. Spinat wird auch bei Vitamin-A-Mangel-Krankheiten (brüchige Haut, Eintrocknen der Horn- und Bindehaut, Nachtblindheit usw.) empfohlen. Bei Versuchsstudien an Ratten wurde beobachtet, dass regelmässiges Füttern mit Spinat ähnliche Ergebnisse zeigt wie das Verabreichen von Dorschleberöl. Spinat regt die Sekretion des Magensaftes, insbesondere der Salzsäure, an und fördert dadurch die Verdauung. Spinatsuppe ist ausgezeichnet in Fällen von Verdauungsstörungen mit Appetitlosigkeit und Brechreiz und bei chronischem Durchfall. Das Gemüse ist reich an Ballaststoffen, fördert somit den Stuhlgang. Bei Hyperazidität des Magens und bei Magengeschwüren wird Spinat gemieden. Wegen des Oxalsäuregehaltes ist Spinat nicht zu empfehlen bei Oxalatsteinen. Die Samen wirken abführend und fördern den Gallenfluss. Gelbsuchtpatienten wird ein leichter Dekokt des Samenpulvers in einer Dosierung von 3–6 g täglich verabreicht.

Spinat wird am besten ohne Wasser im Dampfkochtopf gekocht. Die Blätter können auch in Mehl getaucht und danach in Öl gebraten werden. Rohe Spinatblätter bereichern Salatmischungen und sind nahrhaft. Überbacken mit Käse wird Spinat mit Spiegeleiern als leichtes Nachtessen serviert.

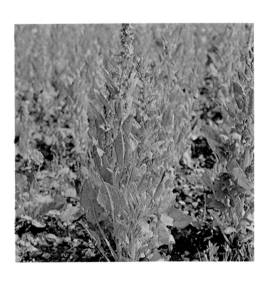

Ein- oder zweijährige, bis 80 cm hohe Pflanze. Stengel: aufrecht, kahl, einfach oder ästig. Wurzel: spindelförmig. Blätter: langgestielt, die unteren rund, die mittleren pfeilförmig, spitz, ganzrandig, lebhaft grün, unterseits behaart. Blüten: meist zweihäusig (es gibt auch einhäusige und hermaphroditische Pflanzen). Männliche Blütenknäuel zu end- und achselständigen Scheinähren vereinigt, 4- oder 5-teilige grüne Blütenhülle. Staubblätter 4 oder 5, am Grunde verbunden. Weibliche Blüte mit 2-zahniger Blütenhülle, später erhärtend, so dass die Frucht in das erhärtete Perigon eingeschlossen wird. Frucht: kugelig, 10 mm lang, sich nicht öffnend, mit harter Hülle, einen einzigen Samen enthaltend.

49.

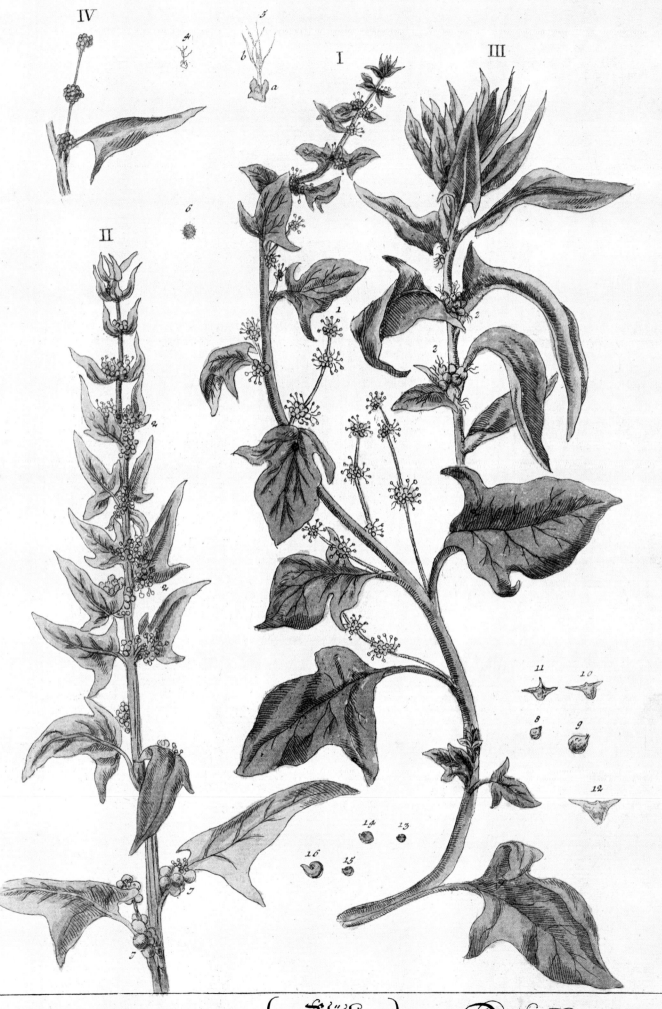

IV 4 5 I III

II

6

1

2

3

2

11 10

8 9

2

12

14 13

16 15

7

7

Spinachia. { 1–5. Blüthe.
6–12. Frucht.
13–16. Saamen. } *Spinat.*

Vicia faba L.

DICKE BOHNE Puffbohne

Der Ausdruck 'Bohne' war ursprünglich nur dem Samen der Dicken Bohne (Puffbohne) vorbehalten. Das Wort umfasst heute das ganze Spektrum hülsentragender Gemüse, von der Buschbohne der *Vicia-Arten* bis zur Kletterbohne der *Phaseolis-Gruppe*. Vor Kolumbus stellte die Dicke Bohne als einzige essbare Bohne ein Hauptnahrungsmittel dar. Sie stammt wahrscheinlich aus Südwestasien und wurde schon 2800 v. Chr. in China angebaut. Überreste von Bohnen wurden in neolithischen, europäischen Ruinen, in ägyptischen Gräbern, in Inka- und Aztekensiedlungen sowie in Troja gefunden. Dicke Bohnen wurden seit je eng mit abergläubischen Meinungen in Verbindung gebracht. In Ägypten war *Vicia faba* mit dem Todeskult verbunden, wahrscheinlich ihrer weissen Blüte mit dem schwarzen Fleck wegen. Priestern war der Genuss von Bohnen untersagt, doch wurden sie immer bei Totenfeiern den Trauernden serviert. In Athen war an der heiligen Strasse nach Eleusis ein besonderer Tempel 'Rhyamites', dem Gott der Bohnen, geweiht. Die Griechen hielten mit Freude Bohnenfeste ab. Die Römer warfen Bohnen über die Schulter, um die Götter zu besänftigen. Heutzutage werden Hunderte von Bohnenarten kultiviert. Von den Dicken Bohnen gibt es zwei Hauptarten: die Gartenbohne und die Pferdebohne, die nur als Viehfutter dient. Dicke Bohnen lieben tiefbearbeiteten, fruchtbaren Boden.

Dicke Bohnen werden in der ganzen Welt angebaut, die Arktis ausgenommen.

Getrocknete Dicke Bohnen enthalten pro 100 g: Wasser 13,8 g, Proteine 25 g, Fett 1,2 g, Kohlehydrate 57 g, Fasern 5,1 g. Mineralien: Kalzium 104 mg, Phosphor 397 mg, Eisen 4,2 mg, Natrium 8 mg, Kalium 1,123 mg. Vitamine: Vit.A 65 μg, Thiamin 0,45 mg, Riboflavin 0,19 mg, Niacin 2,4 mg, Energiewert = 328 kcal.

Als reichhaltige Proteinquelle stellen Dicke Bohnen einen Fleischersatz dar. Sie tragen zur Erhaltung der Körperkraft und Vitalität bei. Um leicht verdaut zu werden, müssen die getrockneten Bohnen vorher eingeweicht und danach lang gekocht werden. Nierenkranke, die zu erhöhtem Harnstoffspiegel im Blut neigen, sollten diese Bohne meiden, ebenso Leute mit Magenschleimhautentzündung, schlechter Resorption oder chronischem Durchfall, da die Bohnen Blähungen und Diarrhöe hervorrufen können. Dicke Bohnen eignen sich als Diätkost für Personen mit Atherosklerose und werden auch von Diabetikern vertragen. Sie tragen zur Reduzierung des Fettgewebes bei und helfen bei Hyperlipämie. *Vicia faba* verbessert das Sehvermögen. Wegen ihres Nährwertes sollte sie heranwachsenden Kindern und stillenden Müttern verabreicht werden.

Dicke Bohnen können roh gegessen werden. Sie werden in eine aus aromatischen Kräutern und Essig hergestellte Sauce getaucht. Die konservierten Bohnen haben weniger Nährwert als die getrockneten. Dicke Bohnen werden häufig in Tomatensauce serviert. In Südamerika wird aus Bohnenmehl ein ungesäuertes Brot hergestellt. Sie sind schmackhaft in Ragouts und ersetzen Fleisch in einer Gemüsesuppe. Eine aus zerdrückten, gekochten Bohnen und Gurkensaft hergestellte Paste ergibt eine nährende Gesichtspackung.

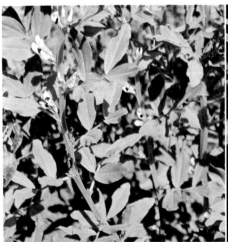
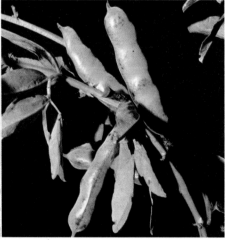

Einjährige, völlig kahle Pflanze. Stengel: einzeln oder ästig, bis 60 cm hoch, vierkantig, fleischig, hohl. Blätter: blaugrünlich, mit in eine kurze Spitze auslaufender Spindel und 2 bis 3 (an den unteren nur 1) Paar sitzender Blättchen. Blättchen: in der Knospenlage gerollt, ganzrandig, glatt, mit wenigen Seitennerven. Nebenblätter: schwach gezähnt, mit oder ohne violettbraune Nektarien. Blüten: Schmetterlingsblütler, 2 bis 4 Blüten in kurzgestielten Trauben. Krone weiss, Flügel mit dunklem Fleck. Frucht: spitzzulaufende, bogenförmige Hülse, anfangs aufrecht, dann hängend, um die 2 bis 5 Samen angeschwollen. Samen seitlich abgeflacht, graugelb, bräunlich oder grün mit länglichem Nabel.

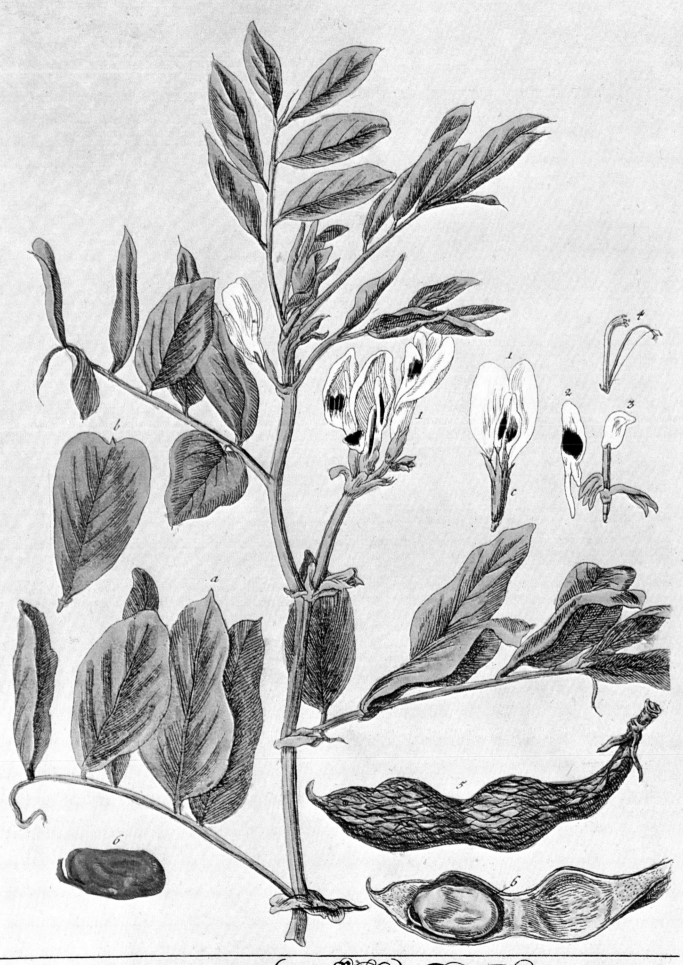

Faba maior. ⎨1.2.3.4. Blüthe.⎬ Grofe Bohnen.
⎨5. Frucht.⎬
⎨6. Saamen.⎬

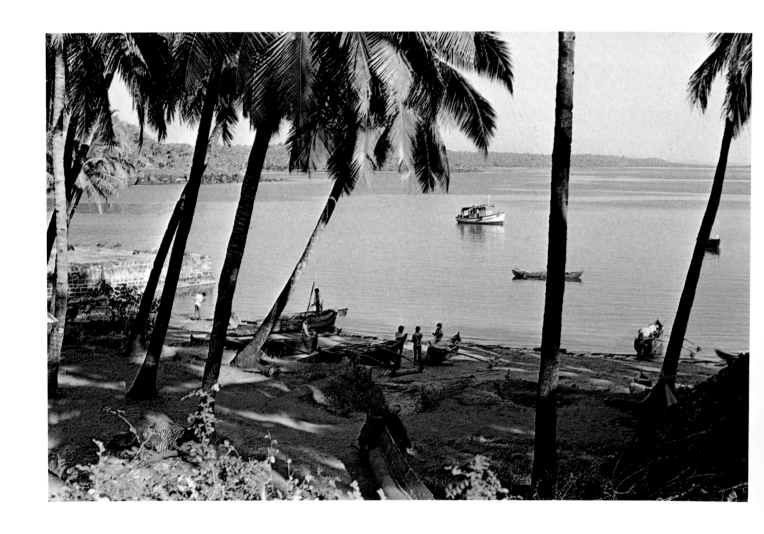

Idyllische Bucht in Goa, Indien, einst Metropole des Gewürzhandels während der portugiesischen Seeherrschaft. Der Handel mit Muskat, Pfeffer, Zimt und Gewürznelken war Ursache von Kriegen zwischen Galleonen. Königreiche entstanden und ergingen mit dem Preis von Pfeffer. Während der Handelsherrschaft Portugals im 15. Jh. erreichte Pfeffer den Wert von Gold! Andere Gewürze erbrachten einen 600% Gewinn. Die ersten kühnen Meerespiraten aus Holland eroberten schliesslich die Ostasiatischen Gewürzländer für Holland. Später wurden sie von den Briten verdrängt. Heute werden die Gewürzpflanzen in allen Klimazonen der Welt angebaut. Trotzdem bleiben die asiatischen Länder führend im Gewürzexporthandel.

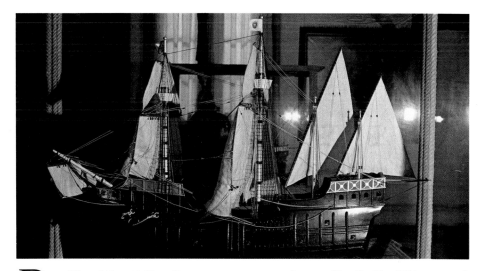

Das exotische Spektrum der Gewürze

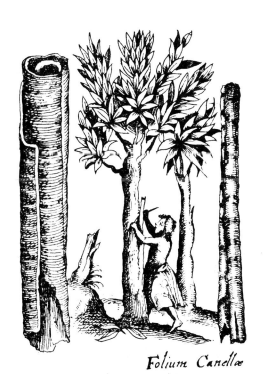

Folium Canellæ veræ.

Der Handel mit Gewürzen war unter anderem für die Errichtung und den Untergang von Weltreichen von Bedeutung. In der Antike spielten Gewürze viele tausend Jahre lang für Leben und Tod, Gesundheit und Krankheit der Menschen eine entscheidende Rolle. Als der Kühlschrank noch unbekannt war, bewahrten Kräuter die Nahrungsmittel vor Verderb und verhüteten das Eindringen von Insekten und Getreidekäfern. Das scheinbare «Wunder», das diese Kräuter bewirkten, liess eine ganze Wissenschaft um sie und ihre Anwendung entstehen, was zur Errichtung zahlreicher Medizinschulen in China, Indien, Ägypten und Arabien führte. In der Bibel finden wir Hinweise auf die Anwendung von Gewürzen in der Chirurgie, in der Kosmetik sowie beim Heilen und Einbalsamieren. Die Araber beherrschten viele hundert Jahre lang den Gewürzhandel, bis ihr Monopol durch die Portugiesen durchbrochen wurde; diese wurden später von Spaniern, Holländern, Franzosen und Briten verdrängt.

In Europa wurde die weitgehend einseitige Ernährung dank der Gewürze bereichert. Die medizinischen Eigenschaften der Kräuter wurden studiert und von Klöstern als Geheimnis gehütet. Bei Krankheiten und Seuchen wie Pest und Cholera wurden Kräuter aufgrund ihrer schweisstreibenden Eigenschaften angewandt. Heute werden Gewürze in erster Linie zum Würzen der Speisen verwendet, um die Lust am Essen zu erhöhen. Gewürze sollten jedoch nicht nur als einfache Würzstoffe betrachtet werden. Ihr Aroma regt den Appetit an; sie beschleunigen die Bildung von Speichel und Magensäften. Gewürze wirken gegen Blähungen. Sie verkürzen die Verdauungszeit und regen die Darmtätigkeit an. Auch die Ausscheidung der Schadstoffe wird beschleunigt. Ihre Wirkung ist nicht auf die Verdauung beschränkt. Einige Gewürze erhöhen den Stoffwechsel im Körper, was bei Kälte eine ausreichende Versorgung des Körpers mit Energie sichert. Andere Gewürze, z. B. *Trigonella foenum-graecum*, lindern bei Frauen Stauungen im Becken und beschleunigen den Blutfluss. Obgleich nicht alle Gewürze eine Heilwirkung besitzen, spielen sie eine wichtige «vorbeugende» Rolle. Eine grosse Anzahl Gewürze wirken wurmabführend, ohne dass sie die normale Darmflora beeinträchtigen. Einige davon wie Zimt und Areca-Nuss sind geeignet, für die richtige Assimilation der Nahrung Insulin freizusetzen. Andere wirken auf das Cholesterin und auf den Stoffwechsel der Fette, um Arteriosklerose und Verhärtung der Adern zu verhindern; sie helfen so mit in der Abwehr von Herzinfarkt und Schlaganfall. Gewürze in frischem Zustand sind eine reiche Quelle von Mineralstoffen und Vitaminen. Ihre Enzyme wirken als Fermente und Biokatalysatoren und bewirken eine bessere Zerkleinerung und Resorption unserer Nahrung. Durch gewürzte Speisen kann die Versorgung jeder Körperzelle mit Nährstoffen besser erfolgen. Wie in allem, kann zuviel oder falscher Gebrauch von Gewürzen schädlich sein. Verwendung von zuviel Chilipfeffer kann Magenschleimhautentzündungen hervorrufen oder die Schleimhäute im Harnbereich reizen, besonders, wenn schon eine Entzündung vorhanden ist. Folglich muss man den Gebrauch bzw. Missbrauch von Gewürzen beachten und sie ausgewogen benützen. Sicher ist, dass, mässig angewendet, ein weites Spektrum von Gewürzen in keiner Küche fehlen sollte.

Die bevorzugten Küchengewürze

Allium cepa L.   *Liliaceae*

ZWIEBEL

Die Zwiebel ist in Zentralasien und im Mittelmeerraum beheimatet und wird in China und Indien seit prähistorischer Zeit verwendet. Zwiebeln werden in gemässigten und tropischen Zonen angebaut; sie brauchen Feuchtigkeit und sandigen Boden. Abgesehen von *A. cepa,* der gewöhnlichen Zwiebel, sind die Hauptarten *A. ascalonicum,* die Schalotte, und *A. sativum subsp. ophioscorodon,* besser als Perlzwiebel bekannt. Alle Teile der Zwiebel können verwertet werden; in der Küche werden hauptsächlich die Knollen gebraucht. Zwiebeln enthalten ein beissendes, schwefelhaltiges, ätherisches Öl und neben vielen Mineralien und Vitaminen auch Zucker und Albuminoide. Sowohl Zwiebel als auch Knoblauch enthalten in ihrem Öl Prostaglandin A (hormonähnlicher biologisch hochaktiver Stoff) in einer Konzentration von einem Millionstel. Diese Eigenschaft bewirkt ein Sinken des Blutdrucks. Beim Schälen der Zwiebeln sollte man am Wurzelende beginnen oder die Zwiebel unter Wasser halten, um das Tränen der Augen zu vermeiden. Der Reiz ist auf das Propanthiol-S-Oxid in der Zwiebel zurückzuführen, das in Gegenwart von Wasser schnell hydrolisiert und dabei Schwefelsäure bildet, die das Auge reizt. Zwiebeln wirken appetitanregend, abführend, harntreibend, stimulierend und schleimlösend. Vor kurzem wurde entdeckt, dass Zwiebeln auch cholesterin- und lipidsenkende Eigenschaften besitzen. Klinische Versuche wurden von uns an Freiwilligen durchgeführt, denen man a) nur Butter und b) Butter mit Zwiebeln zu essen gab. Es zeigte sich, dass der Cholesterin- und Fettanstieg bei der Gruppe, die Butter mit Zwiebeln ass, geringer war. Fibrinolytische Aktivitäten steigen, und die Prothrombinzeit verlängert sich. Zwiebeln sind auch als entzündungshemmender Wirkstoff bekannt. Eine Küche ohne Zwiebeln ist kaum denkbar. Sie würzen alle möglichen Speisearten. Auch eingelegte und gebackene Zwiebeln sind beliebt. Da die Zwiebel von grosser medizinischer Bedeutung ist, erwähnen wir einige ihrer Wirkungen:

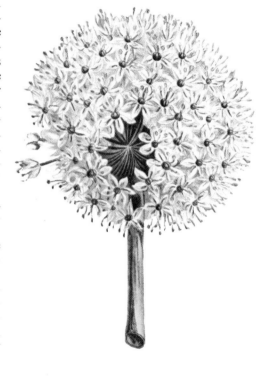

1–2 Löffel frisch ausgepresster Zwiebelsaft wird bei hartnäckigem Husten, bei Erkältungen und Bronchitis empfohlen. Derselbe Saft wirkt wohltuend bei Erbrechen, Durchfall und bei Anzeichen von Sonnenstich. Bei Sonnenstichverbrennungen haben kleingeraffelte oder geschnittene Zwiebeln, auf die Brandstelle aufgelegt, einen Kühl- und Linderungseffekt. Zwiebeln regen die Geschlechtsorgane an und sorgen bei Frauen für regelmässige Menstruation. Der Zellulose-Gehalt der Zwiebel regelt den Stuhlgang und wird Patienten mit Dickdarmkrämpfen und mit Hämorrhoiden verordnet. Zwiebeln sind von grosser Bedeutung in der Nahrung von Patienten, die an hohem Blutdruck, an Herzerkrankungen und an Schlaganfall leiden, da sie für eine verbesserte Durchblutung sorgen (siehe Knoblauch) und die Aggregation von Blutplättchen an den Wänden der Blutgefässe verhindern. Zwiebelsaft, als Ohrentropfen angewendet, schafft sofortige Erleichterung der Ohrenschmerzen. Er ist als Nasentropfen bei Nasenbluten geeignet. Äusserlich kann ein Breiumschlag bei Wunden, Abszessen, leichten Hautschürfungen und bei Rheumatismus angelegt werden.

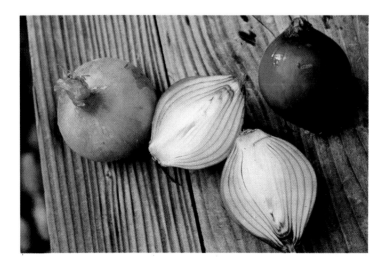

2jähriges Kraut mit einer einzigen grossen Zwiebel an kurzen, kriechenden Rhizomen. Die Knolle besteht aus ineinander geschachtelten Blattbasen. Nach aussen wird die Zwiebel von trockenhäutigen Basen von 2–3 Blättern umgeben. In der Achsel der oberen Zwiebelblätter entstehen Knospen, die zu Tochterzwiebeln oder Trieben heranwachsen. Stengel: röhrenförmig, aufgeblasen. Blüte: endständige Scheindolde, bestehend aus kleinen, weissen oder rosafarbenen, glockenförmigen, 5-gliedrigen Blüten, manchmal von Zwiebelchen ersetzt. Blütenstand nur am Grunde beblättert. Schwarze Samen in 3-fächriger Kapsel.

KNOBLAUCH

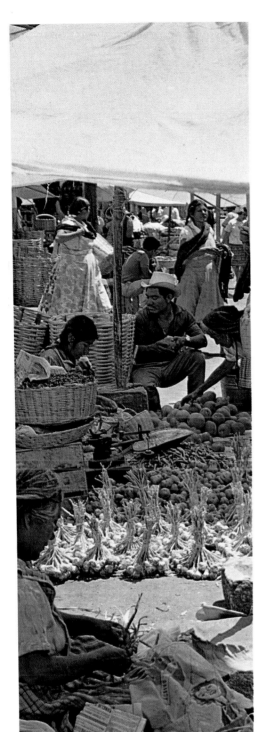

Knoblauch stammt wahrscheinlich aus Zentralasien, wird aber seit den alten Ägyptern im Mittelmeerraum angebaut, wo er sogar als Zahlungsmittel für die Arbeit an den Pyramiden diente. Heute wird Knoblauch in der ganzen Welt angepflanzt. Guter Knoblauch braucht jedoch ein heisses Klima. Es gibt viele Formen und Grössen. Die Schale der Knoblauchzehe kann von weiss bis rosa variieren, ebenso variiert die Anzahl der Zehen einer Knolle. Die ausgereiften Pflanzen werden geerntet, wenn die Blätter dürr sind, anschliessend gut getrocknet und für den Verkauf gelagert. Sowohl die Zehen als auch die Blätter finden Verwendung. Die einfachste Art, Knoblauch zu essen, ist, die Knolle zu backen, die Schale zu entfernen und ihn so zu essen, da er nach dem Backen einen süsslichen Geschmack annimmt und dabei den unangenehmen Nachgeschmack verliert.

Knoblauch enthält bis 0,3 % ätherisches Öl. Dieses ist blassgelb und enthält Diallyldisulfid und Diallyltrisulfid. Ein wirksamer Grundbestandteil, Alliin genannt, wird als Kristall abgeschieden. Alliin ist ein Vorläufer von Allicin, welches hoch bakterizid ist. Knoblauch hat einen beissenden Geschmack und Geruch und löst einen Wärmeeffekt auf den Körper aus. Er ist eine höchst erstaunliche Pflanze mit einem weiten Spektrum an Heilwirkungen. Seine Eigenschaften sind folgende: windtreibend, schleimlösend, den Geschlechtstrieb stimulierend, harntreibend, bakterizid und antiseptisch. Erst kürzlich wurde festgestellt, dass er hypolipämische (fettspiegelsenkende), hypocholesterinemische und fibrinolytische Wirkungen hat. Klinische und pharmakologische Versuche haben gezeigt, dass Knoblauch Hyperlipämie und Hyperglykämie, die durch Einnahme von Fett bzw. Glukose verursacht werden, verhüten kann. Der hypoglykämische Effekt auf Alloxan Diabetes bei Kaninchen wurde ebenfalls aufgezeigt. Auch entzündungshemmende Wirkung wurde an geeigneten Versuchsmodellen bewiesen.

In China und Indien wird Knoblauch bei Verdauungsstörungen, Blähungen, Darmkolik und bei chronischer Verstopfung verordnet. Er hilft auch in Fällen von chronischem Durchfall, schlechter Resorption und Darmleiden. Da Knoblauch die normale Darmflora wiederherstellt, wurde er selbst da als nützlich empfunden, wo bei Durchfall sogar Antibiotika versagt haben. Knoblauchzehe, in Essig und Salz getaucht, gilt in Indien als Hausmittel gegen Magen- und Darmbeschwerden. Das Inhalieren von frischem Knoblauch ist das beste Mittel gegen 'laufende Nase'. Die indische Medizin empfiehlt die Anwendung von Knoblauch bei Arteriosklerose und Gehirnsklerose. Während der Behandlung von Herz- und Gehirnthrombose sollte Knoblauch nicht in der Nahrung fehlen. Das Einnehmen einer mittelgrossen Zehe pro Tag für 1–3 Monate ist zu empfehlen. Man koche ihn in Milch und trinke die Flüssigkeit; sie erhöht die Gerinnungszeit des Blutes und fördert die Blutzirkulation im Gehirn. Knoblauch sollte nicht von Menschen mit Blutungsübel eingenommen werden. Ausserdem muss jede Behandlung mit einer höheren Dosis unter Beachtung absoluter Ruhe durchgeführt werden. Die Normalkur beträgt 40 Tage. Knoblauch verbessert die Stoffwechselfunktion des Körpers und stimuliert die innere Sekretion. Auch lässt er Brüche und Wunden schneller heilen.

Allium schoenoprasum L.   *Liliaceae*

Schnittlauch ►

Dem Schnittlauch wird seine exotische, purpurfarbige, kugelförmige Blüte abgeschnitten, damit das Aroma der grasähnlichen Blätter bewahrt wird. Er ist ein Universal-Gewürzkraut mit zwiebelähnlichem Geruch und verleiht Eier-, Käse- und Quarkspeisen sowie Salatgerichten einen erfrischenden Geschmack. Er eignet sich für Suppen, Mayonnaise, Sauce tartare usw. Schnittlauch kann nicht getrocknet, aber für begrenzte Zeit tiefgefroren werden. Medizinische Eigenschaften: denen von Zwiebeln ähnlich.

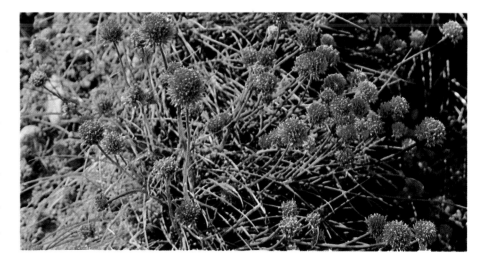

Anethum graveolens L. *Umbelliferae*

DILL

Der Dill ist wie der Fenchel eine uralte Küchen- und Arzneipflanze. Die im Papyrus Ebers gegen Kopfschmerzen und zur Erweichung der Blutgefässe empfohlene 'amnest-Pflanze' wird für Dill gehalten. Dill stammt aus dem Nahen Osten. Er kommt auch wild in den Oststaaten der USA, in Paraguay und in Westindien vor. Er wird zu kulinarischen Zwecken in Küchengärten angebaut. Es gibt viele Dill-Unterarten, die ebenfalls unterschiedliche Samen hervorbringen. Einige produzieren kleine, andere grosse Samen. Die Flügel, die ein charakteristisches Merkmal der Samen sind, unterscheiden sich deutlich. Dill hat ähnliche Eigenschaften wie Fenchel. | **Allgemeines**

In Europa, Indien, in den USA, der UdSSR, auf den Westindischen Inseln, in Chile, Argentinien, Australien, Neuseeland, Äthiopien und Südafrika. | **Vorkommen**

Die Pharmakenner bezeichnen den europäischen Dill als *A. graveolens* und den indischen Dill als *A. sowa*. Die getrockneten, reifen Dillsamen des *A. graveolens* enthalten 3–4% ätherisches Öl. Dieses ätherische Öl setzt sich zusammen aus Phellandren, Enthine, d-Limonen, Dillapiol und Carvol. Sein Hauptbestandteil, ein Hydrokarbonat, bewirkt den zitronenartigen Geschmack. Auch Kumarin und Flavonoiden wurden abgesondert. | **Inhaltsstoffe**

Dill wirkt windtreibend, magenstärkend, aromatisch, anregend, harntreibend, schleimlösend, menstruationsfördernd und milchfördernd. Das aus Samen hergestellte Dillwasser gilt als stimulierend, windtreibend und aromatisch. Es soll, wie Anis, die Muttermilchbildung fördern. Dillwasser wird durch Destillation hergestellt, oft mit Zitronenwasser gemischt und als solches Kindern verschrieben, die an Blähungen, unregelmässigem Stuhlgang und Schmerzen leiden. Es wird ebenfalls bei Magenverstimmung, Blutfleckenkrankheit, Aufblähung des Unterleibs und äusserlich bei Mittelohrentzündung empfohlen. Ein Pulver, aus gebackenem Dillsamen gestossen, wird allgemein bei Durchfall verabreicht. Als Pulver, Öl oder Wasser wird er mit anderen Abführmitteln zum Neutralisieren von Bauchschmerzen verschrieben. Dill wirkt wurmabführend, besonders bei Hakenwürmern. Ein Umschlag aus den Blättern wird bei Geschwüren und Karbunkeln aufgelegt und lindert rheumatische Gelenkentzündungen. Ein aus zerstossenem Samen hergestelltes Pulver ist wichtiger Bestandteil eines äusserlich applizierten Pflasters bei Brustschmerzen. Forschungen haben ergeben, dass die verschiedenen Dillsorten in ihren Bestandteilen variieren. Der europäische Dill ist wirksamer als der indische Dill. | **Medizinisches**

Dill wird in Skandinavien als Universalgewürz für Smørgasbrød, Kartoffelsalatsaucen, Krabben, Krevetten und kalte Fischgerichte verwendet. Auch Lachsschnitzel werden mit Dill serviert. Dill, als Würze in feinen Essig eingelegt, verbessert dessen Geschmack. Zum Einlegen von Gurken und Zwiebeln können alle Teile der Pflanze benützt werden. Dill, zusammen mit ein paar Tropfen Zitrone, schwarzem Pfeffer und etwas Senf, würzt Mayonnaise vortrefflich. Dill, roh gekaut, reinigt Mund und Zähne. | **Verwendung**

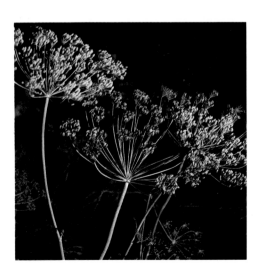

Dill ist zweijährig, wird aber als einjährige Pflanze angebaut. Die Wurzel ist dünn, spindelförmig, der Stengel aufrecht, bis 125 cm hoch, feingerillt, von schmalen Längsstreifen bis zu den Dolden durchzogen. Laubblätter: klein, 3- bis 4-fach fiederschnittig, die unteren gestielt, die oberen auf den Scheiden sitzend, ihre Zipfel verlängert, spitz, fadenförmig. Die ganze Pflanze hat einen durchdringend würzigen Geruch. Sie neigt nach der Reife zum Umknicken. Blüten: winzig, gelb, in 25- bis 40-strahligen Doppeldolden. Samen: oval, hellbraun und sehr flach. Vermehrung geschieht durch Samen; der Prozentsatz der lebensfähigen Samen ist jedoch gering.

545.

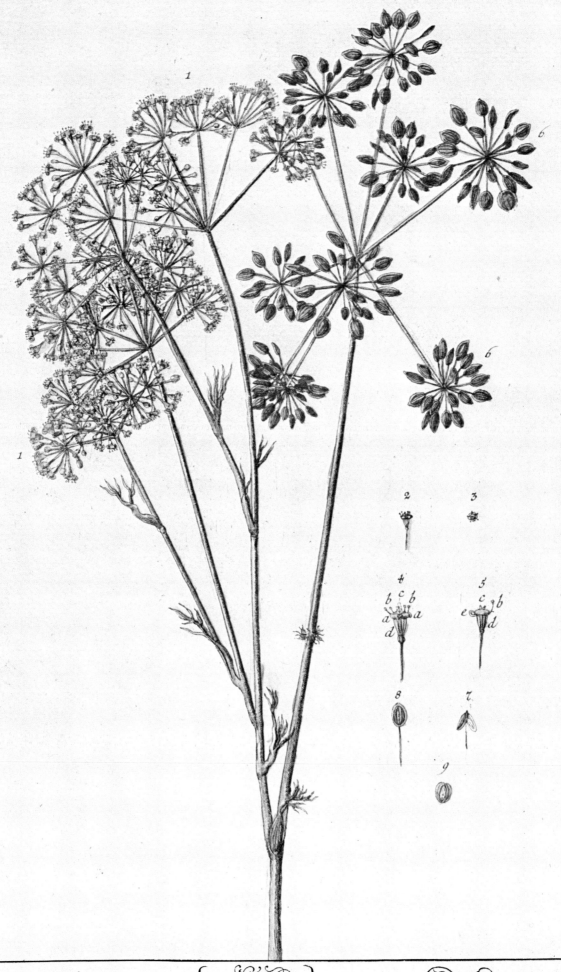

Anethum. { 1-5. Blüthe 6. Frucht 7-9. Saame } Dill.

Anthriscus silvestris (L.) Hoffm.

Kerbel ►

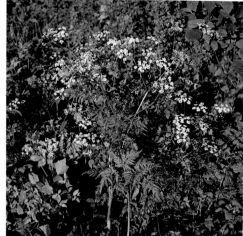

Der Kerbel wächst in wilder Form als *A. silvestris.* Der Gartenkerbel, *A. cerefolium,* den wir als Gewürz verwenden, ist eine einjährige, süssaromatische Pflanze. Der Stiel ist vierkantig, die Blätter sind mehrfach zusammengesetzt. Blütezeit: Juni bis August. Die Blüten sind in mehrfach zusammengesetzten Dolden gebündelt. Kerbelblätter enthalten ein aromatisches Öl, Vitamin C, Karotin, Eisen, Magnesium und in kleinen Mengen andere Spurenelemente. Eine verwandte Art, *Scandix cerefolium,* wird in den berühmten französischen *fines herbes* mitverwendet. Kerbel kann jedoch diese Art gut ersetzen. Die gehackten Blätter würzen Hackbraten, Salatgarnierungen, Eier- und Fischgerichte. Auch Sandwiches werden durch Kerbel bereichert. Kerbelblätter, in Essig gelegt, verstärken dessen Aroma. Kerbelsuppe kann aus den Stielen und Blättern der Pflanze mit Bouillon und Eigelb hergestellt werden. In der Volksmedizin wird Kerbeltee gegen zu hohen Blutdruck verwendet.

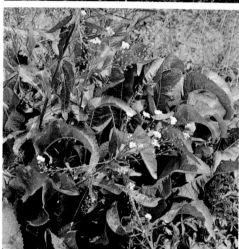

Armoracia rusticana (Lamarck) Gaertn.

Cruciferae

Meerrettich ►

Der Name 'Meer' ist eine Verballhornung des mittelhochdeutschen Wortes 'merhe = Stute', da die Wurzel dieser Pflanze früher an Pferde verfüttert wurde. Meerrettich entzieht sich der Kultivierung und wird oft wild als Unkraut angetroffen, meist an sonnigen Stellen. Die Pflanze hat eine lange, dicke, fleischige, weissliche Wurzel mit einem bis 1,50 m hohen Stiel. Die Grundblätter sind gross, am Rande gezähnt; die oberen sind schmäler und am Rande mehr gezackt. Weisse Blüten stehen in endständigen Rispen. Der beissende Geschmack der Meerrettichwurzel rührt von einem leicht verdampfbaren, ätherischen Öl her, welches durch einen enzymischen Mechanismus produziert wird. Die äussere Haut besitzt keine Schärfe, aber sobald die Wurzel geschrubbt wird, wirkt ein Enzym auf die vorhandene, bittere Glukose und verursacht den scharfen Geschmack. Da Hitze die Wirkung des Enzyms beeinträchtigt, sollte Meerrettich niemals gekocht oder heissen Speisen beigefügt werden. Ferner ist Meerrettich reich an Vit. C und enthält Kalzium, Magnesium, Eisen und das Glykosid Sinigrin. Die Wurzel wird als Zugabe zu kalten Salaten für Patienten mit Bronchialasthma oder mit ständiger Verstopfung empfohlen; dagegen ist sie schädlich für Patienten mit Magengeschwüren. Meerrettichsauce wird zu kaltem Roastbeef, Fisch- und Eierspeisen gereicht. In Österreich und Bayern werden frische Wurzelscheiben eingelegten Gurken und Roter Bete beigegeben oder mit geriebenem Apfel und etwas Essig zu Apfelkren zubereitet. In Skandinavien wird eine Sauce aus Meerrettich und Preiselbeeren zu Wild serviert. Meerrettich regt die Sekretion der Magensäfte an. Da er sehr viel Vitamin C und wertvolle Mineralien enthält, empfiehlt er sich vor allem bei Grippeinfektionen. Meerrettich wird allgemein zu fetten und schwer verdaulichen Speisen dargereicht. Er schmeckt besonders gut zu geräuchertem Fisch. Zum Anbau eignet sich leichter, sandiger Boden. Die Vermehrung erfolgt durch Anpflanzen der abgeschnittenen Seitenwurzel.

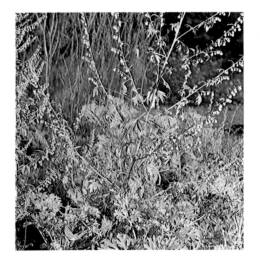

Artemisia absinthium L.

Compositae

◄ **Wermut**

Wermut ist eine wilde, mehrjährige, aufrecht stehende Pflanze. Die Blätter und Knospen werden medizinisch verwendet. Wermut hat spasmolytische, desinfizierende und krampflösende Eigenschaften. Er fördert den Gallenfluss und lindert Krämpfe der Verdauungs- und Ausscheidungsorgane. Ein Aufguss aus Blättern und Blüten, in kleinen Mengen verabreicht, regt die Leber und das Verdauungssystem an. Das Öl ist wurmtötend (Spulwürmer, Bandwurm); in grossen Mengen ist es giftig. Ein Umschlag ist angezeigt bei Entzündungen geschwollener Füsse. Als Küchengewürz sollte Wermut mit den Speisen mitgekocht und nicht erst hinterher beigefügt werden. Er eignet sich gut für Geflügel- und Wildfüllungen. *A. dracunculus,* Estragon, wird in der Küche in Marinaden, Sauce Béarnaise, Quarkgerichten, Spargel- und Krabbenrezepten verwendet. Diese Unterart hat einen hohen Mineralgehalt, enthält auch Jod und kann Personen, die eine salzlose Diät durchführen, empfohlen werden.

Borago officinalis L.   *Boraginaceae*

Borretsch ►

Borretsch wird fast 1 m hoch und ist ganz mit Borstenhaaren besetzt. Der Stengel ist hohl und saftig, die Blätter behaart. Die sternförmigen, strahlendblauen Blüten besitzen vorstehende, schwarze Staubbeutel, welche in der Mitte kegelförmig herausragen. Borretsch ist reich an Mineralstoffen, u. a. Kalium und Kalzium. Blätter und Blüten, in heisses Wasser getaucht und auf die Haut aufgelegt, haben kühlende Wirkung. Borretsch wirkt harntreibend, schweisstreibend, lindernd und erweichend. Aufgrund seiner Salze fördert er die Nierentätigkeit. Er kann Patienten, die an Harnverhalten oder an Nierensteinen leiden, verordnet werden. Borretsch hat die Fähigkeit, Schleimhäute abschwellen zu lassen, und wird deshalb bei Bronchitis empfohlen. Man nehme dafür 25–50 g Blätter auf 5 dl gekochtes Wasser und trinke dies tagsüber in regelmässigen Abständen. Eine Paste aus den Blättern eignet sich gut für einen äusserlichen Umschlag bei entzündeten Schwellungen. Bei Gelbsucht sorgt Borretschsirup für besseren Gallenfluss. In der Küche verwendet man Borretsch kleingeschnitten für kalte Salate, Ragouts und kalten Fisch. Die Blätter können wie Spinat gekocht und als Füllung verwendet werden. Die hübschen Blüten werden manchmal kandiert und dienen als Dekoration für Torten. Sie können auch in Kräuteressig eingelegt werden. Die Samen beginnen schon 1–2 Wochen nach der Aussaat (April) auf gewöhnlichem Boden im Freien zu keimen. Die Pflanze ist einjährig.

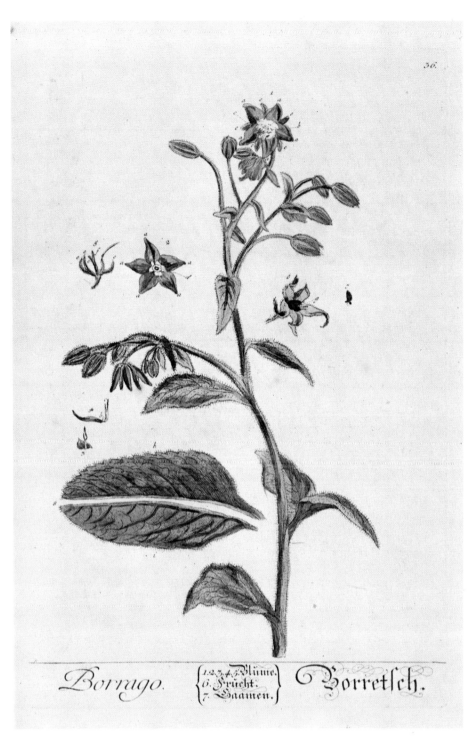

Borrago. {1.2.3.4.5. Blume. 6. Frucht. 7. Saamen.} Borretsch.

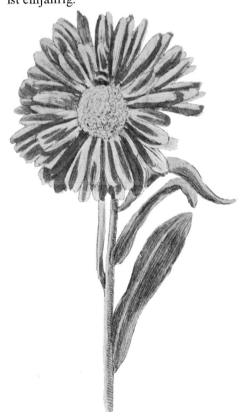

Calendula officinalis L.   *Compositae*

◄ Ringelblume

Von Calendulablüten wird gesagt, dass sie das Wetter vorhersagen – daher ihr Name! Die gewöhnliche Ringelblume ist eine ausdauernde Pflanze, wächst überall in den gemässigten Zonen, einschliesslich in Höhenlagen. Sie blüht von Juni bis zum ersten Frost. Ringelblumen waren lange Zeit des armen Mannes Ersatz für Safran, da sie verschiedenen Speisen wie Reis, Butter und Käse die safrangelbe Farbe verleihen (aber nicht den Geschmack). Die Farbe muss jedoch zuerst entzogen werden. Man kocht die Blüten in Milch und gibt die gefärbte Milch der entsprechenden Speise bei. Zerstossene Blüten werden bei Wespen- und Bienenstichen aufgelegt. Eine Tinktur ist im Handel, die das beste Hausmittel zur äusserlichen Behandlung von Abszessen, Geschwüren, Wunden und Eiterungen darstellt (1–2 Esslöffel, gemischt mit $\frac{1}{4}$ l Wasser). In Indien wird bei Windpocken und Masern ein leichter Aufguss aus Blüten und Blättern genommen, da er dazu beiträgt, den Hautausschlag zu beschleunigen.

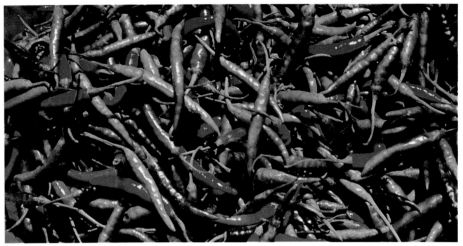

Capsicum annuum L. = u.a. Capsicum frutescens Bailey   *Solanaceae*

▲ Chili

Das Wort 'Capsicum' stammt vom griechischen 'beissen' und bezieht sich auf die beissenden Eigenschaften dieser Pflanze. Es gibt viele Arten von Capsicum. *C. frutescens* war den Peruanern bekannt, wurde von da nach Mexiko gebracht und erreichte von dort aus Europa durch die zurückkehrenden spanischen Kolonisten. Das Wort 'Chili' ist hergeleitet von 'Chile', wo die Pflanze schon im Altertum gedieh. Experten stimmen überein, dass alle einheimischen Paprikavarietäten kultivierte Variationen dieser einen, ursprünglichen Art sind. Die kleinen, schmalen Früchte, die Chilis, werden allmählich in westlichen Supermärkten bekannt. Sie werden natürlich in den tropischen Ländern als billigstes Gewürz ganz besonders häufig gebraucht. Chilis sind reich an Capsaicin (dem sie ihre Schärfe verdanken), an Stearinsäure, Ölsäure und Palmitinsäure. Sie besitzen ausserdem beachtliche Mengen an Vitamin A, C und E.

Capsicum ist überaus anregend für die Speichel- und Magensaftbildung. In der Familie von Capsicum ist Chili die schärfste Fruchtsorte. Noch unreif sind Chilis grün oder bläulich; sie gehen allmählich in rot oder gelb über, wenn sie reif sind. Im Handel sind sie als frische Chilis, Chilipulver, Chilisauce oder Chiliessenz zu kaufen. In kleinen Mengen genommen, sind sie appetitanregend. Sie beschleunigen den Verdauungsvorgang und fördern die Verdauung. Grüne Chilis sind besonders reich an Vitamin C, aber sehr scharf. Sie können für Personen, die sie üblicherweise nicht gewohnt sind, schädlich sein, z. B. Mundblasen und Entzündungen hervorrufen, schmerzhafte Schwellungen des Halses und der Zunge verursachen und ein Blasenbrennen beim Urinieren bewirken. Sie können im schlimmsten Fall das Aufbrechen von Hämorrhoiden und Rissen beschleunigen. Da sie innerlich so heftig reizen, werden sie von Personen mit Magenbeschwerden nicht vertragen.

Das äussere Gehäuse der Chilis ist milder als die Samen und das Kerngehäuse. Letzteres kann entfernt und nur das kleingeschnittene Gehäuse in Fleisch- und Gemüsegerichten verwendet werden. Chiliessenz wird durch Einweichen der zerstossenen Chilis in Alkohol hergestellt. Dem hohen Reizeffekt von Chili wirkt am besten das Fleisch der Kokosnuss entgegen. Chilis, in Baumwollsamenöl oder Erdnussöl eingetaucht, können äusserlich bei Zerrungen aufgelegt werden. Ein Gurgelwasser aus dem leichten Aufguss ist wirksam bei Halsentzündung und Zahnschmerzen.

Kleiner, in den Tropen mehrjähriger Strauch, etwa 1 m hoch, wird gewöhnlich als krautartige Einjahrespflanze angebaut. Reichverzweigt und glatt. Stengel üblicherweise angeschwollen und an den Blütenstengeln leicht purpurfarben. Blätter: einfach, ungeteilt, oval-lanzettlich, ganzrandig. Blüten: klein, weiss oder grünlich-weiss, meist einzeln in den Blattachseln, radförmig mit 5 spitzen Zipfeln. Staubbeutel: blau-violett. Früchte: hülsenförmige, fleischige, nicht aufplatzende Beere in Grösse, Farbe variierend. Samen: klein, flach, 10–50. Fruchthülle bei einigen Arten gleichmässig gestreift (Foto S. 146).

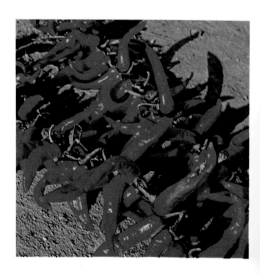

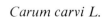

Capparis spinosa I.   *Myristicaceae*

◄ **Kapern**

Stacheliger, bis zu 120 cm hoher Strauch, der wild in Nordafrika und Nordindien unter wüstenartigen Bedingungen wächst. Er hat weisse, vierblättrige Blüten, die sehr schnell verwelken. Die langen Staubgefässe ragen weit über die Blütenblätter hinaus und reifen zu Beeren mit zahlreichen Samen. Die Blütenknospen, die 'Kapern', werden geerntet, bevor sie aufspringen, und sofort in Essig, Salz oder Wein eingelegt. *C. ovata* ist nahe verwandt und wird im Nahen Osten als Gewürz angebaut. Heutzutage wird *C. spinosa* wegen ihrer Knospen im Mittelmeerraum und in Kalifornien angebaut. Richtige Kapern sollten hart und olivgrün sein, ein spitzzulaufendes Ende haben und mit roten Punkten besetzt sein. Als Ersatz dienen im Handel die Knospen des gewöhnlichen Kapuziners, *Tropaeolum majus*, welche diese Punktierung nicht aufweisen. Kapern halten sich über 3 Jahre lang und werden als Appetitanreger in weissen Saucen, Fischrezepten und in Mayonnaisemischungen verwendet.

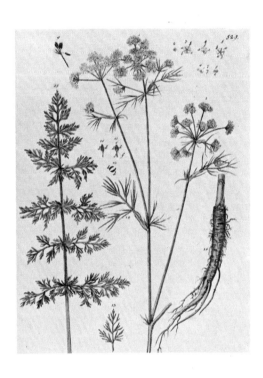

Carum carvi L.   *Umbelliferae*

▶ **Kümmel**

Kümmel gehört zur Gruppe der aromatischen, doldenblütigen Pflanzen wie Anis, Dill, Kreuzkümmel und Fenchel. Wilder Kümmel wächst in der ganzen Welt. Systematischer Anbau ist jedoch vor allem auf die UdSSR, Ägypten, Holland, den Balkan, Kanada, Marokko und Deutschland beschränkt. In den gemässigten Zonen wird er im Sommer, in den heissen Gegenden im Winter angebaut. Kümmel ist eine zweijährige Pflanze mit mehrfach gefiederten Blättern, einem aufrechten Stengel und mit cremefarbenen, winzigen Blüten, die eine zusammengesetzte Dolde bilden. Die Früchte, welche unkorrekterweise 'Samen' genannt werden, sind eine Spaltfrucht; etwas zusammengepresst, leicht gebogen (sichelförmig) und braun. Sie enthalten ein fettes Öl, Harz, Pflanzenschleim und 3–7% ätherisches Öl, bekannt als *oleum carvi*. Der Ölgehalt variiert je nach Standort der Pflanze. Der Hauptbestandteil des Öls ist ein Kohlenwasserstoff Carvene und ein mit Sauerstoff angereichertes Öl, Carvon. Sie enthalten auch einiges an Protein, Zucker und Pentosan. Sowohl die Kümmelfrüchte als auch ihre Öle wirken appetitanregend, verdauungsfördernd und windtreibend. Sie werden angewendet, um Übelkeit, Verdauungsstörungen, Blähungen und Darmkoliken zu lindern. Destilliertes Kümmelwasser wird kleinen Kindern, die an kolikartigen Blähungen und Gasbildung leiden, gegeben. Die Blätter besitzen ähnliche Eigenschaften wie die Früchte. Bei unseren experimentellen Studien hat das Verabreichen des Blattöls bei Katzen eine blutdrucksenkende Wirkung hervorgerufen. Kümmelsamen können nach der Entbindung gegessen werden. Sie haben eine reinigende Wirkung, sorgen für das Zusammenziehen der Gebärmutter und erhöhen die Muttermilchleistung.

Kümmel wird zum Würzen von Kohlgerichten, Kartoffeln, Eintopfgerichten, Brot, Kuchen und Schweinefleisch verwendet. Zarte Frühlingskümmelblätter können in Suppen mitgekocht werden, um ihnen einen aromatischen Geschmack zu verleihen. Industrielle Verwendung erfährt der Kümmel bei der Getränke- und Parfümherstellung. Nach der Destillation des Öls enthalten die ausgelaugten 'Samen' einen hohen Gehalt an Protein und Fett und dienen als Viehfutter.

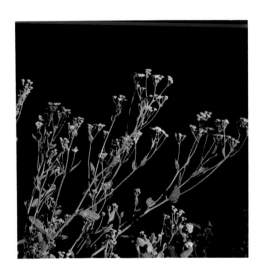

Chrysanthemum majus (Desf.) Aschers   *Compositae*

◄ **Marienkraut**

Diese beliebte Gartenblume bildet im Klima Mitteleuropas keine Samen aus. Die Pflanze ist mehrjährig mit behaartem Stengel, am Ende verzweigt und trägt hübsche gelbe Blüten. Die elliptischen Blätter sind am Rande wellig, und die ganze Pflanze verströmt einen erfrischenden Duft von Minze und Melisse. Früher wurde Marienkraut zur Herstellung von hausgemachtem Bier benutzt. Von den Blättern wird gesagt, dass sie in der früheren Pharmazie bei Verbrennungen appliziert wurden, und zwar vom Stadium der Blasenbildung an. Ein Blätteraufguss kann während durchfallartiger Erkrankung und anderen Magenverstimmungen getrunken werden. Das Pulver aus den getrockneten Blättern, in einer Dosis von 1 g, wirkt anti-allergisch und wurmabführend. Ein Aufguss der Blüten in Weisswein wird Kindern als Wurmmittel verabreicht. Die Pflanze wächst am besten auf trockenem Boden und ist in Gärten sehr dekorativ. Die frischen Blätter werden zu Füllungen und Eintopfgerichten verwendet.

Cinnamomum Spec.

Zimt

Es gibt mehr als ein Dutzend Zimtarten, die wegen ihrer wohlriechenden Würze Verwendung finden. Am bekanntesten ist der *C. zeylanicum* (Foto links) mit seiner 1 mm dünnen und äusserst scharfen Rinde. Die Rinden der verschiedenen anderen Sorten können 2–5 mm dick, süsslich, zusammenziehend wirkend und weniger beissend sein. Der echte Zimt ist in Sri Lanka zu Hause. Vor der Entdeckung dieser Art war *C. aromaticum* – ein Baum (Abb. und Foto rechts) – allgemein gebräuchlich und ist es noch heute; Rinde, Wurzeln und Blätter finden als Gewürz Verwendung. Die Blüten und Knospen werden medizinisch genutzt. Im Handel jedoch wird nur die Rinde der dünneren Zweige als Zimt verkauft.

Allgemeines

Die meisten Zimtbäume werden in Ost- und Westindien, in Sri Lanka, Indien, Burma und in einigen Teilen Südamerikas angebaut. Chinesischer Zimt, *C. cassia Blume*, nimmt in China, Japan und den USA eine bedeutende Stellung ein.

Vorkommen

Die Rinde des *C. zeylanicum* enthält ätherisches Öl, das als Zimtöl verkauft wird. In frischem Zustand ist es leicht gelblich, wird aber durch Lagerung braun. Sein Aroma ist das der Zimtrinde. Das ätherische Öl enthält hauptsächlich 60–75% Cinnamaldehyd, 4–10% Eugenol, 2% Gerbstoff, 4% Schleim, etwas Rohrzucker und Invertzucker. Das Öl der Blätter enthält 70–80% Eugenol. Aufgrund seines Geruchs wird es allgemein als 'Nelkenöl' bezeichnet. Das Öl, das man aus den Wurzeln gewinnt, ist gelb, leichter als Wasser und riecht stark nach Kampfer.

Inhaltsstoffe

Alle Zimtarten sind allgemein aromatisch; sie wirken appetitanregend, windtreibend, krampflösend, leicht zusammenziehend, schleimlösend, stimulierend, nervenstärkend, antiseptisch, antiparasitisch und fäulnisverhindernd. Zimt hilft gegen Übelkeit, Erbrechen, Blähungen und leichten Durchfall. Das ätherische Öl wird durch die Lungen abgesondert, folglich ist es für Beschwerden und Erkrankungen der Atemwege geeignet. Es reguliert den Menstruationszyklus und sorgt für das Zusammenziehen der Gebärmutter nach der Entbindung. Zimttee oder -pulver wird bei Infektion der Harnwege und bei Gonorrhoe bei Männern verschrieben. Zimtöl oder -paste wird äusserlich bei Neuralgie und Kopfschmerzen benutzt. Ein warmer Aufguss ist angezeigt als Spülmittel bei Zahnschmerzen, Zahnfleischentzündung und Mundhöhlenentzündung. Das Öl der Blätter wird als Linderungsmittel bei rheumatischen Schmerzen, Kopfschmerzen und auch bei Zahnschmerzen angewendet. Der Genuss von Pulver aus getrockneten Blütenknospen zusammen mit Butter und Zucker dient als Hausmittel gegen blutende Hämorrhoiden. In einem klinischen Versuch hat sich gezeigt, dass *C. aromaticum* Blätter sich günstig auf den Glukose-Stoffwechsel der Versuchstiere auswirkten. Zuckerkrankheit im Frühstadium wurde durch Verabreichung des Blattpulvers in einer Dosierung von 2 Teelöffeln 2x täglich unter Kontrolle gebracht. Chinesischer Zimt stimuliert Kreislauf- und Verdauungsfunktion.

Medizinisches

Zimt ist ein bevorzugtes Gewürz für Apfelspeisen und Kuchen. In kleinen Mengen verleiht er Eintopfgerichten, Curries, Minzfleisch usw. ein erfrischendes Aroma. Desserts lassen sich durch ein wenig Zimt verbessern.

Verwendung

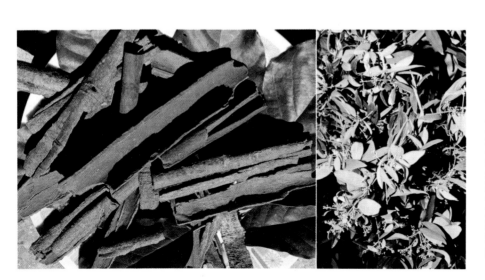

C. zeylanicum: 7–10 m hoher, immergrüner Baum. Blätter: oval-lanzettlich, dick, oberseits glänzend grün, derb und ledrig, unterseits hell mit linealischen Adern. Blüten: weissgelblich, auf behaarten Rispen, gleich lang wie die Blätter. Aus dem eineiigen Fruchtknoten entwickelt sich eine schwärzliche, längliche Beere. Rinde: rauh, rötlich-braun, sehr dünn. *C. aromaticum*: 12 m hoher Baum mit dickem Stamm, weicher Rinde, glatten Zweigen. Blätter: ledrig, elliptisch, anfangs weiss-rosa, über Rot nach Grün wechselnd. Blüten: innen gelblich, unscheinbar, in 15 cm langen Rispen, Perianth seidig. Frucht: Steinfrucht, glatt, oval, erbsengross. Rinde: glatt, grau-braun (Abb. rechts).

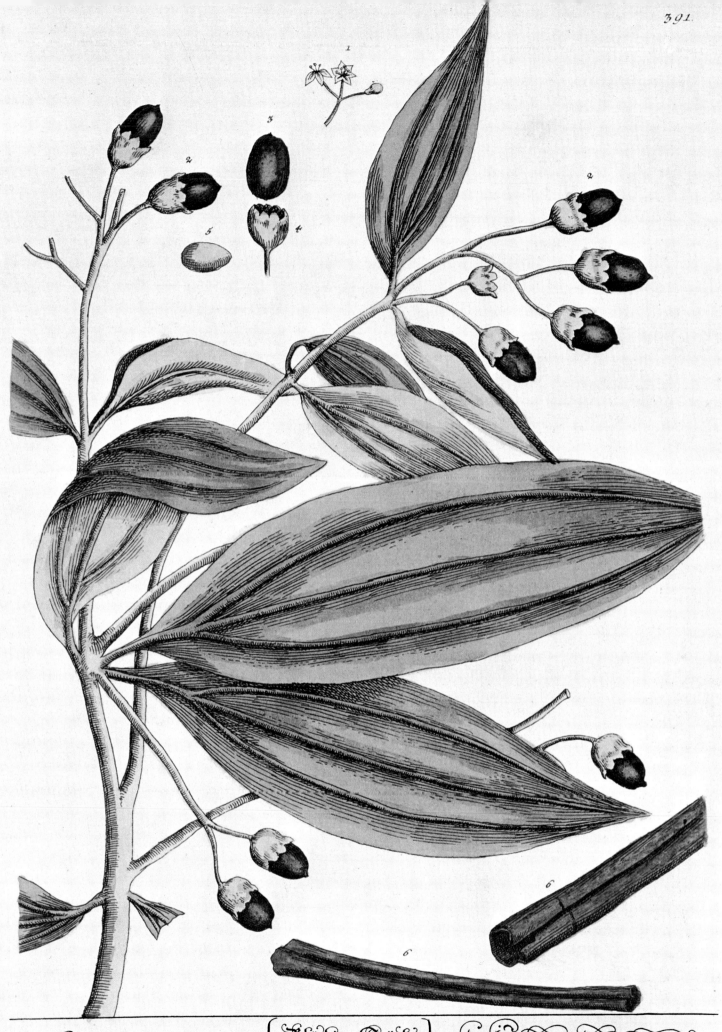

Caſsia lignea.

$\left\{\begin{array}{l}\text{1. Blüthe. 2. Frucht.}\\ \text{3. 4. die Frucht alleine.}\\ \text{5. Kern. 6. Zimmet.}\end{array}\right.$

Mutter-Zimmet.

Cola nitida (Vent.) Schott — *Sterculiaceae*

Kolanuss ►

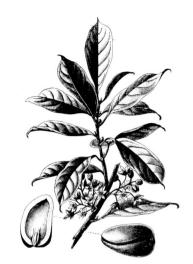

Der Kolabaum stammt aus dem tropischen Afrika und wird 20 m hoch. Am besten gedeiht er in Höhen von 600 m. Ist der Baum 5 Jahre alt, so entstehen aus den blassen, rotgestreiften Blüten nach der Bestäubung gekräuselte Hülsen, welche bis zu 12 Samen enthalten. Die Samen bestehen je aus 2–5 fleischigen Keimblättern, welche, getrocknet, das handelsübliche Kola ergeben. Kolanuss enthält 2% Koffein, Kolanin, Theobromin, Fettstoffe, Zucker und ein zerfallendes Enzym, das auf bestimmte Öle wirkt. Kolanuss ist ein kräftiges Anregungsmittel bei Ermüdung und Abgespanntheit. Die komplexe Bindung des Koffeins an Kolatin gewährleistet eine zentrale Erregung des ermüdeten Herzens. Heute werden zahlreiche Kolagetränke hergestellt, einige davon kombiniert mit *Erythroxylen Coca.* Cocablatt enthält Kokain, welches Hoch- und Kraftgefühle hervorruft. In der Medizin wird Kokain als Betäubungsmittel eingesetzt. Zuviel Kolagenuss kann geistige Verwirrung, Herzklopfen und Verengung der Arterien hervorrufen.

Coriandrum sativum L. — *Umbelliferae*

Koriander ◄

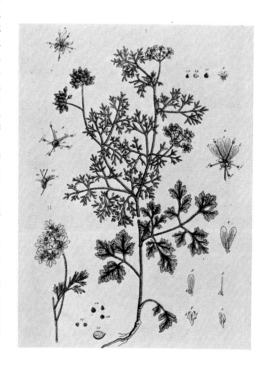

Koriander ist ein sehr altes Gewürz, das schon in ägyptischer, hebräischer, sanskritischer und römischer Literatur erwähnt wird. Die Pflanze stammt wahrscheinlich aus dem Mittelmeerraum; sie wird aber heutzutage in grossen Mengen in Indien, Südamerika, der UdSSR und in Südeuropa angebaut. Koriander ist eine krautartige, aromatische, bis zu 1 m hoch wachsende Pflanze. Die Blätter am unteren Stengel weisen breite Segmente auf, während die oberen schmal und fein werden. Winzige weisse oder purpurfarbene Blüten sind in losen, büschelförmigen Doppeldolden angeordnet. Die Früchte (sogenannte 'Samen') sind eiförmig, schnabelartig hervorspringend, fein gerillt und cremefarben. Sie bestehen aus 2 Achänen, welche sich bei leichtem Druck in zwei halbkugelige Teile spalten, um lange Ölzellen freizugeben. Sie enthalten 1% festes Öl und etwa 13% andere lipide Substanzen und wirken krampflösend, schleimlösend, windtreibend, zusammenziehend, fieberhemmend und harntreibend. Sie sind in vielen Medikamenten, die gegen Übelkeit, Erbrechen, Unterleibsschmerzen und Durchfall verschrieben werden, enthalten. Ein Absud aus den 'Samen' wird Patienten im Fieberzustand verabreicht, um deren Durst und das brennende Gefühl im Körper zu lindern. Dieser Absud kann auch bei Bindehautentzündungen zum Augenspülen benutzt werden. Bei Hämorrhoiden hilft Korianderpulver die Blutung hemmen. Bei regelmässiger Anwendung entwickelt er anabolische Eigenschaften. Blätter und Früchte finden Verwendung als Gewürz in Wurstfüllungen, Gemüsegerichten, Saucen, Chutneys usw. Koriander ist ein wesentlicher Bestandteil der Currypulvermischungen. Er ist als Gewürz in Kohl-, Sauerkraut- und Pilzgerichten sowie in Rezepten mit roter Bete beliebt. Koriander kommt häufig vor in Gerichten aus Armenien, Georgien, Indien, der Türkei und Lateinamerika. Das Gewürz muss immer mit den Speisen mitgekocht werden. Weit verbreitet ist die Verwendung von Koriander in Weihnachtsgebäcken.

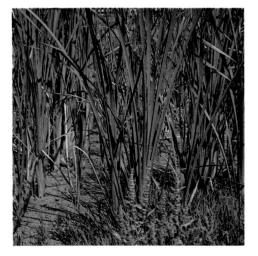

Cymbopogon Spec. — *Poaceae*

◄ Indisches Zitronengras

Die Cymbopogonarten sind grosse, grasähnliche, tropische Gewächse, deren Blätter beim Zerreiben einen zitronenartigen Geruch verströmen. *C. winterianus,* aber auch *C. citratus* enthalten eine grosse Menge 'Citral', ein ätherisches Öl, welches zur Herstellung von künstlichem Zitronenaroma dient und daher häufig in der kosmetischen Industrie und zur Seifenherstellung gebraucht wird. Zitronengras ist bitter, ätzend und scharf. Es wirkt windtreibend und fördert den Stuhlgang. Eine leichte Teeinfusion ist harntreibend, fieberhemmend, schweisstreibend und lindert auch Bauchschmerzen. Das Öl, in einer Dosis von 1–3 Tropfen, ist ein Vorbeugemittel gegen Erbrechen und Gastroenteritis; es wird in Indien öfters auch bei Cholera verschrieben. Bei Hexenschuss und Rheuma wird es mit anderen süssen Ölen gemischt und äusserlich einmassiert. Die indische Medizinliteratur berichtet, dass das Einnehmen von zuviel Zitronengras für die Augen und die Bildung der männlichen Samen schädlich ist.

Crocus sativus L. *Iridaceae*

Safran ►

Safran gehört der Gattung Crocus an, deren Name direkt vom Dorf Corycus (Levante) abgeleitet ist, ehemals führend im Safrananbau. Durch die Araber gelangte der Safran im 10. Jh. nach Spanien. Im 15. Jh. erzielte der Safran aus dem englischen Dorf Saffron Walden die höchsten Marktpreise. Ein Hektar Safran erbringt im ersten Anbaujahr nur ungefähr 6 kg Safran; später steigert sich der Ertrag bis auf 20 kg. Folglich ist Safran eines der teuersten Gewürze der Welt. Er wird hauptsächlich in Murcia, Spanien, in Kashmir, Iran, in der Türkei und in China gewonnen. Der Safran hat keinen Stengel. Aus einer unterirdischen Knolle wachsen die Blätter heraus. Die Pflanze kann bis 26 cm hoch werden. Die 4 cm langen Narbenschenkel werden gesammelt und bei niedriger Temperatur getrocknet und dunkel gelagert. Safran enthält 8–13% festes Öl, 1% ätherisches Öl, den Bitterstoff Picrocrocin und drei kristalline Farbstoffe. Safran ist Bestandteil von Fertigpräparaten, die prämenstruelle, präklimakterische und postklimakterische Beschwerden lindern. Er hilft bei Schnupfen, Sinusitis und Bruststauung. Auch ist er ein Nervenberuhigungsmittel. Durch die Anilinfarben wurde Safran als Färbemittel für Teppichwollen und Textilien verdrängt. Safran wird als Farbstoff und als Gewürz für Reisgerichte, Puddings und Vanillesaucen verwendet. Er wird in Bouillabaisse und Fischmarinaden gestreut. Er soll in etwas Zitronenwasser aufgelöst werden, bevor er den Speisen beigegeben wird. Im Unterschied zu unserem Frühkrokus (Abb. links) blüht der blau-rötliche Safran gewöhnlich im Oktober (Abb. rechts).

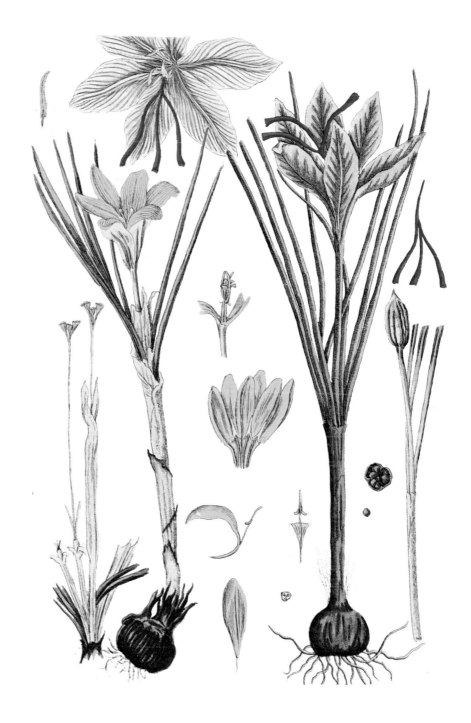

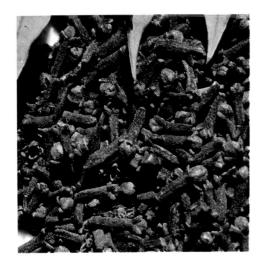

Eugenia caryophyllata Thumb. = Syzygium aromaticum (L). Merr.

◄ Gewürznelke *Myrtaceae*

90% aller Gewürznelken kommen aus Sansibar. Die Nelken sind die getrockneten, nicht aufgeblühten Knospen eines kleinen, kugelförmigen Baumes. Zur Erntezeit sind sie grün oder rot und werden nach dem Trocknen braun. (Siehe S. 19) Sie enthalten 15–20% ätherisches Öl (hauptsächlich Eugenol). Gewürznelken sind stechend im Geschmack und erzeugen einen wärmenden Effekt. Sie erleichtern Durst, Übelkeit, Erbrechen, Blähungen und Koliken und wirken wohltuend auf das Atmungssystem. Nelken, Getränken oder Wein beigegeben, lindern Lungenbeschwerden. Nelkenöl wird in der Zahnheilkunde bei Pulpitis wegen seiner bakteriziden Wirkung verwendet. Um Zahnschmerzen zu Hause zu lindern, kann man eine Nelke kauen. Gewürznelken schmecken köstlich in Apfel- und Birnengerichten. Sie werden vor dem Anbraten in das Fleisch eingesteckt. Aromatisch sind sie in warmen Weingetränken und Kompott. Nelken sind Bestandteil von Zahnpulvern und einigen Zigarettenmischungen.

Curcuma roscoeana Wall.

Zingiberaceae

GELBWURZ   Kurkuma

Gelbwurz, in Indien beheimatet, ist das bedeutendste Basisgewürz des Currypulvers. Der Wurzelstock wird gekocht, getrocknet, gereinigt und gelagert. Im Handel ist es als 'Kurkuma' bekannt. Zusätzlich zu seiner Eigenschaft als Gewürz besitzt Kurkuma viele andere Qualitäten. Es gibt zwei Varietäten; eine wird zum Färben verwendet, die andere, weichere, mit langen, gelben Wurzelstöcken, ist essbar.

Indien, China, Haiti, Java, die Philippinen, Südchina, Ostafrika und Formosa.

Gelbwurz enthält einen kristallinen, in Alkohol löslichen Farbstoff, Kurkumin. Wenn Kurkumin einer alkoholischen Lösung zugefügt wird, verfärbt sich diese von Gelb zu Hellrot. Gelbwurz enthält 5–6% ätherisches Öl, das nach Kampfer riecht; ausserdem noch 24% Stärke und 30% Albuminoide.

Die Gelbwurzwurzel ist beissend und leicht bitter im Geschmack. Mit Milch und Zucker gekocht, wird sie gegen Schnupfen, Husten und Erkältungen getrunken. Da sie antiallergische Eigenschaften hat, wird sie bei Bronchialasthma und Nesselsucht verwendet. Ferner wird sie in Indien sowohl innerlich wie auch äusserlich zur Linderung von traumatischen und rheumatischen Entzündungen angewandt. Hierfür erstelle man eine Paste mit Zwiebeln oder Limone vermischt. Frischer Kurkumasaft ist nützlich bei Diabetes mellitus. Auf die Haut appliziert, verbessert Gelbwurz Teint und Durchblutung und wirkt heilend bei verschiedenen Hauterkrankungen. Allein oder mit Alaun wird Gelbwurz zum Blutstillen bei Schnittwunden benützt. Bei Wunden und Geschwüren wird eine Paste des Rhizoms mit Zwiebeln als Desinfektionsmittel in Verbandsmaterial eingestrichen. Das Petrolium-Äther-Extrakt, das ätherische Öl des Wurzelstocks und das reine Kurkumin wurden in verschiedenen Versuchen auf ihre entzündungshemmende Wirkung getestet; die Reaktion kann mit der des Phenyl-Butazolidins und des Kortisons verglichen werden. Die entzündungshemmende Wirkung hat sich als äusserst stark erwiesen, verursachte bei Versuchstieren jedoch ein steiles, schnell vorübergehendes Absinken des Blutdrucks. In einem klinischen Versuch wurde deutlich nachgewiesen, dass auch Atmungserkrankungen der Menschen günstig beeinflusst wurden. Kurkuma besitzt schleimlösende Eigenschaften, schützt vor Asthmaanfällen und ist wirksam bei tropischer Eosinophilie. In Tests an Kaninchen wurde der Muzingehalt des Magensafts beträchtlich erhöht. Diese Tests zeigen, wie die Pflanze es ermöglicht, Symptome von Magenstörungen zu lindern. Eine gallenfördernde Wirkung wurde auch an narkotisierten Hunden bestätigt; ferner antibakterielle und antianämische Eigenschaften nachgewiesen.

Kurkuma ist als Hauptzutat von scharfem Currypulver, scharfem Eingemachtem und Chutneys bekannt. Seit kurzem ist Kurkuma Bestandteil von kosmetischen Gesichtscremen. Mit Sesamöl oder Senfpaste gemischt, kann Kurkuma zu Hause als Gesichtspackung aufgelegt werden. Der Kurkuma-Wurzelstock wird in der Nahrungsmittelindustrie zum Färben von Butter, Käse usw. und in der Textilindustrie zum Färben von Textilien verwendet. Wegen der Eigenschaft ihrer Farbe dient sie als chemischer Indikator für Säuren und Basen.

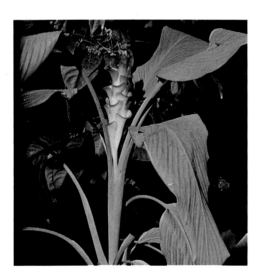

Robuste, mehrjährige Pflanze mit kurzem Stengel. Der Hauptteil des Stengels läuft unterirdisch, als Rhizom. Dicker, gelblicher Wurzelstock mit knollig angeschwollenen Wurzeln und vielen fingerförmigen Nebenknollen. Die kurzen, dicken, fleischigen Knollen bergen den Farbstoff. Die einfachen Blätter stehen in Büscheln, sind grünlich oder gelblich mit hervorstehender Mittelrippe. Die Blattstiele verbreiten sich und umfassen teilweise scheidenartig den Stengel. Blüten: 3 bis 5 zusammen, blassgelb, in dichten Ähren, von einem Büschel rosafarbener Deckblätter überragt. Die Pflanze riecht aromatisch.

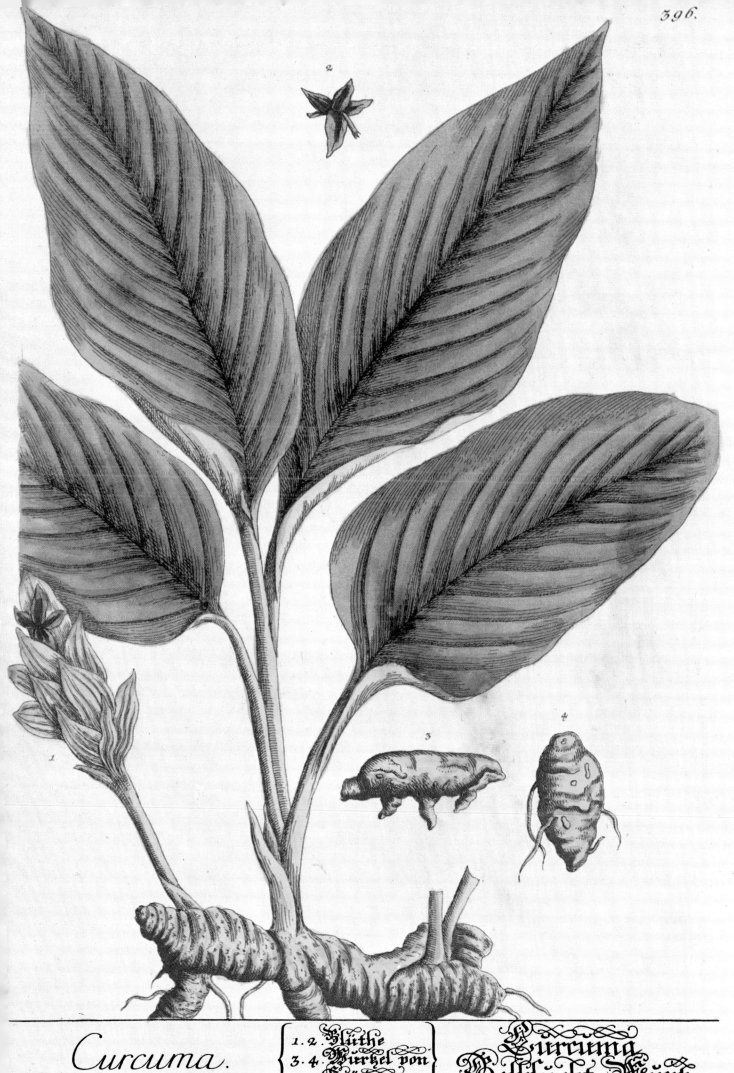

Curcuma. { 1.2. Blüthe } Curcuma
{ 3.4. Würtzel von Krämern } Gelbsücht-Würtz.

Elettaria cardamomum (L). Maton   *Zingiberaceae*

KARDAMOM

Kardamom ist ein wichtiges, in Indien beheimatetes, aromatisches Gewürz. Die Kardamomfrüchte im Handel sind cremefarbene, fast glatte, dreieckige, papierdünne Kapseln. Verwendet werden die Samen in den Kapseln, die zwecks Bewahrung des Aromas bis zuletzt in der Kapsel belassen werden. Die bekanntesten Samentypen sind: der dünne, gekräuselte Malabar-Kardamom, der fast zylindrische, lange und rauhe Mangalore-Kardamom und der graufarbige Alleppey-Kardamom. Es ist allgemein üblich, das Öl aus den Aussenkapseln zu medizinischen Zwecken zu extrahieren und die Samen als Gewürz zu verkaufen.

In Südindien, Sri Lanka, Burma, Zentralamerika und besonders in Guatemala angebaut. Die Pflanze wächst im Schatten hoher tropischer Bäume bis zu 2000 m.

Die Samen enthalten 2–8% ätherisches Öl mit Prostaglandine, welche hohe biologische Aktivität aufweisen, 5–10% Zineol, hauptsächlich Limonen, Borneol, Terpineol, Terpinylazetat, 1–2% fettes Öl, Pentosan, Stärke und etwas Zucker.

Die Samen sind aromatisch. Sie wirken speicheltreibend, kühlend, magenstärkend, windtreibend, milchfördernd, harntreibend und menstruationsfördernd. Sie werden in Arzneien gegen Übelkeit, Verdauungsstörungen und Erbrechen als wichtige Bestandteile verwendet. Pulver aus Kardamomsamen wird von Patienten mit Magenstörungen, Blähungen und Verdauungsstörungen gut vertragen. Gemischt mit *Piper nigrum* und zerstossen, ergeben sie ein Hausmittel gegen Appetitlosigkeit. Die Einnahme von Kardamom bei Herz-Lungen- und Kreislauferkrankungen zeigt gute Ergebnisse. Da das ätherische Öl durch die Lungen abgesondert wird und schleimlösende Eigenschaften hat, wird es bei chronischer Bronchitis und Lungentuberkulose empfohlen. Kardamom hat auch eine anregende Wirkung auf das Herz und wird bei peripherer Verschlusskrankheit empfohlen, ist jedoch bei Bluthochdruck zu meiden. Wegen seiner harntreibenden und antiseptischen Eigenschaften wird das Öl zusammen mit Melonensamen zerstossen und bei Nierensteinen und Infektionen der Harnwege verschrieben. Kardamom trägt dazu bei, senilen Veränderungen des Körpers, besonders Gedächtnis-, Konzentrations- und Koordinationsschwäche, entgegenzuwirken. Zu diesem Zweck wird empfohlen, eine Kapsel zerstossenen Samen mit einem Glas Milch und etwas Zucker täglich einzunehmen. Einzelne Asthmaleidende können allergisch gegen Kardamom reagieren – er kann sogar eine Attacke hervorrufen – und muss deswegen von diesen Personen gemieden werden.

Die zerstossenen Samen werden Currysaucen beigemischt, denen sie ein besonders wohlriechendes Aroma verleihen. Kalte, alkoholische Getränke sowie Tee und Kaffee können mit zerstossenen Samen gewürzt werden. Die Samen finden bei der Herstellung von Likören Verwendung; das Öl wird in Parfüms benutzt. Die Samen können in Kuchen, Puddings, Bonbons und Punschgetränken verwendet werden. Kardamom-Tinkturen werden pharmakologisch bitterschmeckenden Medizinmixturen beigegeben, um sie geniessbar zu machen.

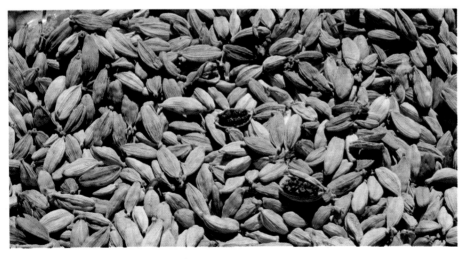

Mehrjährige, 3 m hohe, buschähnliche Staude mit knolligem, weitausbreitendem Wurzelstock. Die ung. 60 cm hohen, fertilen und sterilen Stengel breiten sich anfänglich flach am Boden aus. Blätter: stengelumfassende Scheideblätter, später 40–75 cm lange Deckblätter, schmal-lanzettlich, wechselständig, oberseits glänzend grün, unterseits seidig. Blüten: Sie wachsen in 3–4-blütigen Trauben. Fertilen Triebe in Bodennähe fast waagrecht. 3 weisse Blumenblätter mit blau- und gelbgefärbten Lippen zu einer Röhre verwachsen; Androceum blattartig entwickelt. Frucht: papierdünne Kapsel mit schnabeliger Spitze, rund, oval oder länglich, 3-fächerig. In jedem Fach 2 Reihen von braunen Samen.

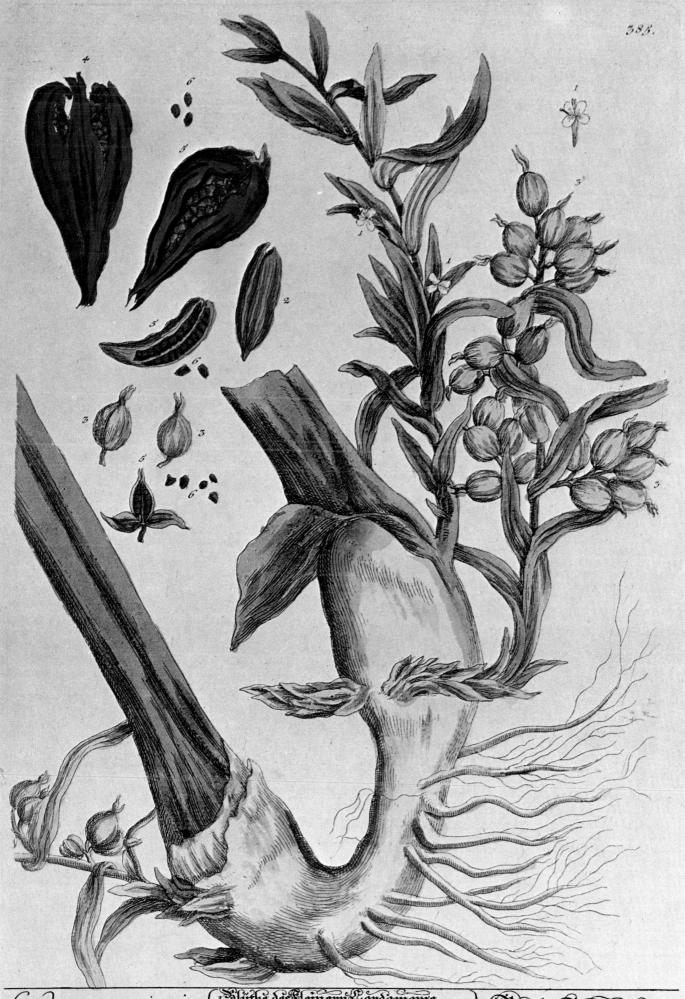

Cardamomum majus minus et maximum vel Grana Paradisi.

1. Blühe des kleinern Cardamoms.
2. Frücht vom Grösern 3. vom kleinern.
4. vom Grösten oder Paradis Körnern.
5. offene Frücht } von den 3. arten.
6. Saame

Grose, kleine und Gröste Cardamum.

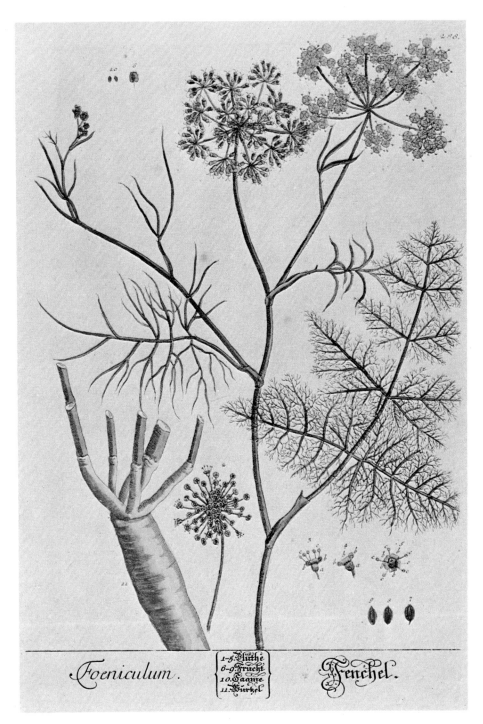

Foeniculum.

1–5. Blüthe
6–9. Frucht
10. Saame
11. Wurzel

Fenchel.

Foeniculum vulg. Mill.   *Umbelliferae*

◄ Fenchel

Fenchel ist eine stattliche Staude mit hohem, verzweigtem Stengel und leuchtend goldfarbenen Doldenblüten. Sie wächst auf trockenem Boden und hat ein starkes Aroma wie Anis. Sie wird häufig ihrer Samen wegen angebaut, welche 2–4% ätherische Öle enthalten (Hauptbestandteil ist Anethol). Obgleich Anethol heute synthetisch hergestellt wird, erfreuen sich die Samen regen Gebrauchs. Der Anetholanteil der Pflanze ist bei der europäischen Art am höchsten, bei der indischen am geringsten. Anethol ist auch Hauptinhaltsstoff von Anisöl. Das reine ätherische Öl wirkt entzündungshemmend. Fenchelsamen sind Hauptbestandteil eines Magenwassers, das Kindern und Säuglingen bei Erbrechen, Unterleibsschmerzen und Durchfall verabreicht wird. Fenchelwasser wird bei Pharyngitis, Bronchitis und allergischem Husten verordnet. Nach der Mahlzeit gekaut, reinigen Fenchelsamen Mund, Gaumen und Zähne, verhüten Karies und regen die Verdauungssäfte an. Die frische Wurzel wirkt gegen Nephritis. Fenchelpaste, auf die Stirn aufgetragen, lindert Kopfschmerzen. Klinische Beobachtungen zeigen, dass Fenchel gute Wirkungen bei Parasitenbefall und ruhrartigen Erkrankungen erzielt. In Frankreich verwendet man die Blätter wie die des Dill, um die Nationalsuppe 'Bouillabaisse' zu würzen. Bei den meisten Fleischgerichten wird Fenchel mitgekocht, um deren Unverdaulichkeit abzubauen. Er wird in Kartoffelgerichten, in Feingebäck, beim Einlegen und bei der Herstellung von alkoholischen und nichtalkoholischen Getränken verwendet.

Glycine max (L.) Merr.   *Fabaceae*

Soja ►

Sojasauce ist ein flüssiges, dunkelbraunes Tafelgewürz mit 16–18% Salz und einem aromatischen, an Fleischextrakt erinnernden Duft. Sie wird aus einer Kombination von Sojabohnen, Weizen und Salz mit einer Mischung aus Schimmelpilz, Hefe und Bakterien durch Gärung hergestellt. Sojasaucegewürz kann man überall zum Abschmecken von Fleisch, Suppen und orientalischen Gerichten verwenden. Sojabohnenpulver ('Bubuk kedele') ist ein Gewürz aus weissen Sojabohnen, bei dessen Herstellung die Sojabohnen so lange geröstet werden, bis der Bohnengeschmack völlig verschwunden ist. Die Bohnen werden dann zu Pulver zermahlen und mit Knoblauch und Chili gemischt. Grüne Sojabohnen enthalten 68% Wasser, 13% Protein, 5,7% Fett, 11,4% Kohlehydrate, 1,9% Faserstoffe und 1,9% Asche. Sojabohnengetränkepulver ist ein 'Sofort-Mix', das ein Getränk von hohem Proteingehalt ergibt. Getrocknete Bohnen, 20 Min. lang geröstet und zermahlen, ergeben einen Kaffee-Ersatz, reich an löslichem Eiweiss. (Siehe S. 60)

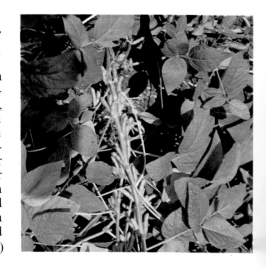

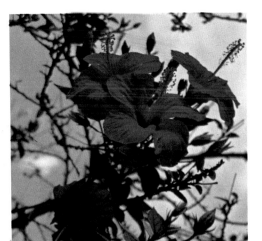

Hibiscus Spcc. — *Malvaceae*

◄ **Hibiscus**

Hibiscusarten werden als Gemüse und Gewürz(*H. sabdariffa*) in den arabischen Ländern angebaut. Die essbaren Knospen werden mit Zwiebeln gebraten und Suppen- und Reisrezepten beigemischt. Getrocknet sind sie Bestandteil von Hagebuttenteemischungen. Alle Arten sind reich an Vit. C. *H. sinensis* (links) besitzt empfängnisverhütende Eigenschaften. Laufende Forschungen von Dr. K. N. Udupa zeigen eine 70%ige Anti-Fruchtbarkeitswirkung des Benzolextraktes dieser Pflanze. Die wirksame Dosis dieser Fraktion ist 250 mg des alkoholischen Extraktes pro kg Körpergewicht 3x täglich vom 7. bis 22. Tag des Menstruationszyklus. Eine Überprüfung von 30 Frauen während eines Jahres ergab keinen Fall von Schwangerschaft. Die Wirkungsweise wird hormonellen Mechanismen zugeschrieben (Hemmung des durch Östrogen geförderten Wachstums des Eis in der Gebärmutter). Eine Knospenemulsion bekämpft Bazillenruhr und hemmt Hämorrhoidenblutungen. Das Blütenöl fördert den Haarwuchs.

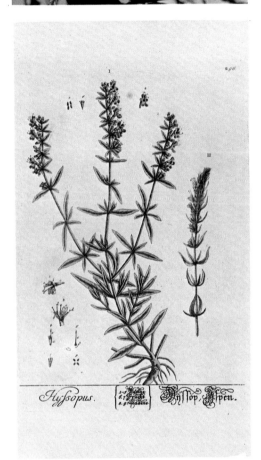

Hysoppus officinalis L. — *Labiatae*

◄ **Ysop**

Der Name 'Ysop' stammt vom arabischen Wort 'azab', d. h. 'Schmerzen'. Früher diente die Pflanze zum Reinigen von Tempelböden und heiligen Plätzen. Ysop ist in Europa und in den gemässigten Zonen Asiens beheimatet. In den arabischen Ländern wird er seit alters her kultiviert. Die Benediktinermönche brachten ihn im 10. Jh. nach Europa. Er hat sich an der Pazifikküste Nordamerikas eingebürgert. Im Himalajagebiet wächst er bis zu 3000 m ü. M. Ysop ist ein mehrjähriger Halbstrauch, der bis zu 70 cm hoch wird. Die Laubblätter sind schmal, gegenständig und lanzettlich, beiderseits behaart. Klcine Blüten, weiss, blau oder rosa, rohrförmig und zweilippig, sitzen in den Blattachseln. Die ganze Pflanze riecht aromatisch nach Minz-Moschus und zieht die Bienen an. Es werden die frischen Blätter, Blüten und Stiele zum Würzen von Gemüse, Suppen und Salaten gesammelt. Ysop ist beissend im Geschmack, wirkt appetitanregend, windtreibend, schleimlösend, entzündungshemmend und wurmabführend. Ein Tee aus den zarten Schösslingen, mit Honig, 2- bis 3x täglich getrunken, ist wirksam bei Husten und Erkältung. Das Kraut, zerstossen und auf Blutergüssen und Quetschungen aufgelegt, bringt sofortige Linderung. Gegen Erkrankungen des Atmungssystems gibt es Ysopsirup im Handel. Ysopblätter sind reich an Vit. C (170 mg in 100 g); ferner enthält das Kraut ein Flavonglukosid und den Farbstoff Hyssopin, Gerbstoffe und ätherisches Öl. Das ätherische Öl wird durch die Lungen abgesondert, so dass die Atmung erleichtert wird. Ysoptee dient als Anti-Hidrotica bei Schweissausbrüchen. Als Hausmittel dient Ysopöl als Gegenreizmittel; es wird bei Entzündungen und Abszessen äusserlich appliziert. Wo man wildwachsenden Ysop erreichen kann, werfe man eine Abkochung des Krauts ins Badewasser, um Muskelverspannung und Rheumatismus zu lindern. Das aus den Blättern gewonnene Mark, mit Zucker und Honig zu einem Sirup verrührt, ist wirksam gegen Rundwürmer. Liebhaber exotischer Gerichte verwenden Ysop zum Würzen von Eintopfgerichten, Suppen und Waldorfsalat. Aus den Blättern wird ein alkoholisches Getränk bereitet.

Juniperus communis L. — Cuprassaceae

Wacholder ►

Als Gewürz werden die Beeren verwendet. Sie eignen sich zum Würzen von schwer verdaulichen Speisen (Sauerkrautgerichten), Gulasch und fetten Wildgerichten. Die harntreibende Wirkung beruht auf dem ätherischen Öl, dessen Angriffspunkt im Nierengewebe liegt. Sie dürfen nicht an schwangere Frauen verabreicht werden, die an Nierenentzündung leiden, sind aber angezeigt bei Blasenleiden und Harnverhaltung. Die Beeren werden bei der Herstellung von Gin, Genever usw verwendet.

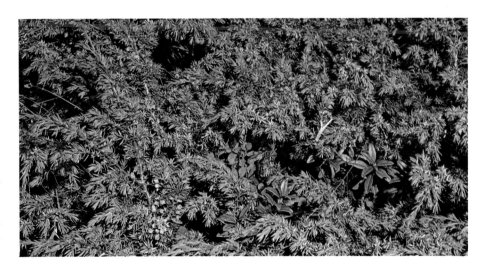

LIEBSTÖCKEL

Die Stammpflanze des Liebstöckels ist *L. persicum.* Sie kommt wild noch in Persien und der Türkei vor. Nach Mitteleuropa kam sie im 12. Jh. aus Ligurien, woran wahrscheinlich der wissenschaftliche Name erinnert. Die Pflanze wird seither als Kulturpflanze weit verbreitet angebaut. Sie gedeiht am besten im Halbschatten und liebt tiefgründigen Humusboden. Im Juli und August, wenn die gelben Blütendolden bestäubungsreif sind, werden sie von Bienen, Wespen und Hummeln fleissig besucht. Die ganze Pflanze riecht stark aromatisch und wird als Suppengewürz gern in Privatgärten angepflanzt. Die oberirdischen Teile kann man während der ganzen Vegetationszeit zum Würzen benutzen. Medizinischen Zwecken dient die Wurzel. Sie wird am besten im Herbst eingebracht und muss bei guter Belüftung sorgfältig getrocknet werden. Besonders die geschnittene Wurzel ist vor Insektenfrass und Feuchtigkeit zu schützen. Die Vermehrung erfolgt durch Aussaat oder durch Teilung der Wurzelstöcke.

Wildwachsend sind Liebstöckel und seine verwandten Arten noch in Zentralasien und Nordamerika, als Kulturpflanze meist in Mitteleuropa zu finden.

In frischem Zustand führt die Liebstöckelwurzel einen blassgelben, harzigen Milchsaft. Alle Pflanzenteile enthalten ätherisches Öl, hauptsächlich Phthalide, Kumarin, Vitamine, Bitterstoffe, Harz und Invertzucker. Das ätherische Öl, das in der Wurzel vorkommt, ist der wichtigste Inhaltsstoff für die therapeutische Verwendung. Es gibt der Pflanze den charakteristischen Geruch und Geschmack. Ihr Geschmack ist zuerst süsslich, später aromatisch und endlich schwach bitter.

In der Heilkunde wird hauptsächlich die Liebstöckelwurzel verwendet. Für eine Abkochung gebe man etwa 3 g der geschnittenen Wurzel auf eine Tasse und brühe sie kurz auf. Der Tee wirkt vor allem harntreibend. Zweckmässiger ist es, Liebstöckel zusammen mit anderen Heilkräutern wie Birkenblättern, Anis, Zinnkraut und Wacholderbeeren zu verwenden. Eine Abkochung aus Liebstöckelwurzel ist auch bei Blähungen zu empfehlen. Inhalieren (Dämpfe) mit Liebstöckel erleichtert Katarrhe der Luftwege. Eine Abkochung der Wurzeln beseitigt unreine Gesichtshaut. Der Tee mit Anis und Fenchel wird zur Behandlung der Gelbsucht empfohlen.

Als Gewürz finden die jungen Blätter Verwendung in Salaten, Suppen, Hackfleischbraten, Gulasch usw. In Persien wird der Lamm-Kebab manchmal in Liebstöckelblättern eingewickelt. Die Pflanze ist Bestandteil von bekannten, industriell hergestellten Saucen und Suppengewürzen. Gelegentlich werden auch die Früchte als Gewürz benützt. Da die Pflanze die Sekretion im Magen-Darm-Kanal anregt, ist sie ideal als Mischgewürz und wird daher oft in Küchengärten angepflanzt. Liebstöckel ist sehr aromatisch und muss daher nur in kleinen Mengen verwendet werden. Die Blätter sollten übrigens vor Licht geschützt und erst unmittelbar vor Gebrauch zerkleinert werden. Gehackte Liebstöckelblätter sind ein beliebtes Gewürz für Pilzgerichte und werden auch in Kräuteressig eingelegt. Einige Blätter genügen, um einem Gericht das typische Aroma zu geben.

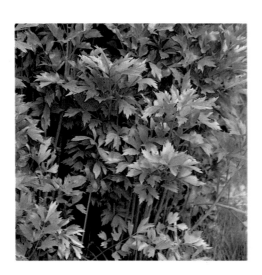

Krautartige, ausdauernde Staude mit runder, 20 cm langer Wurzel. Im ersten Jahr bildet sie nur eine Blattrosette. Im zweiten und dritten Jahr wachsen einige kräftige, runde, röhrenförmig hohle Stengel bis zu einer Höhe von 1–2 m heran. Jeder Stengel und seine Seitenzweige tragen je eine grosse, 12- bis 20-strahlige, gelbe Blütendolde. Die stengelständigen Blätter sind gross, gestielt und dreifach gefiedert, glänzend, oben weniger zerteilt bis ungeteilt. Blütenstandhülle und Blütenhüllchen vielblättrig; Kronblätter grüngelb, rundlich-eiförmig, einwärtsgerollt. Frucht: oval. Die ganze Pflanze riecht aromatisch. Sie wird bis 10 Jahre alt.

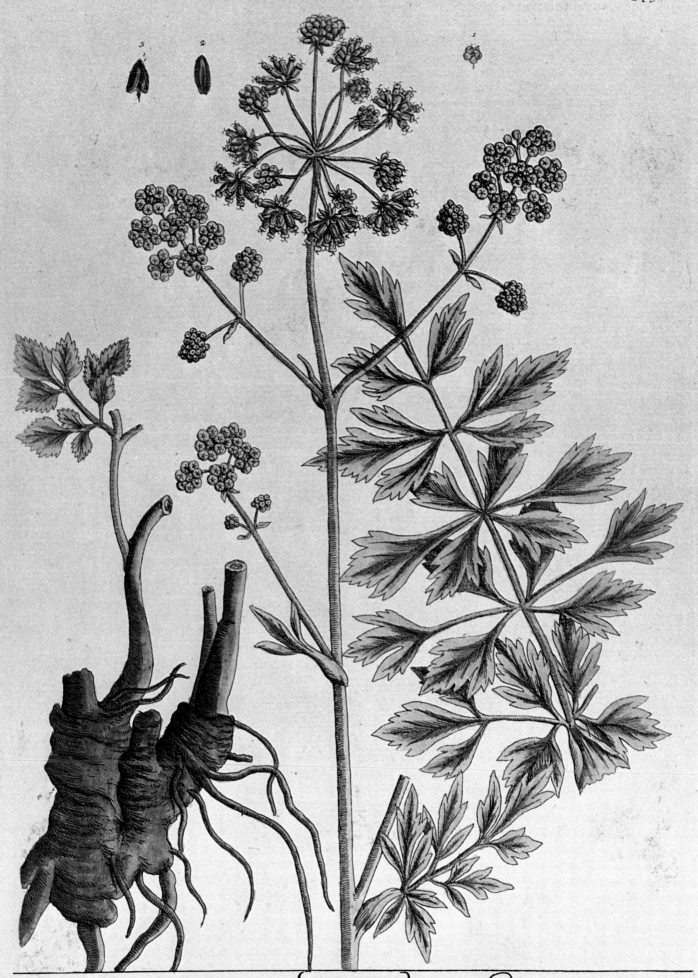

Levisticum. { 1. Blüthe
2.3. Saame
4. Wurtzel } Liebstöckel.

Laurus nobilis L.   *Lauraceae*

Lorbeer ▶

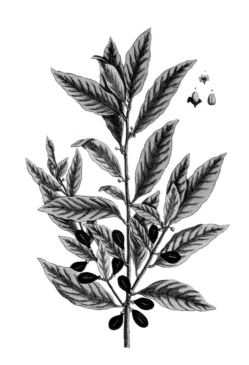

Der Name 'Laurus nobilis' erinnert an den griechischen und römischen Brauch, die siegreichen Wettkämpfer und Feldherren mit einem Lorbeerkranz zu krönen. Der Lorbeer ist ein mittelgrosser Baum mit aromatischen, lanzettlichen Blättern und grüngelben Blütenbüscheln, die im April aufblühen. Die weiblichen Pflanzen tragen kleine, blau-rötliche Beeren. Lorbeer enthält ein grünlich-gelbes ätherisches Öl sowie ein festes Öl. Letzteres enthält Laurostearin und Laurinsäure. Das ätherische Öl enthält Pinen, Geraniol, Eugenol, Cineal usw. Blätter, Beeren und deren Öl haben die Eigenschaften eines Anregungsmittels und Narkotikums. Die Blätter wirken schweisstreibend und, in grossen Dosen verabreicht, als Brechmittel. Sie werden nur in der Veterinärmedizin verordnet. Die Beeren fördern Abtreibung. Lorbeeröl wird äusserlich bei Zerrungen, Quetschungen und manchmal als Ohrentropfen verwendet. Lorbeersalbe ist wirksam bei Furunkeln und Abszessen. In der Küche wird das Lorbeerblatt für Braten, Suppen, Pot-au-feu und in Marinaden gebraucht. Vorsicht! Nicht mit *Prunus laurus-cerasus* verwechseln, einer ähnlich aussehenden, sich niedrig ausbreitenden Pflanze, die giftig ist.

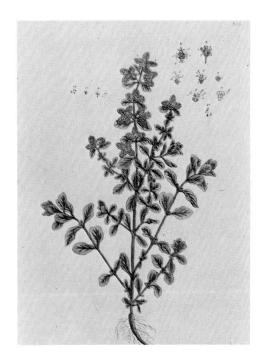

Majorana hortensis Moench   *Labiatae*

◀ Majoran

Majoran stammt aus Westindien, ist jedoch heutzutage in Südeuropa und im Nordosten der USA heimisch. Majoran ist ein büscheliges, stieliges Kraut, ung. 20–35 cm hoch, mit vierkantigem Stengel und weisslichen Lippenblüten, die in Quirlen an den Zweigenden ihre prominenten Staubfäden zeigen. Die ganze Pflanze ist drüsig behaart und riecht stark nach Zitrone oder Lavendel. Die Behaarung ist von Art zu Art unterschiedlich stark. Die ovalen, 2 cm langen Blätter sind gegenständig und grünlich-grau. Majoran enthält ein wertvolles ätherisches Öl, *oleum majoranae,* das häufig in der Parfumindustrie verwendet wird, ferner Gerbstoff, 40% Terpenen, Pentosane und Mineralien. Medizinisch wird das Kraut als Stimulans gebraucht. Ein Aufguss der Blüten und Blätter (10 g pro Tasse) bewährt sich gegen Kolik, Blähungen und schmerzhafte Menstruation, lindert Asthmaanfälle, hilft bei Schnupfen und Kopfschmerzen und wird von uns bei Herzkrankheit empfohlen. Äusserlich wird das Öl (manchmal mit Zimt, *C. cassia,* und Marienkraut, *Chrysanthemum balsamita,* gemischt) als Massagemittel bei Rheuma angewandt. Ein Tee aus 2 g Blüten pro Tasse wirkt beruhigend auf die Nerven.

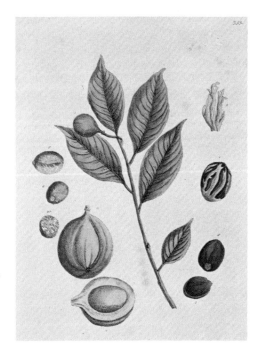

Myristica fragrans Houtt.   *Myristicaceae*

◀ Muskatnuss

Muskat ist in Südindien sowie auf den Ost- und Westindischen Inseln beheimatet. Der Baum wird bis zu 20 m hoch und gleicht in der Form einem Apfelbaum. Die reifen, goldgelben Früchte ähneln Pflaumen. Sind sie zur Vollreife gelangt, springt die Schale auf, um einen braunglänzenden Samen, der von einem leuchtend roten, verzweigten Samenmantel bedeckt ist, freizulegen. Im Innern dieses Samens steckt der Kern, die sich im Handel befindliche Muskatnuss. Die Muskatnuss enthält 5–15% ätherisches Öl, leicht gelb in der Farbe, ferner ein festes Öl (hauptsächlich Myristicin), Protein, Fett, Stärke, Pflanzenschleim und Mineralrückstände. Der Muskat wirkt windtreibend, zusammenziehend, stimulierend, bei erhöhter Dosis den Geschlechtstrieb anregend. Er steigert die Körperkraft. Bei Dosen von mehr als 5–10 g verursacht er Krämpfe, Schwindelgefühl und Koma. In Dosen von 100 mg wird er Kleinkindern bei Fieber, Erkältung und Durchfall verabreicht. Muskat ist nützlich als Stimulans bei Kreislaufbeschwerden und niederem Blutdruck. Das Öl, mit anderen süsslichen Ölen gemischt, dient als Einreibemittel bei Zerrungen, Neuralgie und Kopfschmerzen. Ein Tupfer auf einem Tuch an einen schmerzenden Zahn gebracht, bringt Linderung. Als Gewürz wird er in Käsegerichten, weisser Sauce, Fondue und Wurstrezepten verwendet.

Myrrhis odorata (L.) Scop.

Umbelliferae **Süssdolde** ►

Die Süssdolde wird auf allen Berg- und Alpenwiesen, von den Pyrenäen bis zum Kaukasus, angetroffen. Früher war sie sehr bekannt, heute ist sie jedoch etwas ausser Mode geraten. Der Name 'Myrrhis' stammt von dem griechischen Wort für 'Parfum' und weist auf ihren süsslichen Geruch hin, der ständig Bienen und Insekten anlockt. Sie soll nicht mit der völlig anderen Pflanze *Commiphora myrrh* aus der Familie der Burseraceae verwechselt werden. Der amerikanische Süsse Kerbel oder Süssdolde ist verwandt, gehört aber zur Gattung Apiaceae. Die Süssdolde ist in Grossbritannien beheimatet. Sie ist mehrjährig, mit kräftigen Wurzeln und verzweigtem Stengel; die behaarten Blätter sind versetzt gegenständig und mehrfach gefiedert. Die Früchte sind etwa 2 cm lang, gerillt, braun oder schwarz. Süssdolde riecht äusserst aromatisch, nicht unähnlich dem Duft von Anis. Die Pflanze wird als magenstärkend, windtreibend, Blähungen verhindernd und schleimlösend angesehen. Eine Paste aus den Blättern, äusserlich appliziert, wirkt keimtötend bei Wunden und Geschwürcn. Ein leichter Aufguss aus Wurzel und Blättern ist hilfreich bei Bronchialasthma und bei Erkältungen, die durch feuchtes Wetter verursacht sind. Destilliertes Wasser aus süssem Kerbel lindert bei Brustfellentzündung. Zum Würzen werden frische, gehackte Blätter in Suppen, Salaten und Schmorfleisch gelegt. Da das Gewürzkraut süss ist, passt es am besten zu geschmorten Früchten, wobei man wenig Zucker verwenden soll. Die geschälten Wurzeln können roh gerieben oder gekocht gegessen werden. Die getrockneten Samen werden wie Gewürznelken oder Kümmel verwendet.

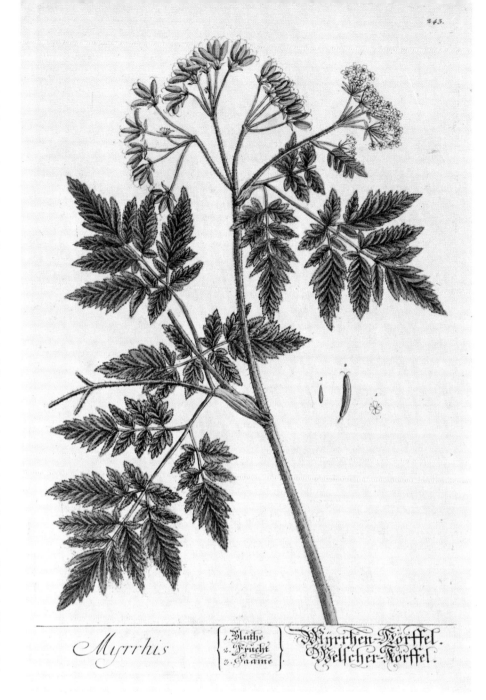

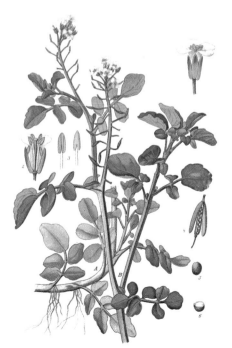

Nasturtium officinale R. Br. *Cruciferae*

◄ **Brunnenkresse**

Brunnenkresse ist eine mehrjährige Wasserpflanze aus den gemässigten Zonen und wächst überall an Wasserläufen und bei Quellen. Brunnenkresse ist eine Kriechpflanze, ziemlich verzweigt, mit kantigem Stengel und länglichen, herzförmigen Blättchen. Oft bildet sie einen auf der Wasseroberfläche schwimmenden Teppich. Brunnenkresse enthält ätherisches Öl und ist eine wertvolle Quelle der Ascorbinsäure. Die ätherischen Öle enthalten hauptsächlich Phenylethiokarbid, Mineralsalze, Jod, Eisen, Kaliumkarbonat und Phosphate, welche der Pflanze den Pfeffergeschmack verleihen. Vitamine A, C, D und E sind vorhanden. Medizinisch ist Kresse bekannt als Mittel gegen Skorbut. Das Kraut wird als pfefferartiges Gewürz für Eier- und Käsesandwiches, als Salat oder in Fleisch- und Gemüsegerichten verwendet. Eine Mischung aus zerriebenen Walnüssen und Brunnenkresse, über gemischten Gemüsesalat gestreut, ergibt eine interessante Variation. Fein gehackt wird sie über Eier mit Mayonnaise verstreut.

Ocimum basilicum L.   *Labiatae*

Basilikum ▶

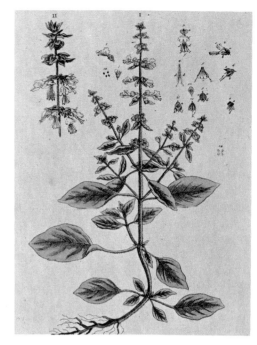

Der Name 'Ocimum' stammt von dem griechischen 'riechen' und wurde dem Kraut seines stechenden Aromas wegen gegeben. Basilikum kommt in der gesamten gemässigten Klimazone vor, obwohl es aus den tropischen Regionen stammt. Eine verwandte Art, *O. sanctum,* ist in der Hindureligion eine heilige Pflanze und wird in Tempeln den Göttern geopfert. Die ganze Pflanze verströmt einen nelkenartigen Duft. Andere Arten riechen nach Zitrone oder Estragon. Die Blätter enthalten Mineralsalze, Vitamine, Enzyme und ein gelblichgrünes, ätherisches Öl (55% Methylchavicol), das nach einiger Zeit kristallisiert und unter dem Namen 'Basilikum-Kampfer' bekannt ist. Die Samen enthalten grosse Mengen von Pflanzenschleim. Ein leichter Teeaufguss der Blätter und Schösslingspitzen wird bei Husten und Erkältungen empfohlen. Ausgepresster Saft oder Paste aus gemahlenen Blättern, zusammen mit *Piper nigrum* (Schwarzem Pfeffer) gemischt, wird bei Malariafieber verabreicht. Der warme Saft kann als Ohrentropfen oder Spülmittel bei Rachenkatarrh angewendet werden, auch örtlich bei Hauterkrankungen und Insektenstichen. Ein Infusum in demulcens der Samen dient als Linderungsmittel bei Durchfall und Ruhr. Das selbe Infusum, regelmässig eingenommen, erhöht Vitalität und Kraft. Als kulinarisches Würzkraut wird Basilikum bei Fisch, Lamm, Wild, Gemüse, Käse und Pizza zugegeben. Frisch gepresste Gemüsesäfte werden durch Beigabe eines Basilikumzweiges angereichert.

Kräutertips
Frische Kräuter in der Luft trocknen, holzige Teile entfernen und im verschlossenen Glas dicht aufbewahren. Kräuter mit Öl anbraten! So schmecken sie besser. Körnerkräuter nur kurz vor Zubereitung der Gerichte pulverisieren und in Öl anbraten!

Origanum vulgare L.   *Labiatae*

▼ Oregano, Dost

Oregano (unten) wird öfters mit Majoran verwechselt. Er ist ein sehr altes Gewürz und wird in Indien zusammen mit anderen ausgewählten Blumen den Hindugöttern zum Opfer dargebracht. Oregano enthält wie Majoran 'oleum majoranum' ein ätherisches Öl, das in der Parfum- und Seifenindustrie verwendet wird. Bei kürzlich angestellten Untersuchungen haben sich bei Oregano, Majoran und deren verwandten Arten cholesterin- und fettsenkende Eigenschaften erwiesen. Daher können diese Kräuter für Diätkost bei ischämischen Herzerkrankungen empfohlen werden. Die Pflanze wirkt auch wurmabführend, besonders bei Maden und Spülwürmern. Blätter und Blüten (getrocknet), in ein warmes Tuch eingeschlagen und äusserlich appliziert, lindern schmerzhafte Schwellungen, Koliken und Rheumaschmerzen. Das Öl wird bei Verzerrungen und Prellungen angewendet. In der Küche werden Pizzas, Tomatengerichte, Auberginen, Zucchetti, Kartoffelsuppe und Wurstwaren mit Oregano gewürzt. Er ist das ideale Gewürz für fette Speisen und Wildgerichte. Für die Beigabe in warmen Gerichten wird empfohlen, frischen Oregano zusammen mit anderen Gewürzen zuerst in Öl anzubraten, bevor die Zutaten beigefügt werden.

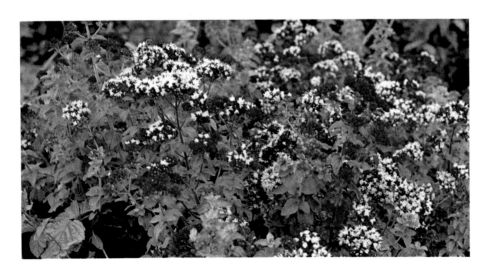

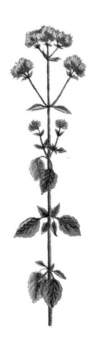

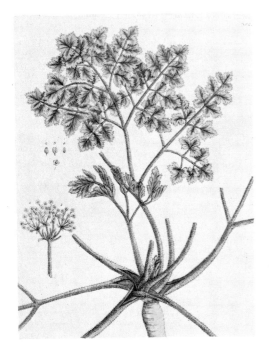

Petroselinum crispum (Mill.) Nym.   *Umbelliferae*

◄ Petersilie

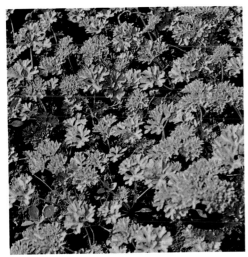

Petersilie ist eine alte Pflanze aus dem Mittelmeerraum. Durch Karl den Grossen wurde sie in Mitteleuropa eingeführt. Es gibt viele Unterarten von Petersilie, einige mit gekräuselten, andere mit glatten Blättern. Hauptsächlich die Blätter werden als Gewürz verwendet, bei einigen Unterarten auch die fleischigen Wurzeln. Im ersten Jahr bildet die Pflanze eine Pfahlwurzel und ein dichtes Büschel fein geteilter Blätter. Im zweiten Jahr wachsen die Blütenstengel und werden bis 80 cm hoch. Die Früchte sind zart, oval, gerillt und zerfallen manchmal in zwei Hälften. Frische Petersilieblätter sind reich an Vit. C; sie enthalten ferner 22% fettes Öl, Zucker, Stärke, 2–7% ätherisches Öl, das hauptsächlich der Wurzel entnommen wird. Dieses Öl ist eine grüne Flüssigkeit, 'Apiol' genannt. Mit dem gleichen Namen wird auch ein kristallines Stearoptin bezeichnet, das Petersiliensamenöl entnommen wird. Letzteres dient als Aromazusatz. Die Blätter weisen Magnesium, Eisen und kleine Mengen Vitamin B_1 und B_2 auf. Apiol wird empfohlen bei ausbleibender und schmerzender Menstruation und dient in Indien als Anti-Malaria-Mittel. Ein Absud der Wurzel wirkt diuretisch bei Personen mit Nierensteinen, Blutandrang im Herzen und Wassersucht. Ein Petersilienumschlag, auf die Milchdrüse aufgelegt, unterbindet die Muttermilchabsonderung. Die Blätter sind windtreibend. Petersilientee hilft ruhrartige Erkrankungen überwinden. Allzu grosse Mengen Petersilie sind gefährlich, da das enthaltene Ölharz die Nervenzentren im Gehirn beeinträchtigen und bei manchen Menschen ein Schwindelgefühl verursachen kann; auch eine plötzliche Senkung des Blutdrucks ist möglich. Grosse Mengen Petersilie sind auch für Leberzellen und Nieren toxisch. Als Gewürz ist Petersilie ein Universalkraut, das zum Garnieren von Speisen Verwendung findet. Kleingeschnitten, mit Senf und hartgekochten Eiern kombiniert, bildet sie einen beliebten Sandwichbelag. Das Kraut verträgt sich mit fast allen anderen Gewürzen gut und kann in jedem Garten angepflanzt werden.

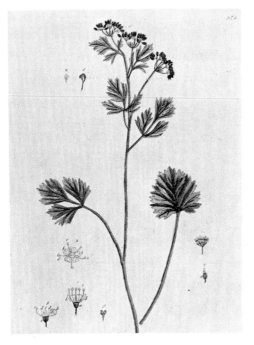

Pimpinella anisum L.   *Umbelliferae*

◄ Anis

Anis kommt im Mittelmeerraum, im Nahen Osten, in Indien, Mexiko und in Teilen von Nordamerika vor. Die Samen enthalten: Protein, ein ätherisches Öl, dessen Hauptbestandteil Anethol ist (80%), ein fettes Öl (10–30%), Kohlehydrate 36,6% (11–14% Zucker); ferner Kalzium, Phosphor, Eisen und viele Vitamine. Die einjährige Pflanze steht aufrecht. Die Stengelblätter sind gegenständig versetzt, die oberen ohne Stiel, fein mit schmallanzettlichen Abschnitten. Die kleinen, cremefarbigen Blüten stehen in mittelgrossen, zusammengesetzten Enddolden. Die Früchte sind grünliche, gerillte Kapseln, aromatisch, 3–5 mm lang. Anispulver und Aniswasser wirken appetitanregend, krampflösend, antiamöbisch und antiparasitisch. Die Wurzel wirkt abführend. Die Samen haben eine geruchhemmende Eigenschaft und können nach den Mahlzeiten gegen Karies gekaut werden. Ein Tee aus den Samen lindert Bronchialkatarrh. Anisöl wird äusserlich bei Kopfweh angewendet. Frische Anisblätter können Salaten beigemischt werden. Die Samen mit ihrem süssholzigen Geschmack werden gewöhnlich zum Würzen von Gebäck, Rotkrautgerichten, Früchtekompott und in der Likörherstellung gebraucht.

Piper Spec.

PFEFFER

Seit der Frühgeschichte hat man des Pfeffers wegen Seewege nach dem Osten gesucht. Die drei wichtigsten tropischen Pfefferarten sind *P. nigrum, P. longum* und *P. cubeba,* die alle sowohl in der Medizin als auch zum Würzen verwendet werden. Zur Gewinnung des schwarzen Pfeffers werden die Fruchtähren gepflückt, wenn die Beeren noch grün und unreif sind. Weisser Pfeffer wird aus den überreifen, roten Früchten gewonnen, welche durch einen Fermentationsvorgang von der äusseren Schale befreit werden. *P. nigrum,* in den tropischen Monsunwäldern Asiens beheimatet, wird heutzutage in den meisten tropischen Ländern angebaut. Er gedeiht am besten in Küstenniederungen auf gut durchlüfteten, humusreichen Böden und bevorzugt schattige Standorte. Andere sehr verbreitete 'falsche' Pfeffersorten wachsen auf strauchartigen oder mittelgrossen Bäumen. Eine davon ist *P. amalago,* ein kleiner Baum, auf den Westindischen Inseln beheimatet. Verwandte 'falsche' Pfefferbäume wachsen in Küstennähe im Mittelmeergebiet. Echter Schwarzpfeffer riecht stark würzig und schmeckt brennend.

Allgemeines

Pfefferarten werden in den Tropen angebaut. Die schwersten Früchte kommen aus Alleppey, Mangalore und Malabar (Indien) und Sri Lanka, Madagaskar, Indonesien und Brasilien.

Vorkommen

Getrocknete Körner des *P. nigrum* enthalten pro 100 g: Proteine 11,5 g, Fett 6,8 g, Kohlehydrate 49,2 g. Mineralien: Kalzium 460 mg, Phosphor 198 mg, Eisen 16,8 mg. Vitamine: Karotin 1080 µg. Der scharfe Geschmack ist durch die Alkaloide Piperin, Chalvicin und Piperidin bedingt.

Inhaltsstoffe

In der indischen Medizin spielt Pfeffer eine wichtige Rolle. Er wirkt appetitanregend, verdauungsfördernd und windtreibend. Das ätherische Öl wird durch die Lungen abgesondert und verringert so Beschwerden bei Rachenkatarrh und Mandelentzündung. Pfeffer lindert Blähungen und reguliert den Stuhlgang. Pulverisierter *P. nigrum,* mit warmer Milch und Zucker getrunken, wird bei Bronchitis, Halsschmerzen und Schnupfen verabreicht. Äusserlich kann eine Pfefferpaste zur Erleichterung von allergischen Schwellungen angewendet werden. Öle, mit schwarzem Pfeffer verarbeitet, werden als Einreibemittel bei Haut- und Rheumaleiden benutzt. Ein warmer Absud kann als Spülungsmittel bei Zahnschmerzen dienen. Da Piperin schweisstreibend wirkt und ähnliche Eigenschaften besitzt wie Chinin, wird Pfeffer auch bei Malaria verabreicht. Piperin hat auch anti-allergische und entzündungshemmende Eigenschaften. Eine kleine Dosis Pfeffer ist bei Harnwegerkrankungen nützlich. *P. longum* wird Kindern bei Durchfall, Husten, Fieber und Bronchitis verschrieben. Zur Kontraktion des Uterus nach der Entbindung wird er in der Diätkost verabreicht.

Medizinisches

Infolge des hohen Preises wird der gepulverte schwarze Pfeffer des Handels häufig verfälscht; es wird deswegen empfohlen, nur Körner zu kaufen. Echter Pfeffer ist das wichtigste Gewürz des Welthandels. Grosse Mengen benötigt die Fleisch- und Fischindustrie. In der westlichen Welt ist die medizinische Verwendung von Pfeffer weniger bekannt als im Osten.

Verwendung

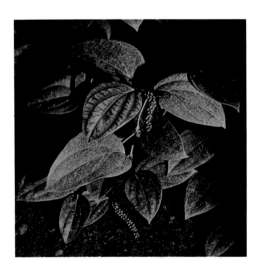

P. longum: (Abb.) Kleine Kriechpflanze mit senkrechten Wurzeln. Zweige: dünn, aufrecht. Obere Blätter: eirund, zugespitzt, stiellos, untere Blätter gestielt. Blüten: winzig, zweigeschlechtlich, in Ähren. Frucht: kleine, schwarzgrünliche Beere in die Spindel eingesenkt und mit den Deckblättern verwachsen. *P. nigrum* (Foto): ausdauernder Kletterstrauch, mit Luftwurzeln. Blätter: oval bis lanzettlich, die unteren rundlich, zugespitzt, lederartig, gestielt, an der Basis herzförmig. Blüten: weiss, einhäusig oder zwittrig, in hängenden Ähren. Frucht: einsamige Steinfrucht, zuerst gelb-grün, dann rot, zuletzt schwarz, bis zu 40 pro Ähre; unreif grün, später gelb, endlich rot.

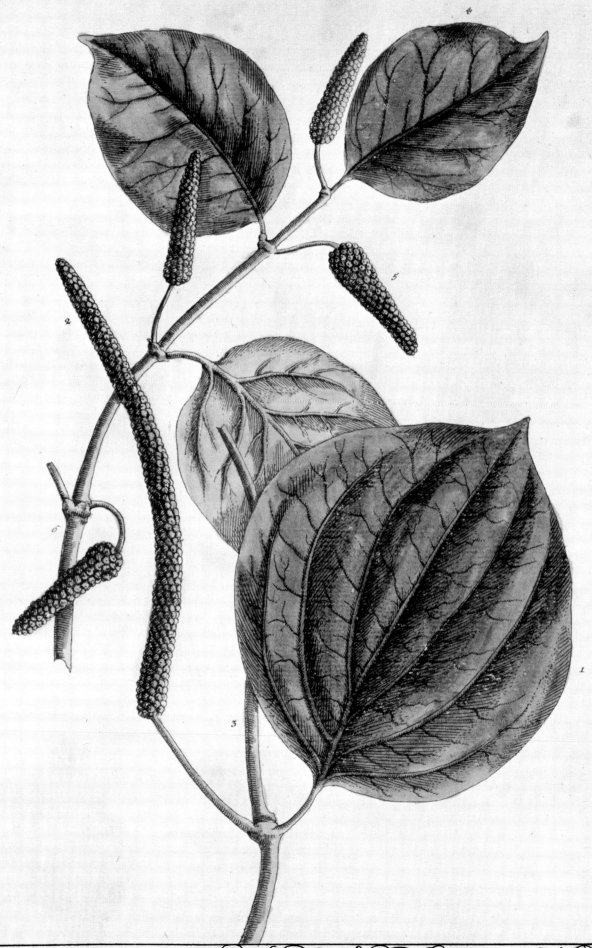

Piper longum. 1.2.3. Herrn Baronet Hans Sloans langer Pfeffer
4.5.6. Der Kramer langer Pfeffer.

Rosmarinus officinalis L. *Labiatae*

Rosmarin ▶

Rosmarin ist ein 1,50 m hoher, ausdauernder, buschiger Strauch mit einem aromatischen, öligen Duft. Er wächst wild über das ganze Mittelmeerbecken verstreut, einschliesslich Kleinasiens und des Gebietes um das Schwarze Meer. Das aus Blättern und Blüten durch Destillation oder Extraktion gewonnene Öl ist Bestandteil vieler Duftstoffe. Die Blätter sind speerförmig, etwas ölig, oberseits grün gepunktet, unterseits grau behaart, etwa 2 cm lang, die Lippenblüten blassblau bis rötlich. Tee aus Rosmarinblättern wirkt anregend, windtreibend und verdauungsfördernd. Zur Linderung von Asthma werden die getrockneten Blätter geraucht. Gegen Rheuma wird *Spiritus Rosmarini* eingerieben. Ein Tonik-Wein (Pfr. Kneipp) wird bei peripheren Durchblutungsstörungen und Altersherz verordnet. Rosmarin ist ein Gewürz, verwendet in heimischen Rezepten aller Mittelmeerländer. Er ist aromatisch in Tomatengerichten und Pizza. In der Türkei und in Bulgarien werden Lamm, Minzfleisch und Fisch mit Rosmarin gewürzt.

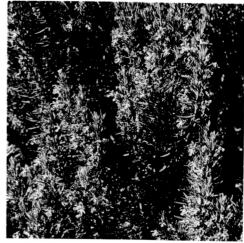

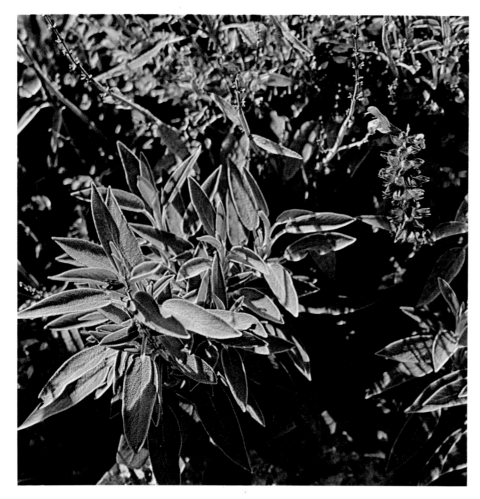

Salvia officinalis L. *Labiatae*

◀ **Salbei**

Die Salbei erhielt ihren Namen vom lateinischen 'salvare' = 'retten, heilen', da sie als medizinisches Kraut hohes Ansehen genoss. Sie ist im Mittelmeer beheimatet, benötigt nur kargen Kalkboden und zieht die Bienen an. Die öligen, behaarten, feingerunzelten Blätter weisen beidseitig ein Adernetz auf. Bei allen Pflanzen mit einem grossen Prozentsatz an ätherischen Ölen ist der Gehalt des Öls je nach Standort, Klima, Lage und Meereshöhe verschieden. Salbeiöl aus Zypern z. B. enthält Eukalyptus, das destillierte englische Salbeiöl 'Cedren'; spanisches Salbeiöl duftet stark nach Lavendel. Das Gewürz hat wärmende und anregende Wirkung. 1 Tasse Aufguss, 3x täglich mit Honig, ist ein wertvoller Trank bei gallsüchtigem Fieber, nervöser Spannung, Nachtschweiss bei Tuberkulose und Angina. Ein Tee, 40 Tage eingenommen, dient er als Blutreinigungskur. Zerstossene Salbeiblätter, in Essig eingelegt, werden bei Verstauchungen und Quetschungen heiss appliziert. Die Blätter, 5 Min. in Portwein gekocht, dienen als Gurgelwasser. Das Kraut – immer sparsam verwendet – wird zum Würzen von Schweine- und Kalbfleisch, Innereien und Koteletten genutzt.

Sinapis alba (L.) Koch *Cruciferae*

Senf ▶

Senf wird hauptsächlich aus *S. alba* (weisser Senf) und *S. nigra* (schwarzer Senf) gewonnen. Senfsamen enthalten pro 100 g: Proteine 20,09 g, Fett 39,7 g, Kohlehydrate 23,8 g. Mineralien: Kalzium 490 mg, Phosphor 700 mg, Eisen 17,9 mg; Schwefel und Vitamine in kleinen Mengen. Äusserlich wirkt Senföl als antiparasitisches Einreibemittel bei Nesselsucht, Ekzemen und Pilzinfektionen. Seit alters hat sich *S. alba* bei Entzündungen der Atmungsorgane sowie bei Hexenschuss bewährt. Senfwickel sind bei Brustschmerzen, Atembeschwerden und Rheuma indiziert, sollten nur 20 Min. aufgelegt werden. Senfpaste besitzt mächtige antiallergische Eigenschaften und kann äusserlich bei Abszessen, Hautjucken und geschwollenen Gelenken angewendet werden. Junge Senfblätter können wie Spinat gekocht und mit Eigerichten serviert werden. Als Kochmittel ist Senföl bei Fettstoffwechselstörungen, Blähungen und Bronchitis indiziert, jedoch bei Magengeschwüren, Dysurie, Gastritis und Hyperazidität kontra-indiziert.

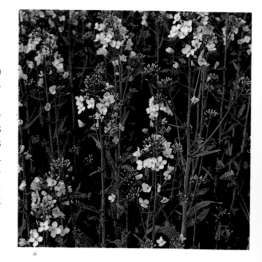

Tamarindus indica L.   *Leguminosac*

Tamarinde ►

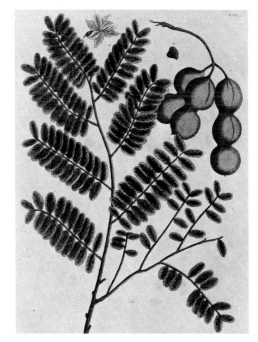

Tamarindenbäume werden als Schattenspender entlang subtropischen Strassen gepflanzt. Die im Handel angebotene frische Tamarinde ist eine teilweise getrocknete, zerstückelte, klebrige Masse von Schoten ohne Samen. Der Baum wächst bis zu 25 m Höhe und hat eine dichte Krone. Die Blätter bestehen aus 10–15 paarig gefiederten, eiförmigen Blättchen. Die Früchte, leicht gebogene und 8–15 cm lange Hülsen, sind unreif grün und sauer, reif dunkelbraun und süsslich-sauer. Die Samen sind glänzend braun. Die breiige Masse (Fruchtfleisch) enthält u. a. Vitamine, 12% Weinsäure, 4% Zitronensäure, Apfel- und Essigsäure und 30% Zucker mit etwas Pektin und andere Substanzen. Die Samen selbst enthalten Albumin, Säuren, Fett, Kohlehydrate, Faserstoff und Mineralrückstände – Phosphor und Stickstoff. Die Frucht enthält Spuren von Oxalsäure. Der frische Fruchtfleischsaft, mit Zucker und etwas Salz gemischt, wird bei Sonnenstich, Fieber, Gallenbeschwerden und akutem Durchfall verabreicht. Er ist wirksam als Gegenmittel bei Vergiftung durch den Stechapfel (*Datura stramonium*) und auch bei Alkoholvergiftung und Alkoholrausch. Die Rinde ist zusammenziehend und wird als Fiebermittel benutzt. Die Rindenasche kann bei Verdauungskolik und Wasserverlust eingenommen werden. Die Samen nimmt man in den Tropen als Hausmittel gegen Ruhr. Der Blattsaft wird bei Harnbrennen, Gallenfieber und Gelbsucht verabreicht. Als Wurmmittel (Madenwürmer) bei Kindern ist ein Absud gebräuchlich. Tamarinde würzt Chutneys, Suppen und Gemüsegerichte. Patienten mit Magengeschwüren sollten sie meiden, da Geschwüre durch ein Übermass an Tamarinde hervorgerufen werden können. Tamarinde eignet sich zum Einlegen von Fisch und in Saucen zu Wasserwildgerichten.

Tamarix gallica L.   *Tamaricaceae*

Tamariske ►

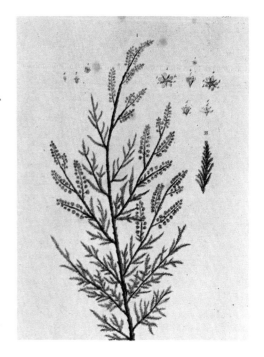

T. gallica ist eine in Persien, Afghanistan und Indien bekannte Pflanze. Sie kommt, in Flussnähe und an Meeresküsten vor. Auf ihren Zweigen sitzen, durch Insektenstiche verursacht, kleine, knotige Wucherungen, 'Galläpfel' genannt. Diese sind kugelförmig, von der Grösse einer Muskatnuss. Der gesellig-wachsende, kleine Baum ist verholzt und rötlich. Die winzigen Blätter sind gescheitelt, spitz, farnartig, die Blüten meist zweigeschlechtlich, weiss oder rosa, dichtgedrängt, in schmalen Ähren am Zweigende. Die Galläpfel auf den Zweigen produzieren Gerbsäure. Verflüssigt wird Tamariskenmanna zu einer mehr oder weniger festen Masse von honigartiger Konsistenz. Dieses 'Manna' ist Bestandteil von Hustensäften und wird auch zur Regulierung des Stuhlgangs empfohlen. Tamariskenmanna enthält Rohrzucker, Invertzucker, Dextrin und Wasser. Ein Infusum aus der Rinde der Zweige und der Galläpfel ist ein wirksames Mundspülmittel bei Mundschleimhautentzündung; es kann auch zur Bekämpfung von Durchfall und Ruhr getrunken sowie äusserlich zum Ausspülen der Vagina bei weissem Ausfluss benutzt werden. Rinde und Galläpfel sind wesentliche Bestandteile in Hämorrhoidensalben – besonders zur Heilung von geschwürartigen Hämorrhoiden und Rissen zu empfehlen. Eine Paste aus den Blättern wird bei Vergrösserung der Milz und der Leber äusserlich aufgelegt.

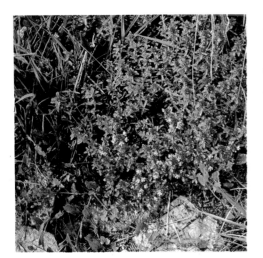

Thymus vulgaris L.   *Labiatae*

◄ Thymian

Thymian war eines der vielen kostbaren, ägyptischen Einbalsamierungsgewürze. Alle Thymiansorten sind klein, hocharomatisch, mehrjährig und liefern eine der gesündesten Honigsorten. In der Medizin ist Thymiansirup ein Heilmittel für trockenen, stossweisen Husten und für Bronchialbeschwerden (2 Teelöffel des Krauts pro Tasse Wasser zum Kochen bringen). 'Thymol', ein Bestandteil des ätherischen Öls, ist stark keimtötend; die Eitererreger werden bereits in einer Lösung von 1:3000 in ihrer Entwicklung gehemmt. Die Droge hat gärungs- und fäulniswidrige Eigenschaften; sie wird in Form von Gurgelwasser (gegen Gingivitis, Stomatitis) angewendet. Thymian wird in der Küche in Pizzas, Fleischpasteten, Lamm-, Fisch- und Wildgerichten und Pilzsaucen verwendet. Er eignet sich gut für Geflügelfüllungen und Linsengerichte. Thymian ist Bestandteil des 'bouquet garni'. Er soll sparsam benutzt und mit den Speisen mitgekocht werden. Frauen sollten Thymian während einer Schwangerschaft vermeiden.

Trigonella foenum-graecum L.   *Fabaceae*

Bockshornklee ▶

Bockshornklee kommt auf Wiesen und Feldern in ganz Südeuropa, Kleinasien, Ägypten, Westasien, Indien und Pakistan vor. Die Anpflanzung erfolgt nach der Regenzeit durch Aussaat der Samen auf leichten Böden. Die Samen enthalten Trigonellin, Cholin, Saponin, einen gelbfärbenden Stoff, festes Öl, Protein, Fett, Harz, Flavone und Pflanzenschleim. Beim Verbrennen macht der Mineralrückstand etwa 7% aus. Dieser ist reich an Phosphorsäure und Eisen. Da auch Phosphate, Lecithin und Nucleoalbumin vorhanden sind, ähnelt seine Zusammensetzung der von Dorschleberöl (Lebertran). Die frische Pflanze 77% Wasser; die getrocknete Pflanze enthält: Ätherextrakt 4,8%, Protein 16,21%, lösliche Kohlehydrate 56,11%, Zellulose 11,51%. Das Protein enthält Globulin und Albumin. Charakteristisch für dieses Globulin ist ein überraschend hoher Gehalt an Histidin ($4\frac{1}{2}$ mal so hoch als im Durchschnitt bei anderen verwandten Globulinen von hülsentragenden Samen). Das Albuminmolekül scheint Phosphor und Schwefel zu enthalten. In dieser Hinsicht nähert sich die Zusammensetzung der des Kaseins der Milch. Die Alkaloide der Bockshornkleesamen und die Alkaloide des Dorschleberöls haben eine ähnliche Wirkungsweise – eine Stimulierung des Nervensystems. Bockshornkleesamen fördern den Aufbaustoffwechsel, genau wie Dorschleberöl; folglich werden sie bei neurasthenischen Beschwerden und allgemeiner Schwäche empfohlen. Die gebackenen Samen allein werden zur Bekämpfung von Blähungen, Ruhr, Kolik und Durchfall verwendet. Um bei Frauen das Zusammenziehen der Gebärmutter nach der Entbindung zu bewirken, werden sie dem Dessert beigefügt. Eine Paste aus zerriebenen Blättern und Samen wird auf entzündete Stellen aufgetragen. Ausserdem wird sie benutzt, um Haarausfall aufzuhalten. Die geschnittenen Blätter und die zarten Triebe würzen Suppen. Die Samen können gebacken und den Speisen beigegeben werden. Der Klee würzt Kebab, Gemüsespeisen und Gulasch.

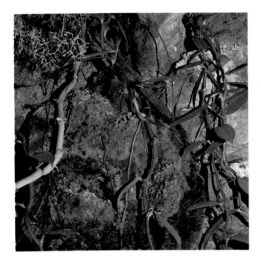

Vanilla planifolia Andr.   *Orchidaceae*

◀ **Vanille**

Die Vanille ist in den Küstenwäldern des tropischen Amerika beheimatet und ist eine kletternde Orchidee. Bei den Wildarten, die auf Baumstämmen wachsen (mit oder ohne Blätter), geschieht die Bestäubung durch Bienen, aber auch durch Colibris. Die Einheimischen Mexikos benutzen die Pflanze seit eh und je als herzstärkendes Mittel, das Angst beseitigt und Kraft verleiht. Die Vanille im Handel ist die Schote dieser Kletterpflanze. Nach langer Behandlung und Gärung in luftdichten Behältern ('Schwitzprozess') werden die Vanilleschoten mit einem Kristallguss von aromatischer Schärfe bedeckt. Das Aroma rührt von einer Substanz, dem Vanillin, her, die in einer Flüssigkeit enthalten ist, welche allmählich die ganze Frucht durchdringt und sich kristallin auf der Aussenseite der Schote absetzt. Die Pflanze wird in den Tropen beider Hemisphären angebaut und erfordert einen an organischen Stoffen reichen Boden in schattiger Lage. Die Schoten können wiederholt benutzt werden, vorausgesetzt, sie werden immer wieder gewaschen und zusammen mit Zucker in einem Gefäss verschlossen. Medizinische Wirkung: windtreibend, stimulierend; verbessert die Nierentätigkeit. In der Küche wird Vanille in Desserts und in Cremen verwendet. Die Vanille wird als Geschmackszusatz zu Schokoladen, Speiseeis und Konditoreiwaren und bei der Likörfabrikation verwendet. Heute hat die synthetische Vanille-Essenz die echte Vanille grösstenteils verdrängt.

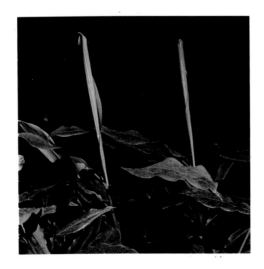

Zingiber officinale Rosc.   *Zingiberaceae*

▶ **Ingwer**

Seit prähistorischen Zeiten findet Ingwer in den Tropen und Subtropen Verwendung. Ingwer stammt aus China und Indien und ist eines der wichtigsten Gewürze. Die Pflanze ist mehrjährig, mit langen Blättern und dicken, geschuppten, abzweigenden Wurzelstöcken. Sie bringt meistens gelbe Blüten mit purpurfarbenen Lippen hervor. Ingwer wird sowohl frisch als auch getrocknet verwendet. Zur Herstellung des getrockneten Ingwers werden die Wurzelstöcke in Wasser oder Milch gekocht und an der Sonne getrocknet. Getrockneter Ingwer enthält 1–3% ätherisches Öl und den Bitterstoff Gingerol, ferner Harz, Stärke, Mineralrückstände usw. Das Gewürz wirkt magenstärkend, speicheltreibend, verdauungsfördernd, schleimlösend und entzündungshemmend. Zur besseren Verdauung soll vor der Mahlzeit nasser Ingwer mit etwas Salz gekaut werden. Ingwerpaste, mit Milch und Zucker gekocht, dient als Haustrank bei Erkältungen und Schnupfen. Getrockneter Ingwer ist geeignet in Diäten für Rheumakranke. Die Einnahme einer allmählich steigenden Dosis Ingwer wird bei rheumatischen Herz und anderen Entzündungserkrankungen empfohlen. Man beginnt mit 10 g pro Tag zusammen mit der gleichen Menge Zucker. Die gesteigerte Dosis ist der individuellen Verträglichkeit anzupassen. Überraschend ist, dass Ingwer einerseits bei chronischem Durchfall, andererseits bei chronischer Verstopfung hilft. Ingwer wird in der Küche zum Würzen von Chutneys, Eingelegtem, Lebkuchen, Biskuits, Curry, Nachspeisen und in einigen Fleischgerichten verwendet. Bekannt sind auch Getränke wie Ingwerbier (in England) und Gingerale.

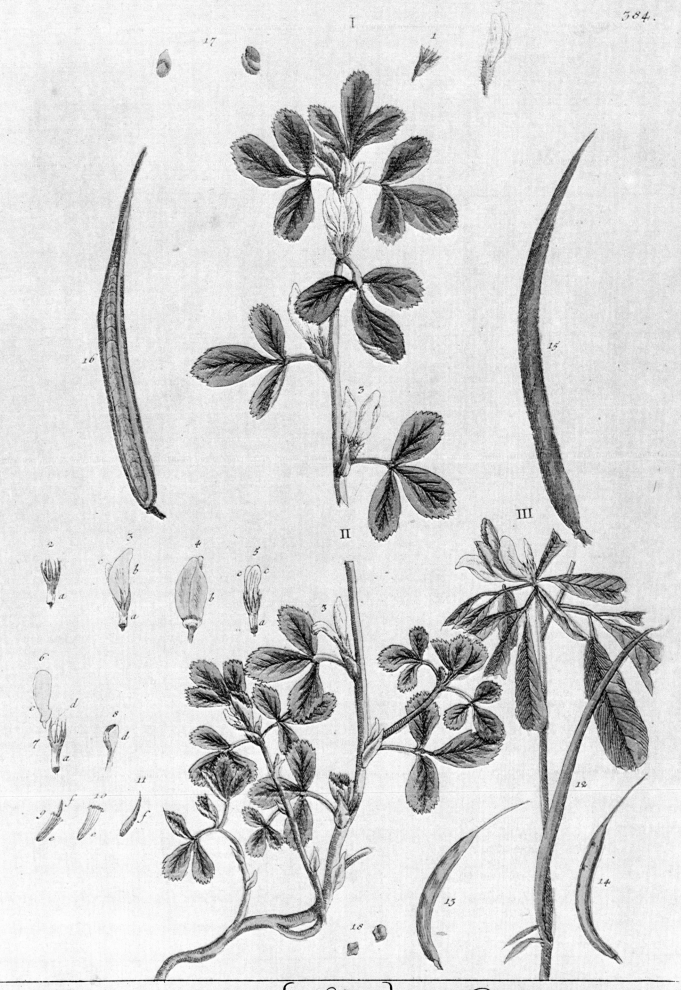

Foenum Graecum. $\begin{Bmatrix} 1\text{-}11. \text{ Blüthe} \\ 12\text{-}16. \text{ Frücht} \\ 17.18. \text{ Saame} \end{Bmatrix}$ Bockshorn.

Ayurvedische Arzneiformen pflanzlicher Heilmittel

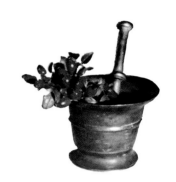

Saft

Grüne Blätter, zarte Triebe und rohe Früchte der Heilkräuter werden gesammelt, mit Wasser gut gewaschen und zerkleinert. In einem Mörser wird dann das Ganze zu einem feinen Brei zerstossen. Man gibt davon Bällchen in dünnen feinen Stoff und presst durch leichten Druck mit der Hand den Saft aus. Die Dosis für Saft beträgt in der Regel 1–2 Esslöffel 2–3mal täglich. Um den Geschmack zu verbessern, kann man Zucker, Honig, Milch oder Salz hinzufügen.

Paste

Blüten, Knospen, rohe Früchte, nussartige Samen (nötigenfalls in Wasser einweichen), Blätter und zarte Triebe werden gereinigt, gewaschen und in einem Mörser zerstossen. Um das Ganze etwas feuchter zu machen, kann die Masse mit Wasser benetzt werden, bis schliesslich eine feine Paste entsteht. Zur innerlichen Anwendung werden 5–10 g der Paste mit Honig, Zucker oder Salz versetzt. Danach kann mit Wasser, Tee oder Milch nachgespült werden.

Pulver

Die getrockneten Früchte und Blätter sowie Rinde und Wurzeln der Pflanze werden gesäubert und dann mit einem Küchenmixer oder per Hand in einem eisernen Mörser pulverisiert. Das Pulver wird durch ein Sieb oder einen dünnen Baumwollstoff gefiltert. Man nimmt es in einer Dosis von 3–6 g, 2–3mal täglich, mit Wasser, Milch oder Tee.

Auszug & Aufguss

Aromatische Kräuter, Blüten und Früchte, die wasserlösliche und hitzeempfindliche Viramine besitzen, werden in kleine Stücke geschnitten oder zu einem groben Pulver verarbeitet. 10–20 g desselben lässt man mit einer Tasse Wasser in einem Stahl-, Glas- oder Porzellangefäss eine Nacht oder 10-12 Stunden zugedeckt ziehen. Dann wird der Ansatz mit den Fingern ausgedrückt und durch ein feines Netz oder dünnen Stoff gefiltert. Salz, Zucker, Honig oder Milch können je nach Verordnung dazu gegeben werden. Für den Aufguss werden weiche, zarte und aromatische Teile der Pflanzen zu einem groben Pulver verarbeitet. 10–20 g davon in ein oder zwei Tassen heisses Wasser gegeben und abgedeckt. Diesen Ansatz lässt man 3–5 Minuten kochen oder 10–20 Minuten ziehen. Danach wird er abgesiebt und als Tee getrunken.

Infusum & Milch-Infusum

Man benötigt ein grobes Pulver aus trockenen Blättern sowie Rinde, Triebe und Wurzeln der Pflanze. 25–50 g davon werden auf einen Liter Wasser gegeben und bis auf einen Rest von ca. 250 ml eingekocht. Dies kann als Tee auf ein oder zwei Mal verteilt mit Zucker, Milch oder Zitrone eingenommen werden.
Das Milch-Infusum wird gewonnen wie das Infusum. Nüsse (z.B. Mandeln), getrocknete Früchte (Feigen, Datteln, Trauben), Knollen (Knoblauch) und Wurzeln (Ingwer) werden in kleine Stücke geschnitten. 20–25 g davon gibt man in einen Liter Milch und kocht es solange, bis sich das Volumen durch Verdampfen auf 250 ml verringert hat.

Dekokt (Flüssiger Extrakt)

Man bereitet sich ein grobes Pulver aus den Kräutern und bewahrt es in einer Dose für den raschen Gebrauch auf. 25–50 g davon weicht man in 200–400 ml Wasser 10–12 Stunden lang ein, dann kocht man den Ansatz bis auf etwa 50–100 ml Flüssigkeit ein. Man siebt ihn ab und trinkt es als Tee mit Milch, Zucker oder Zitrone. Dosis: je nach Vorschrift, 2–3mal täglich.

Alkoholische Gärung

Ein flüssiger Extrakt der Kräuter, Früchte oder Samen wird wie oben beschrieben hergestellt. 40–60% Zucker oder «jaggery» wird dazugegeben. Das Pulver von einigen aromatischen Kräutern (Safran, Zimt, Tamalblätter, Kardamom) wird darauf gestreut und das Ganze bei Zimmertemperatur in einem Glas- oder Porzellangefäss 30–40 Tage lang stehen gelassen. Um den Vorgang zu beschleunigen, kann Hefe dazu gegeben werden. Danach wird der Ansatz gefiltert und in Flaschen aufbewahrt. Von diesem Mittel nimmt man 2–4 Esslöffel mit Wasser verdünnt nach den Hauptmahlzeiten ein.

Kleine Terminologie

Adstringens: zusammenziehend wirkendes Mittel zur äusserlichen Anwendung, das durch Entquellung von Eiweissen der obersten Gewebeschichten zur Bildung einer schützenden Membran führt.

Akne: Hauterkrankung mit Pustel- oder Abszessbildung.

Allergie: Durch sensibilisierte Antigenantikörperreaktion wird eine Entzündung ausgelöst, d. h. unerwartete Reaktionen des Organismus auf bestimmte körperfremde Stoffe.

Anämie: Verminderung der Gesamtmenge von Hämoglobin und Erythrozyten im Blut. Zahlreiche Unterarten bestehen.

Anasarka: Ansammlung von Gewebsflüssigkeit vor allem in der Haut und im Unterhautbindegewebe.

Angina: nicht spezifische infektiöse Entzündung des lymphatischen Rachenringes, insbesondere der Gaumenmandeln.

Angina pectoris (vera): Engbrüstigkeit: gürtelförmige Schmerzen um die Brust, die über das linke Schultergelenk bis in den linken Arm und in die Finger ausstrahlen (Stenokardie) infolge veränderter Herzkranzgefässe, so dass es über eine Verminderung der Durchblutung in den Herzkranzgefässen zu einem Sauerstoffmangel des Herzmuskels kommt.

Apoplexie: Gehirnschlag, Lungenschlag oder Herzschlag; öfters wegen Arteriosklerose der Hirngefässe, Hochdruckkrankheit, Hirnembolie, ischämische Erweichung des Hirngewebes usw.

Arteriosklerose: Erkrankung der Arterien, durch Eiweiss-, Lipid- und Kalkablagerungen sowie Geschwürbildung gekennzeichnet. Verschiedene Einflüsse verantwortlich, z. B. Altern der Gefässe, Ernährungsstörungen im weitesten Sinne, Stoffwechselstörungen (Hypercholesterinämie), Nikotin, Infektionen usw.

Arthritis: Gelenkentzündung, fibrinös oder eitrig: führt zu Versteifung.

Atheromatose/Atherosklerose: Teilbild der Arteriosklerose. Verfettung in den tieferen Schichten der Gefässwandung.

Bauchwassersucht: Wasseransammlung in der freien Bauchhöhle, verursacht durch Kreislaufstörungen usw.

Blutgerinnungszeit: die Zeit, die vom Augenblick der Blutentnahme bis zum ersten Eintritt nachweislicher Gerinnung notwendig ist.

Blutplasma: Unter Abkühlung durch Zentrifugieren gewonnene Blutflüssigkeit ohne Blutkörper.

Blutungsübel: Bezeichnung für alle mit Blutungsneigung verbundenen Erkrankungen.

Coryza/Corrhiza: Schnupfen

Darmresorption: Aufnahme von Nährstoffen (Fette, Eiweisse, Kohlehydrate) sowie von anorganischen Salzen und von Wasser über das Epithel der Darmwand in die Blutkapillaren der Darmschleimhaut oder in die Lymphgefässe. Die Aufnahme der organischen Nährstoffe ist nur möglich nach deren enzymatischer Spaltung in Fettsäuren, Glyzerin, Aminosäuren, Monosaccharide usw.

Dehydratation: Flüssigkeitsentzug oder -mangel. Biologisch wichtige Reaktion, die durch Enzyme, Hydratasen und Dehydratasen in einer Gleichgewichtsreaktion erfolgt. Diese sind am Abbau und Aufbau der Kohlehydrate, Fettsäuren, Aminosäuren und der anderen Stoffgruppen beteiligt.

Dengue: tropisches Siebentagefieber; Erreger sind Viren.

Diabetes mellitus: Zuckerkrankheit infolge absoluten bzw. relativen Mangels an Insulin.

Divertikulose: Erschlaffung des Dickdarms mit sackförmigen Ausstülpungen.

Dysmenorrhoe: schmerzhafte Regelblutung. Ursachen mannigfalti.

Dyspepsie: Verdauungsstörung mit Appetitlosigkeit, Brechreiz, Durchfall usw.

Dysurie: Erschwertes Wasserlassen.

Elektrolyte: Verbindungen wie Säuren, Basen und Salze, die in wässeriger Lösung oder in der Schmelze dissoziiert sind, den elektrischen Strom leiten und der Elektrolyse unterworfen werden können.

Endokrinsystem: System der endokrinen Drüsen und ihrer Sekrete, der Hormone.

Enzyme: katalytisch wirksame Eiweisse. Durch ihre Teilnahme an chemischen Umsetzungen werden Richtung und Geschwindigkeit der Reaktionsfolge bestimmt.

Eosinophilie: In der Regel ein Allergiezeichen gegen fremdartige Eiweissstoffe im Blut oder im Gewebe, bzw. Exsudat bei Wurmkrankheiten, Nesselsucht, Asthma usw.

Epilepsie: Krampfanfälle, Fallsucht, verursacht durch unspezifische Reaktion des Gehirns auf chemische oder physikalische Gifte. Der Anfall kann durch Reizerscheinungen eingeleitet werden. Es folgt manchmal Bewusstlosigkeit, Blutdrucksturz, Krampf der Muskulatur, starre Pupillen, danach Schlaf.

Gelbsucht: Infektiöse Lebererkrankung

Gicht: Stoffwechselkrankheit in Form einer Arthritis, meist in den Gelenken.

Gingivitis: Entzündung des Zahnfleisches

Glutaminsäure: kommt im Gehirn reichlich vor; wichtiger Eiweissbaustein (Weizen, Maiskleber, Sojaprotein); spielt eine wichtige Rolle im Gehirnstoffwechsel. Glutaminsäuren steigern die geistige Leistung. Glutaminsäuren beeinflussen auch die psychischen Funktionen des Gehirns.

Gonorrhoe: Tripper, Geschlechtskrankheit

Hypercholesterinämie: Erhöhung des Cholesteringehalts im Blutplasma.

Hyperglykämie: Vermehrung des Blutzuckers über 120 mg%.

Hyperlipämie: erhöhter Gehalt an fettartigen Stoffen (Lipiden) im Blut: entsteht bei einer Störung des Gleichgewichts zwischen Synthese und Abbau.

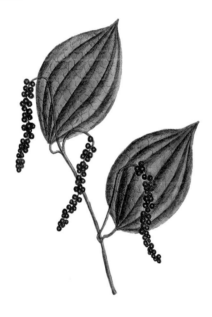

Piper nigrum, Schwarzpfeffer

Hyper... = zuviel
Hypo... = zuwenig, reduziert

Hyperthyreodismus: vermehrte Funktion der Schilddrüse mit Steigerung der Stoffwechselprozesse.

Ischias: Schmerzen, verursacht meist durch Nervenwurzelkompression in der Region der Lendenwirbel.

Karbunkeln: mehrere ineinander übergehende Furunkel, vorwiegend am Nacken.

Lebertran: hochungesättigte Fettsäuren, reich an Vit. A und D, vorwiegend aus Leberöl von Dorsch, Kabeljau, Schellfisch.

Lumbago: Hexenschuss

Malabsorptionssyndrom: zusammenfassende Bezeichnung für alle Krankheiten, die mit verminderter Resorption der Nährstoffe aus dem Magen-Darm-Kanal im Sinne einer Verdauungsinsuffizienz einhergehen.

Malaria: tropische Krankheit, durch Anopheles Mosquito auf Menschen übertragen. Typisches Rhythmusfieber mit Schweissausbrüchen, Anämie, Milzschwellung; häufig rekurrierend.

Menorrhagie: verlängerte, verstärkte Regelblutung

Metabolismus: Stoffwechsel

Nachtblindheit: auch Hemeralopie genannt: Funktionsstörung der Augennetzhaut, genetisch oder durch Vit. A/Karotin-Defizit verursacht, auch durch Störung der Resorption und Verarbeitung in Darm und Leber.

Nephritis: Nierenentzündung. Prognose vom Grundleiden abhängig; öfters Folge von Streptokokkeninfektion.

Nesselsucht: Allergiekrankheit/Urticaria

Neuralgie: Nervenschmerz

Neurasthenie: vegetative Nervenstörungen mit Leistungsabfall, Reizbarkeit, Schlaflosigkeit, Vergesslichkeit; meist durch Überforderung und Überlastung verursacht.

Pankreas: Bauchspeicheldrüse

Psoriasis: Schuppenflechte

Pulpitis: Entzündung des Zahnmarkes, verursacht durch Karies, Streuherde, Paradontitiden, Frakturen usw.

Pyodermia: eitrige Entzündungen der Haut, durch Staphylo- und Streptokokken, seltener durch andere Erreger verursacht.

Pyorrhoe: eitriger Ausfluss

Rachitis: Bezeichnung für Vit.-D-Mangelkrankheit. Störung des Phosphorkalkstoffwechsels.

Rheumatismus: weit gefasster Begriff für entzündliche Allgemeinerkrankung der Gelenke mit Neigung zur Versteifung, oft durch Streuherd bedingt, häufig im Mandel-Kiefer-Rachenraum lokalisiert.

Rippenfellentzündung: Pleuritis. Brustfellentzündung mit schleppender, schmerzhafter Atmung.

Senilität: Rückgang der geistigen Fähigkeiten beim Alterungsprozess.

Sinusitis: Entzündung eines Hirnblutleiters

Skabies: Krätze

Skorbut: Vit.-C-(Ascorbinsäure) Mangel Krankheit. Symptome: Müdigkeit, Zahnfleischbluten, Verhornung der Haarfollikel, Blutungsneigung, Verlust der Zähne, Gingivitis usw.

Speichel (Spül-): erstes körpereigenes Produkt, mit dem die Nahrung im Mund in Berührung kommt. Der ph-Wert schwankt zwischen 5,6 und 7,6. Der Speichel besteht zu 99,5% aus Wasser, Natrium, Kalium, Kalzium, Magnesium, Chlor, Hydrogenkarbonat und Phosphationen, Muzin, Spuren von Harnstoff.

Stoffwechsel: Aufbau der Körpersubstanz aus der resorbierten Nahrung, gefolgt von deren Umbau und von deren Abbau zwecks Energiegewinnung.

Stomatitis: Mundentzündung

Styptika: Mittel gegen Diarrhoe

Thrombose: Durch Bildung eines Thrombus (Blutpfropfbildung) in den Gefässen oder im Herzen hervorgerufene Behinderung oder Aufhebung der Strömung in der Blutbahn.

Traumatische Entzündung/Trauma: Wundverletzung, in weiterer Bedeutung für «Unfall» gebraucht. Gewalteinwirkung von aussen auf den Körper.

Tumor: entzündliche Geschwulst, gutartig oder bösartig.

Typhus: Durch eine Salmonella Bakterie verursachte Infektionskrankheit, durch Lebensmittel oder fäkal-oral von Mensch zu Mensch übertragbar, charakterisiert durch Fieberverlauf, Milzschwellung, Durchfall. Verschiedene Verlaufsformen.

Urämie: Harnvergiftung durch Niereninsuffizienz. Es bestehen Kopfschmerzen, Dyspepsia, Anämie, Erbrechen, Haut- und Nasenblutungen, anfallsweise Atemnot, schliesslich Koma.

Urogenitalsystem: Geschlechtssystem

Uterus: Gebärmutter

Uteruskontraktion: Zusammenziehen der Gebärmutter

Virushepatitis (infektiöse Hepatitis): Übertragbare Leberentzündung.

Terminologie, mit Erlaubnis von Georg Thieme Verlag, Stuttgart Zetkin/Schaldach, Wörterbuch der Medizin, 6. Auflage

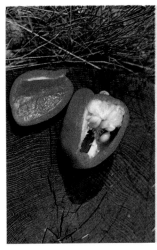

medizinisch –
botanisches
GLOSSARIUM

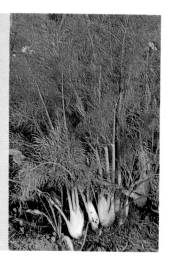

Aakerbeere 128
Abführmittel 60, 71, 74, 108, 114, 116, 120
Abszess 84, 146, 150, 164, 169, 181, 184, 190
Abtreibende Mittel 60, 61, 84, 88, 184
Acer saccharum 43
Actinidia chinensis 84
Ahornsirup 43
Akne 71
Alkohol 38, 191
Allergie (siehe auch Antiallergikum)
    64, 190
Allergische Schwellungen 188
Allergische Stiche 72
Allium cepa 164
Allium sativum 165
Allium schoenoprasum 165
Altersbeschwerden 21–24, 84, 114, 178
Altersherz 190
Anacardium occidentale 72
Anämie 56, 104, 112, 152, 158, 176
Ananas comosus 88
Ananas 88
Anästhetische Gewürze 143, 175
Andropogon citratus 174
Anethum Spec. 166
Angina 71, 190
Angina pectoris 134, 163
Anis 187
Annona squamosa 84
Anregungsmittel 136, 174
Anthriscus silvestris 168
Antiallergikum 62, 175, 176, 180, 188
Antifertilität 60, 154, 181
Antihidrotikum 181
Antiparasitische Mittel 62, 64, 74, 84, 134,
    172, 176, 180, 187, 190, 191
Antiseptische Mittel 64, 74, 172, 178, 181, 187
Apfel 104
Appetitanregung 102, 143, 158, 171, 172, 181, 187,
    190
Appetitlosigkeit 178
Aprikose 112
Arachis hypogaea 60
Areca catechu 74
Armoracia rusticana 168
Artemisia absinthium 168
Arteriosklerose 59, 141, 165
Arthritis 72
Artischocke 142
Artocarpus Spec. 46
Asparagus officinalis 144
Aspergillus flavus 70
Asthma 100, 110, 156, 176, 184, 185, 190
Atherosklerose 59, 134, 160, 165
Atmungsschwierigkeiten 76, 164, 172, 175, 176,
    181, 182, 190
Aubergine 156
Augen 60, 80
Augenkraft 71, 80
Augenspülung 148
Avena sativa 47
Avocadobirne 87
Ayurveda 10, 11–18

Bäckereigewürze 169, 171, 172, 174, 175, 187, 192

Ballaststoffe 26, 57, 141, 158
Banane 46, 56
Bandwurm 71, 74, 118
Basilikum 186
Bauchschmerzen siehe Kolik
Bauchwassersucht 122
Baustoffe 29
Baumwollsamen 61
Beckenentzündung 80
Beckenstauung 163, 193
Bertholetia excelsa 70
Betelnussbaum 74
Bettnässen 78
Beruhigungsmittel 74, 86, 144
Bindehautentzündung 148, 174
Biokatalysoren 163
Birne 86
Blähungen 92, 94, 163, 165, 166, 171, 172, 174, 178,
    182, 188, 190, 192
Blasenleiden 148, 181
Blutaufbau 85, 108, 142, 152, 158
Blutbildung 70, 83, 85
Blutdruck, zu hoch 60, 61, 68, 164, 168, 171, 176
Blutdruck, zu niedrig 184
Bluterguss 181
Blutfleckenkrankheit 166
Bluthusten 110
Blutplasma 16, 64
Blutstillend 56, 98, 116, 128, 134, 142, 143, 144, 150, 176
Blutungskrankheiten 56, 142, 144
Blutzirkulation 138, 141, 165
Bockshornklee 192
Bohne 143
Borago officinalis 169
Borretsch 169
Brandwunden 80, 84, 98, 100, 148, 171
Brasilnuss 70
Brassica rapa 62
Brechreiz 94, 158
Brechmittel 68, 184
Brombeere 126
Bronchialasthma, siehe Asthma
Bronchialkatarrh 62, 187
Bronchitis 62, 80, 86, 116, 156, 169, 178, 188, 191
Brotfrucht 46
Brüche 165
Brunnenkresse 185
Brustfellentzündung 185
Brustschmerzen 166, 190
Bruststauung 64, 116, 175

Calendula officinalis 169
Camellia thea sinensis 134
Capparis spinosa 171
Capsicum annuum 146
Carica papaya 84
Carthamus tinctorius 60
Carum carvi 171
Cassia lignea 172
Castanea sativa 76
Cayennepfeffer 146
Ceratonia siliqua 42, 49
Chili 170
Cholera 174
Cholesterin 41, 52, 59, 61, 66

Chrom 195
Chrysanthemum majus 171
Cicer arietinum 46
Cichorium endivia 148
Cinnamomum 172
Citrullus lanatus 90
Citrus limon 94
Citrus sinensis 92
Claviceps purpurea 47
Cocos nucifera 64
Coffea arabica 136
Cola nitida 174
Coriandrum sativum 174
Corrhiza 184
Corylus avellana 78
Crocus sativus 175
Cucumis melo 96
Cucumis sativus 150
Curcuma Spec. 176
Currywurz 176
Cydonia oblonga 98
Cymbopogon Spec. 174
Cynara scolymus 142

Darmblähung/Gasbildung 92, 94
Darmflora 163, 165
Darmkatarrh 90, 100
Darmkolik 92, 94, 171
Darmbeschwerden 90, 106, 120, 165
Darmperistaltik 84, 104, 126
Darmschleimhaut 110
Dattelpalme 110
Daucus carota 143
Dehydratation 92
Dengue 62
Desinfektionsmittel siehe Antiseptika
Diabetes, 47, 52, 54, 60, 61, 70, 76, 80, 87, 150,
    154, 156, 160, 176
Diabetes im Frühstadium 74, 172
Diarrhoe, chronische 94, 120
Diätetik 14
Dickdarmleiden 85, 100, 164
Dicke Bohne 160
Dill 166
Distelöl 60
Drüsenmittel 56, 59, 70, 71, 165
Durchblutungsstörungen 136, 176, 190
Durchfall (Kinder) 49, 118, 120, 156
Durchfall 46, 57, 76, 86, 92, 94, 98, 102, 158, 164,
    165, 166, 172, 186, 191, 192
Durstgefühl 174, 175
Dyosperis kaki 85
Dysmenorrhoe 86
Dyspepsie 84, 87, 114
Dysurie 96, 190

Echinocloa frumentacea 47
Ekzem 47, 60, 71, 96
Eier 38
Eierfrucht 156
Eiterungsmittel 169
Eiweiss 33
Elaeis guineensis 66
Elektrolythaushalt 83, 96, 128

Eleusine coracona 47
Elletaria cardamomum 178
Empfängnisverhütende Mittel 88, 154, 181
Endivie 148
Endokrinsystem 59, 70, 71, 165
Energiespender 40, 72, 80, 130
Entbindung 156, 171, 172, 192
Entzündungshemmende Mittel 164, 176, 181, 188
Enzyme 41, 84, 100, 163, 168
Eosinophilie 176
Epilepsie 62, 86
Erbrechen 62, 68, 94, 128, 148, 164, 172, 174, 175, 178
Erbse 152
Erdbeere 102
Erdnuss 60
Erkältung 71, 86, 164, 175, 176, 181, 182, 184, 185, 192
Ernährung, Allgemeines 11–18, 25–38
Erythroxylen coca 174
Eugenia caryophyllata 19, 175

Feigenbaum 100
Feigenkaktus 86
Fenchel 180
Fette 31, 59
Fettstoffwechsel 52, 59, 84, 165, 190
Fettsucht, Fettleibigkeit 41, 47, 54, 61, 156
Fettverdauung 84
Ficus carica 100
Fieber 76, 92, 94, 108, 122, 124, 174, 191
Fleisch 18
Flüssigkeiten 23, 34
Foeniculum vulgare 180
Fragaria vesca 102
Frostbeulen 102
Früchte 27, 83
Furunkeln 50, 94, 184
Fussschwellungen 168

Galaktosämie 40
Gallebeschwerden 148, 152, 191
Gallenflussfördernd 68, 86, 128, 142, 152, 158, 169
Gallenstein 68
Gartenmelone 96
Gasbildung, siehe Blähungen
Gastritis 56, 190
Gastroenteritis 174
Gebärmutter, siehe auch Uteruskontraktion 74, 143, 171, 172, 192
Geburtsmittel 80, 171, 172, 192
Gedächtnisschwäche 178
Gefässverengend 78
Gegengift 72, 191
Gegenreizmittel 64, 146, 191
Gehirnkrankheiten 104, 165
Gehirnschlag 59, 163, 164, 165
Geistesschwäche 70
Gelbsucht 92, 122, 128, 148, 152, 158, 169, 182, 191
Gelenkschmerzen 141, 166
Gemüse, Allgemeines 27, 141
Gerste 45, 47
Geschwüre 76, 87, 92, 94, 100, 150, 169, 176, 185
Gewürze, Allgemeines 163
Gewürznelke 19, 175
Gicht 102, 124, 143
Glukosestoffwechsel 172
Glutaminsäure 130
Glycine soja 60, 180
Gonorrhoe 86, 98, 172
Granatapfel 118
Grippe 84, 85
Grundnahrungsmittel 44, 45, 46
Gurgelwasser 122, 126, 134, 170, 190
Gurke 150

Haarausfall 192
Haarmittel 66, 116
Hafer 47
Halsentzündungen 71, 76, 108, 122, 128, 170, 188, 190
Hämoglobin 158
Hämorrhagie, siehe Blutstillend
Hämorrhoiden 16, 18, 76, 100, 122, 156, 164, 172, 174, 191
Harnblasenentzündung 98

Harngriess 96, 100, 102
Harnleiden 124, 148, 150, 172, 178, 181, 188
Harnröhrenleiden 90, 98, 150
Harntreibende Mittel 88, 122, 138, 182, 186
Harnverhaltung 169, 181
Haselnuss 78
Hautausschlag, siehe Ekzem
Hauterkrankungen 16, 47, 62, 71, 96, 98, 150, 186
Hautjucken 190
Hautmittel 66, 80, 143, 150, 176, 182
Hautwassersucht 64, 72, 143
Heidelbeere 87
Helianthus annuus 61
Hepatitis, infektiöse 94, 148
Herzerkrankungen 59, 60, 61, 84, 112, 160, 163, 178, 186
Herzinsuffizienz 64
Herzklopfen 144
Herz-Lungen 178
Herzmuskelinfarkt 134
Herzödem 134
Herz, rheumatisches 192
Hexenschuss 72, 174
Hibiscus 181
Himbeere 128
Hirnschlag 59, 61, 163, 164, 165
Hirse 47
Hopfen 132
Hordeum vulgare 45, 47
Hormone, siehe Endokrinsystem
Hornhauttrübung 110
Hühneraugen 72
Hülsenfrüchte 46, 49, 60, 141, 143, 160
Humulus lupulus 132
Husten 50, 62, 76, 86, 88, 108, 156, 164, 176, 180, 186, 191
Hyperazidität 66
Hypercholesterinämie 60, 68, 165, 186
Hypergläkämie 165
Hyperlipämie 60, 160, 165, 186
Hypermotilität 156
Hypothyreodismus 60
Hysoppus officinalis 181

Indisches Zitronengras 174
Infektionskrankheiten 84, 85, 146
Ingwer 192
Insektenstich 169, 186
Insulin 41, 163
Ischias 72, 144

Jod 35, 199
Jodenthaltend 56, 168, 185, 199
Johannisbeere 122
Johannisbrot 49
Juglans regia 71
Juniperus communis 181

Kaffee 136
Kakao 138
Kaki 85
Kalorienbedarf 22, 29, 44, 46
Kapern 171
Karbunkeln 92, 166
Kardamome 178
Karies 134, 146, 175, 180, 187
Karobbaum 49
Karotte 143
Kartoffel 45, 50
Kaschunuss 72
Kastanienbaum 76
Katarrh, siehe Erkältung
Kehlkopfentzündung 134
Kerbel 168
Keuchhusten 86, 116, 184
Kichererbse 46
Kirsche 86
Kiwi 84
Klimakterium 175
Knoblauch 165
Knochenaufbau 16, 104, 141, 143, 154
Kobalt 199
Kokain 174
Kokospalme 64
Kolanuss 70, 174
Kolik 62, 171, 175, 185, 186, 192

Konzentrationsschwäche 178
Kopfschmerzen 172, 187
Koriander 174
Koronararterie 59
Körperaufbau 154, 160
Krebsmittel (in Forschung) 70, 72, 142
Kreislaufbeschwerden 176, 178, 184
Kümmel 171
Kupfer 195
Kürbis (Zucchetti) 142

Lactuca Spec. 143
Lähmungen 144
Lattich 143
Laurus nobilis 184
Leberandrang 90
Lebermittel 104, 122, 142, 148, 191
Lebertranersatz 66, 192
Lebervergrösserung 148
Lens esculentum 46
Lepra 72
Levisticum officinale 182
Liebstöckel 182
Linsen 46
Lorbeer 184
Lungentuberkulose 64, 71, 87, 110, 178
Lycopersicon lycopersicum 152

Magen-Darmsekretion 62, 84, 98, 114, 136
Magengeschwür 48, 50, 52, 56, 64, 66, 87, 118
Magenkrämpfe 168, 174
Magenmittel 50, 165, 166, 178, 180
Magenschleimhautentzündung 118, 148, 184
Magnesium 199
Mahonia aquifolium 85
Mais 45, 54
Majoran 184
Majorana hortensis 184
Malabsorptionssyndrom 18, 102
Malaria 94, 186, 187, 188
Malus silvestris 104
Malz 47, 132
Mandelentzündung 172, 188
Mandelnuss 80
Mangan 195
Mangifera indica 85
Mango 85
Marienblatt 171
Masern 60, 169
Maulbeere 108
Meerrettich 168
Melone, Garten- 96
Menorrhagie 74
Menstruation 61, 72, 87, 88, 172, 175, 184, 187
Mespilus germanica 106
Metabolismus 70
Migräne 47
Milch 17, 18
Milchfördernde Mittel 46, 50, 142, 166, 171
Milchhemmend 187
Milzvergrösserung 148, 191
Minderresorption 47
Mineralsalze 34
Mispelbaum 106
Mittelohrentzündung 166
Mohrenhirse 47
Moltebeere 128
Molybdenum 199
Morus Spec. 108
Mundhöhlenentzündung 100, 108, 172
Mundschleimhautentzündung 76, 191
Mungbohne 46
Musa Spec. 46, 56
Muskatnuss 185
Muskelaufbau 47, 70
Muskelverspannung 181
Muttermilch, siehe Milchfördernd
Muzinsekretion 56
Myristica fragrans 184
Myrrhis odorata 185

Nachtschweiss 190
Narbenbildung 68

Narkoticum 174, 184
Nasentropfen 164
Nasturtium officinale 185
Nelke (Gewürz-) 19, 175
Nephritis 180
Nervenentzündung 144
Nervensystem 52, 71, 72, 74, 80, 134, 144, 156, 172, 175, 190, 192
Nespoli 106
Nesselsucht 176, 190
Netzhaut, Augen- 60
Neuralgie 47, 80, 172
Nierenentzündung 181, 192
Nierenerkrankungen 21, 47, 64, 143, 150, 187
Nierenstein 100, 102, 116, 124, 143, 150, 169, 178, 187
Nierentätigkeit, Verbessern der 136, 138, 144, 192
Nierenversagen 96, 150
Nüsse, Allgemeines 70
Nux vomica 70

Ocimum basilicum 186
Ödeme, siehe Wassersucht
Öle, Allgemeines 31, 59
Ölpalme 66
Ohrentropfen 166, 184, 186
Olea europaea 68
Olive 68
Opium 143
Opuntia ficus indica 86
Orange 92
Oregano 186
Organe, innere 59, 141
Origanum vulgare 186
Oryza sativa 48
Osteoporose 28

Panicum miliaceum 47
Pankreasleiden 84
Papaya 84
Paprika 146
Passiflora Spec. 86
Passionsfrucht 86
Pastinak 140
Pennisetum glaucum 47
Persea americana 87
Petersilie 187
Petroselinum Spec. 187
Pfeffer 188
Pfirsich 116
Pflaume 114
Phaseolis aureus 46
Phaseolis mungo 46
Phaseolis vulgaris 143
Phoenix dactylifera 110
Pilztötende Mittel 64, 190
Pimpinella anisum 187
Piper Spec. 6, 188, 199
Pistazie 70
Pisum sativum 154
Potenz, männliche 61, 144
Prellungen 186
Prostata 142
Prunus amygdalus 80
Prunus armeniaca 112
Prunus avium 86
Prunus cerasus 86
Prunus domestica 114
Prunus persica 116
Puffbohne 160
Pulpitis 175
Punica granatum 118
Pyrus communis 87
Pyrus malus 104

Quetschungen 181, 184
Quininersatz 188
Quitte 98

Rachenkatarrh 134, 186, 188
Rachitis 68, 71
Rapsöl 62
Rekonvaleszente 110
Reproduktive Organe 66, 78

Resorption, schlechte 165
Rhabarber 120
Rheum Spec. 120
Rheumatische Erkrankungen 47, 70, 102, 192
Rheuma-Massagemittel 62, 92, 146, 188
Rheumatische Schmerzen 48, 146, 166, 172, 174, 186, 188, 190
Reis 45, 48
Ribes spicatum 122
Ribes uva-crispa 124
Ringelblume 169
Roggen 47
Rorippa nasturtium 185
Rosmarinus officinalis 190
Rubus caesius 126
Rubus idaeus 128
Rückenschmerzen 80
Ruhr 62, 86, 102, 118, 128, 180, 186, 187, 191, 192

Saccharum officinarum 40
Saflor 60
Safran 175
Salat 37, 143
Salbei 190
Salvia officinalis 190
Samenbildung 66, 78
Säuglingsnahrung 56
Säure-Basen-Haushalt 26, 38, 76, 124, 128, 141
Scandix cerefolium 168
Schilddrüse 56, 60
Schimmelpilz 70
Schlaganfall 59, 163, 164, 165
Schlankheitskuren 56
Schleimhaut 156, 163
Schluckauf 94
Schnittlauch 165
Schnupfen 165, 175, 176, 188, 192
Schuppenflechte 72
Schwächezustand 85, 192
Schwangerschaft 70
Schweissausbrüche 181
Schweisstreibend 88, 108, 174, 186, 188, 190
Schwellungen, entzündete 169, 186
Secale cereale 47
Sedative Früchte 86, 132
Selenium 199
Senf 190
Sesam 61
Sesamum indicum 61
Sinapis Spec. 190
Sinusitis 175
Skabies 96
Skorbut 50, 72, 84, 92, 152, 185
Sodbrennen 64
Soja 60, 180
Solanum licopersicum 152
Solanum melongena 156
Solanum tuberosum 50
Sonnenblume 61
Sonnenbrand 143, 150
Sonnenstich 85, 94, 114, 148, 164, 191
Sorghum 46
Spanischer Pfeffer 146
Spargel 144
Speichel 114, 118, 124, 146, 170
Speicheldrüsen 74
Spinacia oleracea 158
Spinat 158
Spurenelemente 199
Stachelbeere 124
Stamina 70
Stärkungsmittel 110, 114, 158
Sterilität 87
Stimmungsaufheller 74
Stimulans 70, 74, 134, 136, 138, 185
Stoffwechsel 18, 70, 83, 156, 192
Stoffwechselkrankheiten 156, 165, 190
Stomatitis 191
Stoppelrübe 39
Stress 74, 130
Stuhlbeschwerden 126, 141, 158, 191
Styptikum 142
Süssdolde 185
Syzygium aromaticum 19, 175

Tamarinde 191
Tamarindus indica 191

Tamariske 191
Tamarix gallica 191
Tee 134
Theobroma cacao 138
Thrombose, siehe auch Herz 165
Thymian 191
Thymus vulgaris 191
Tomate 152
Traumatische Entzündung 176
Trigonella foenum-graecum 163, 192
Triticum aestivum 52
Tuberkulose 64, 190
Tumor 16
Typhus 104

Übelkeit 62, 124, 128, 148, 171, 172, 174, 175
Untergewicht 87
Urämie 150
Urdbohne 46
Urinbrennen 191
Uterusblutung 72
Uteruskontraktion 156, 171, 172, 188

Vaccinium myrtillus 87
Vanilla planifolia 192
Vanille 192
Venenstauung 76
Verbrennung 50, 84, 98, 100, 148
Verdauungsfördernd 76, 84, 90, 104, 112, 168, 180
Verdauungskolik 191
Verdauungsleiden 85, 143, 158, 171, 172, 176, 178, 185
Vergiftung 68, 72, 191
Verhütungsmittel 154, 181
Verstauchung 62, 146, 190
Verstopfung 57, 84, 100, 122, 165, 168, 192
Verzerrungen 186
Vicia faba 160
Vitalität 46, 49, 72, 80, 186
Vitaminhaushalt 23, 36, 37, 141
Vitaminmangel 83, 88, 92, 94, 141, 146, 158
Vitis vinifera 130

Wacholder 181
Wachstumsalter 50, 56, 71, 84, 116, 154, 160
Walnuss 71
Warzen 72, 84
Wasser 34
Wasserentzug 112, 191
Wassermelone 90
Wassersucht 38, 56, 90, 112, 143, 144
Wein 17, 130, 133
Weinrebe 130
Weissfluss 71, 74, 80, 87, 191
Weizen, Weizenkleie 52
Wermut 168
Wiesenkerbel 168
Windpocken 169
Windtreibende Mittel siehe Blähungen
Wundheilmittel 76, 104, 169, 176
Wurmmittel 64, 71, 90, 108, 116, 118, 166, 168, 186

Ysop 181

Zahnbelag 128
Zahnfleischleiden 84, 88, 94, 100, 102, 108, 118, 126, 172, 191
Zahnschmerzen 146, 172, 184, 188
Zea mays 54
Zellaufbau 83, 122, 158
Zellulose 57
Zerrungen 184
Zimt 172
Zingiber officinale 192
Zink 199
Zinn 199
Zitrone 94
Zitronengras 174
Zucchetti 142
Zucker 30, 41
Zuckerapfel 84
Zuckerreiche Mittel 40, 49
Zuckerrohr 40
Zwiebel 164

Obwohl die Spurenelemente in unserer Nahrung nur in minimaler Menge vorkommen, spielen sie doch eine stabilisierende Rolle im Organismus und sind lebensnotwendig. Die Forschung hat auf diesem Gebiet wichtige Erkenntnisse über die metabolischen Funktionen der Spurenelemente in der menschlichen Nahrung vermittelt. Es wird angenommen, dass die Wechselwirkung zwischen der Einnahme einiger dieser Spurenelemente und dem Vorkommen anderer toxischer Elemente industrieller und technischer Herkunft in der Umwelt viel grösser ist, als man bisher glaubte. Die WHO zitiert folgendes Beispiel: «Das Element *Selenium* ist in der Biosphäre ungleich verteilt. Blutproben von Venezolanern zeigen einen achtfach höheren Seleniumspiegel als solche der Schweden. Elemente und Spurenelemente als Nahrungsmitteln beeinflussen sich gegenseitig und manifestieren sich im Gewebespiegel des menschlichen Organismus, was darauf hindeutet, dass das Toleranzniveau des einen Elementes vom Anteil oder Mangel des andern in der Nahrungskette oder in der Umwelt abhängt.»

Spurenelemente sind äusserst wichtig für stillende Mütter und Kleinkinder. Die Entwicklung des Fötus ist deutlich beeinflusst von der Versorgung mit Spurenelementen der Mutter. So benötigt eine Frau während der ersten Hälfte der Schwangerschaft 0,8 mg *Eisen* täglich. In der zweiten Hälfte steigt der Bedarf auf 3,0 mg pro Tag.

Zinkmangel führt zu Wachstumsstopp, zu sexuellem Infantilismus bei Jugendlichen und verlangsamt die Wundheilung. Wichtig ist ein ausgewogener Zinkhaushalt auch für Personen über 45 Jahre. Die Zinkaufnahme geschieht durch den Darm. Zink kommt in tierischer Nahrung häufiger vor als in pflanzlicher. Getreidearten und die meisten Gemüse enthalten aber Phytate, welche Zink mit Hilfe von Kalzium binden können und auf diese Weise die biologische Verfügbarkeit des Zinks reduzieren. Zinkmangel während einer Schwangerschaft kann zu Missbildungen beim Fötus führen. Zinkverlust durch Schwitzen oder Harnlassen muss ersetzt werden. Rindfleisch, Schweinefleisch, Lamm und Fisch enthalten Zink. Blattgemüse dagegen ist zinkarm. (2 μg/g Frischgewicht.) Säuglinge und Kleinkinder benötigen 5–12 mg Zink pro Tag, Jugendliche 14–28 mg und Schwangere bis 54 mg täglich.

Kupfermangel ist bei Erwachsenen selten zu beobachten; bei Kleinkindern ruft er 'Menkes-Syndrome' (gekräuseltes Haar) hervor. Es wird jedoch vermutet, dass Kupfermangel mit spezifischen klinischen Syndromen in Zusammenhang steht. Kleinkinder und Säuglinge, die nur Kuhmilch zu trinken bekamen, litten an ernsten Anämien und benötigten eine sofortige Kupfer- und Eisentherapie. Kinder zwischen 6 und 10 Jahren brauchen 40 μg Kupfer/kg Körpergewicht in der täglichen Nahrung. Für männliche Erwachsene dagegen sind 30 μg/kg Gewicht ausreichend. Chronische Diarrhoe bei Säuglingen kann ein Anzeichen von Kupfermangel sein.

Reich an Kupfer sind: Leber, Muscheln, Fisch, grünes Gemüse (100 μg/100 kcal) und Emmentaler Käse. Arm an Kupfer sind die übrigen Käsesorten, Milch, Lammfleisch, Rindfleisch, Brot und Zerealien.

Was das Element *Chrom* betrifft, ist zu unterscheiden zwischen einfachen Chromsalzen und organischen Chromverbindungen, die in der Nahrung vorkommen. Es gibt Anhaltspunkte dafür, dass Chrommangel im menschlichen Organismus auf folgende Ursachen zurückzuführen ist:
a) niedriger Chromspiegel im Harn
b) niedrige Chromkonzentration in den Haaren
c) fehlende Chromspiegelerhöhung nach Glukose- oder Insulinaufnahme
d) Schwächung der Glukose-Toleranz
Es wird angenommen, dass das Protein-/Kalorien-Gleichgewicht bei Chromspiegelerschöpfung eine wichtige Rolle spielt. Chrommangel ist hauptsächlich bei Insulinabhängigen Diabetikern und Schwangeren zu beobachten, oder als Folge einseitiger Kost.

Ausschliesslicher *Seleniummangel* bringt eine Degeneration der Bauchspeicheldrüse mit sich. In Tierversuchen hat man festgestellt, dass bei völligem Fehlen von Selenium degenerative Veränderungen am Skelett und am Herzmuskel eintreten. Da Selenium auf der Erde nicht gleichmässig verteilt vorkommt, wird vermutet, dass Menschen, die in Gebieten mit geringem Seleniumvorkommen (z. B. in den USA) wohnen, eher zu Krebserkrankungen neigen. In diesem Zusammenhang sind weitere Forschungen notwendig. Sicher ist, dass Seleniummangel Karies beschleunigt. Seleniumüberschuss ruft arthritische Symptome, Vergrösserung der Leber und Dermatitis hervor. Selenium kommt in Meeresfrüchten, Nieren, Fleisch, Vollkornreis und Getreide vor. Gemüse und Früchte sind seleniumarm. Selenium ist notwendig für die Aufrechterhaltung der Membranen und beeinflusst auch die Synthese von Eiweiss und Glutathion. Die täglich erforderliche Menge beträgt 0,04 bis 0,10 mg/kg Nahrung. Das Erhitzen eliminiert Selenium.

Kobalt ist im menschlichen Organismus nur physiologisch aktiv in Form von Vitamin B_{12}, hängt also von der Versorgung mit Vitamin B_{12} ab. Zuviel Kobalt im Wasser oder im Boden ruft Kropfbildung hervor. 200–300 mg täglich wirken toxisch.

Fast immer ist *Magnesiummangel* die Folge einer Krankheit und zeitigt Symptome, die entweder mit der Krankheit und/oder mit der Magnesiuminsuffizienz zusammenhängen: chronische Resorptions-Syndrome, chronische Niereninsuffizienz, Alkoholismus, gestörte Stoffwechselvorgänge (Eiweiss-/Kalorieneinnahme). Bei einem Mangel an Magnesium können die Zellen Kalium nicht zurückhalten: Die Folge ist vermehrte Harnabsonderung mit gleichzeitigem Kalziumverlust. Eine Magnesiumtherapie ist demnach erst dann möglich, wenn das Kalium-Kalium-Gleichgewicht wieder hergestellt ist. Magnesium spielt eine Rolle in Reaktionen, die den Phosphat-Transfer einschliessen, und ist wichtig für die strukturelle Stabilisation der Nukleinsäuren. Magnesium kommt in Pflanzen reichlich vor. Erwachsene brauchen täglich 120 mg/1000 kcal, Kinder 200 mg und Kleinkinder unter 1 Jahr 40–70 mg.

Molybdenum kommt in Gemüsen, Fleisch und Hülsenfrüchten vor. Molybdenum ist eine Komponente verschiedener Enzyme. Die Nahrung sollte 2 μg/kg Körpergewicht im Tag enthalten. Eine zu grosse Menge ruft Gicht hervor und wird auch mit zu hoher Serum-Harnsäure-Konzentration und Xanthine-Oxidase-Aktivitäten in Zusammenhang gebracht.

Vanadium stellt ein unentbehrliches Spurenelement dar. Das Fehlen von Vanadium hat bei Hühnern zu Federnverlust geführt und bei Ratten das Wachstum verhindert. Positiv wurde eine Anregung des Wachstums beobachtet, sobald Vanadium der Nahrung der Ratten zugesetzt wurde. Hohe Konzentrationen von Vanadium reduzieren die Biosynthese von Cholesterin in der Leber

Die Spurenelemente

und vermögen das Cholesterin in der Hauptschlagader zu mobilisieren. Bei jungen Männern stellte man eine wichtige Verminderung des Plasmacholesterins bei einer Einnahme von 125 mg täglich fest. Diese Verminderung hängt offensichtlich mit dem Alter zusammen. Vanadium, in Form von Staub und Rauch, durchdringt die Lungen leicht; toxische Mengen beeinträchtigen die Enzymsysteme. Die Forschung ist in vollem Gange.

Der tägliche Bedarf an *Zinn* beträgt 3,6 mg. Zinnmangel ist beim Menschen nicht bekannt. Toxisch wird Zinn, wenn die Dosis 5–7 mg/kg Körpergewicht beträgt. Deswegen werden vermehrt Konservenbüchsen mit einer Schicht Lack vom Inhalt getrennt.

Jod brauchen wir 100–150 μg im Tag. Ein sehr hoher Fluoridgehalt des Wassers bei Männern kann zu einer Verkalkung der Aorta (Hauptschlagader) und bei Frauen zu einer Verminderung der Osteoporose führen.

Boron stimuliert die Leber und wird gut resorbiert vom Magen-Darm-Trakt. Täglicher Bedarf: 3 mg bei 4000 kcal. Mehr als 100 mg pro Tag wirken toxisch. Boron ist in der Nahrung nicht in toxischen Mengen zu finden. Lediglich Borsäure wird als ungeeigneter Nahrungsmittelzusatz erwähnt (WHO/FAO).

Mangan, von dem wir 2–3 mg/Tag benötigen, kommt in Vollkornzerealien, Nüssen, Leguminosen und grünen Blattgemüsen vor. 1 Tasse Tee enthält 1,3 mg.

Die neuesten Forschungsergebnisse betreffend *Nickel* deuten darauf hin, dass wahrscheinlich auch Nickel für den Menschen eine essentielle Rolle spielt.

Kadmium kommt in der Biosphäre vor. Wo der Boden einen sauren ph-Wert aufweist, nehmen die Pflanzen Kadmium auf. Dünger, zum Beispiel Superphosphat, kann 15–21 μg/g enthalten. Noch grösser ist die Konzentration in Jauche: 369 μg/g Trockengewicht! Auch in weichem Wasser kommt Kadmium vor. Wasser, das über Nacht in galvanisierten Leitungen gestanden hat, weist Kadmium auf; auch gewisse Plastikrohre enthalten Kadmium. Werden solche Rohre bei der Nahrungsmittelherstellung verwendet, kann Kadmium in die

(Fortsetzung, S. 200)

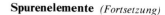

Allergische Krankheiten: Erdbeere, Feige, Rhabarber, Rapsöl, Baumwollsamenöl
Arteriosklerose: Colaprodukte
Asthma: Kardamom
Augenleiden: Safloröl, Wassermelone (unreif)
Blutdruck, hoher: Kaffee, Tee, Haselnuss, Palmöl, Baumwollsamenölprodukte, Kardamom, Muskatnuss
Blutdruck, niedriger: Petersilie, Kümmelblätter
Blutungsneigung: Safloröl, Mandelnuss, Walnuss, Knoblauch, Melone, (unreif, sauer)
Cholesterinspiegel, hoher: Palmöl und alle gesättigte Öle
Diabetes: Wein, Palmöl, Kartoffel
Durchfall, chronischer: Erbse, Dicke Bohne
Dyspepsie: Erdnussöl
Dysurie: Senföl, saure Melonenarten
Epilepsie: Rhabarber, Rapsöl
Gastritis: Erdnussöl, Senföl, Granatapfel
Gehirnleiden: Petersilie, Muskatnuss
Gicht: Rhabarber
Halsschwellungen: Chili
Hämorrhoiden: Chili
Harnsäurestörungen: Rhabarber
Harnstoffspiegel, im Blute, erhöhter: Dicke Bohne
Harnwegleiden: Capsicum, Chili, unreife Melonen
Hautausschlag: Rapsöl
Herzkrankheiten: Palmöl, Kokospalmöl, Cola-Produkte
Hyperazidität: Aubergine, Spinat, Senf
Krampfleiden: Muskatnuss
Krebsartige Krankheiten: Kaffee
Magenbeschwerden, allgemeine: Chili, Mais, Safloröl, Rapsöl, Aubergine, Senf
Magengeschwüre: Senf, Granatapfel, Tee, Aubergine, Spinat, Tamarinde, Meerrettich
Magenschleimhautentzündung: Aubergine, Dicke Bohne
Neuralgische Krankheiten: Petersilie, Erbse, Mais, Betelnuss, Kaffee
Neurose: Cola-Produkte, Wein, Erbse
Nierenkolik: Tomate, Paprika
Nierenschwäche: Haselnuss, Melone (sauer)
Nierensteine: Tomate
Oxalatsteine: Spinat, Rhabarber, Tomate
Resorptionssyndrom: Aubergine, Dicke Bohne (Puffbohne), Weizen
Schilddrüsenüberfunktion: Tee, Kaffee
Schilddrüsenunterfunktion: Soja, (kalt)
Schwangerschaft: Baumwollsamenölprodukte, «Pommes Chips» im Paket, Sesamöl, Ananas, Zuckerapfel, Hibiscus, Thymian, Wacholder, Lorbeer (Beeren)
Verdauungsschwierigkeiten: Rapsöl

Nahrungsmittel eindringen. Wenn man bedenkt, dass maximal 500 µg Kadmium die Toleranzgrenze bilden, kann man die Folgen ahnen. Die Kadmium-Halbwertzeit liegt zwischen 16 und 33 Jahren. Es wurde festgestellt, dass eine wichtige Wechselwirkung zwischen Kadmium und Zink besteht. Tierversuche haben ergeben, dass Zink kadmiuminduzierten Bluthochdruck bei Ratten aufheben kann.

Bisher konnten keine nutritiven Effekte des *Bleis* festgestellt werden. Bleikonzentrationen in der Nahrung reichen von 200–300 µg täglich in den USA bis zu 400 µg in Westeuropa. Hohe Bleiwerte können anormale metabolische Änderungen verursachen.

Quecksilber kommt in der Umwelt in physikalischen und chemischen Formen vor. Die Giftigkeit des Quecksilbers variiert stark in seinen organischen Formen. Methyl- und Ethyl-Quecksilber sind sehr giftig; sie können in Fisch vorkommen; Quecksilberverbindungen in andern Lebensmitteln tragen zur Erhöhung des Quecksilberspiegels bei. Tierexperimente beweisen, dass Seleniumverbindungen als Gegengift bei organischen und anorganischen Quecksilberverbindungen wirken.

Der *Lithium*gehalt des Wassers und der Gemüsearten variiert von Region zu Region. Diese Tatsache wurde neulich mit dem Härtegrad des Wassers in Zusammenhang gebracht. Feldstudien betreffend die Häufigkeit von Atherosklerose zeigen, dass die Verbreitung dieser Krankheit sich indirekt proportional zum Lithiumspiegel im Wasser verhält.

Zusammenfassend sei festgehalten, dass die Qualität der Nahrungsmittel heute vermehrt abhängig ist von folgenden Faktoren:
– Änderungen in der landwirtschaftlichen Technologie
– Vermehrter Gebrauch von chemischen Düngemitteln
– Umstellung der Fütterungsmethoden
– Einführung neuer Methoden zur Steigerung des Pflanzenertrags.
Diese Faktoren können die Zusammensetzung der Elemente in den Nahrungsmitteln beeinflussen.

Dank

Dem United States Department of Agriculture für die Information über die neuesten Entwicklungen in der Agrikulturforschung und für die Schwarzweissfoto auf dem Innenband und die Schwarzweissfoto des Ahorns. Dem New Zealand Kiwi Board für die Angaben über die Kiwipflanze. Der Schweizer Samen AG für das Foto der Sojabohne. Herrn Robert Göldi für das Saflorbild. Herrn Gilbert Etienne für die Reisfoto S. 48. Dem WHO für die Erlaubnis, aus ihrer Publikation «Trace Elements in Human Nutrition» im Artikel über Spurenelemente über die neueste Forschung zu berichten (Übersetzung vom Verlag).

Für die medizinische Terminologie Englisch–Deutsch: ZETKIN/SCHALDACH, Herbert, Wörterbuch der Medizin, 6. Auflage. Georg Thieme Verlag, Stuttgart 1978. BINJES, Werner, Medical and Pharmaceutical Dictionary. Georg Thieme Verlag, 1974.

Sämtliche Nutritionswerte stammen vom Indian Council of Medical Research, Hyderabad. Ein Vergleich mit Werten aus Schweizer Nutritionstabellen zeigt minime Differenzen, welche ohne weiteres immer auftreten, je nach dem Standort der analysierten Pflanzen und der Zusammensetzung der chemischen Werte des Bodens, auf welchem die Pflanzen gediehen. Die Nutritionswerte sind somit als Richtwerte zu betrachten.

Grossabbildungen reproduziert aus dem «Herborarium Blackwellianum» 1752 Nürnberg, mit freundlicher Genehmigung des Instituts für Systematische Botanik der Universität Zürich.